陈士铎

CHENSHIDUO

外科集验良方

王海鸥 编

中国中医药出版社

·北京·

图书在版编目（CIP）数据

陈士铎外科集验良方/王海鸥编.－－北京：中国中医药出版社，2016.7

ISBN 978-7-5132-3394-1

Ⅰ.①陈… Ⅱ.①王… Ⅲ.①外科－疾病－验方－汇编 Ⅳ.①R289.52

中国版本图书馆CIP数据核字(2016)第104101号

中 国 中 医 药 出 版 社 出 版

北京市朝阳区北三环东路28号易亨大厦16层

邮政编码 100013

传真 010 64405750

北京市泰锐印刷有限责任公司印刷

各地新华书店经销

*

开本 710×1000 1/16 印张 25.5 字数 416 千字

2016 年 7 月第 1 版 2016 年 7 月第 1 次印刷

书号 ISBN 978-7-5132-3394-1

*

定价 65.00元

网址 www.cptcm.com

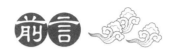

前言

陈士铎为明末清初山阴（今浙江绍兴）著名医家，其生平及事迹，史料中较少记载。据清嘉庆八年《山阴县志》记载："陈士铎，邑诸生，治病多奇中，医药不受人谢，八十余卒。"著有《内经素问尚论》《灵枢新编》《脏腑精鉴》《六气新编》《伤寒四条辨》《婴孺证治》《伤风指迷》《历代医史》《济世新方》《琼笈秘录》《黄庭经注》《梅花易数》《外经微言》《本草新编》《脉诀阐微》《石室秘录》《辨证录》《辨证玉函》《洞天奥旨》等书。现有后七种存世。据现存诸书序、跋、凡例记载，其"少喜浪游"（《本草新编·自序》），"壮游五岳"（《辨证录·凡例》），"性喜好游，足迹几遍历宇内"（《石室秘录·序二》）。其中有记录的有"远涉苍梧（今广西安平）""钜鹿之游（今河北平乡）"（《辨证玉函·弁言》），"在襄武""寓汉口""客闽""游燕赵"（《本草新编》），并多次京城之游等，可见其游历之广。古人早有"读万卷书，行万里路"，"熟读王叔和，不如临证多"的明训。陈氏在游历中学习、拜师，增长识见；在游历中诊疗疾病，丰富临证经验。陈氏所采诸方中，既有名师授受，又有祖传世传，也有民间验方及自创之方，自言"无方不神，百试百验，可信可师"（《洞天奥旨·自序》），后人也有"试之无不奇效"（《辨证录·郭序》）"靡不立效"（《辨证玉函·弁言》）之誉。如其对金银花的使用，用量之大、治病之广、疗效之奇，堪称古今第一人。其治襄武徐叔岩"阴阳两虚"案、汉口"船主人久嗽"案、客闽"贵人卒中风"案、游燕赵"伊芳母生瘰"案、舍弟选之之子丙郎"脾胃两困"案，及王慎庵仲子"忽婴异症"案，疗效之佳，治法之奇，可见一斑。

在陈士铎现存著作中，《洞天奥旨》为外科专著，《石室秘录》《辨证录》《辨证玉函》中亦有不少外科内容。其独树一帜的外科临证风格，蹊径迥异的外科用药特点，卓然不凡的临床疗效，不仅在古代医家中，即使在现代，都是不可多见的，也是可师、可法的。

苦于陈氏外科方剂散落于各书，检索不便，披阅困难，而各书中有的内容重复、互见，因此，笔者将陈士铎关于外科证治部分的方剂单独列出，加以整理，希望能够对研究陈士铎的外科学术思想有所帮助。尤其在"药害猛于虎"、抗生素滥用的今天，整理中医外科许多濒临失传的宝贵经验，更是刻不容缓之事。

本书体例及方证以《洞天奥旨》为主，以陈士铎其他专著中的外科内容为辅。全书以证带方，附加减、方解、按、临证参考及验案选要。"证"为陈氏原文；证后为"方"，亦为陈氏原文。"加减"为陈氏本人或后人对主方重要的加减应用，后人加减在其后标明。"方解"为陈氏本人及后世名家对主方的方义诠释，后人方解在其后标明。故在本书中，凡标明原文出处的部分，其"原文"指的是此处"证、方、加减、方解"，但"加减""方解"标明为后人所注者除外。"按"为笔者按，凡是内容重复、复见，或同名异方，或同方异名，用药剂量前后不一，鲁鱼亥豕等不便归类者，则考订于此；对陈氏部分主方方源的简要考证也归于此类。在"临证参考"中，收录历代相关验方及用药经验，可为临证中重要参考。而"验案选要"为历代相关名家精选验案，读者可以案例证，细心参悟。

书中陈氏所著部分无方名的，由笔者命名，并以 * 标示，以示区别。所引医案中的计量单位及名称，除约定俗成者，如 CT、X、MR 等之外，皆以中文为标识，如 g 为克，T 为体温等。处方剂量尊重原作者，原作为斤、两、钱、分，则为斤、两、钱、分；原作为公斤、克，则为公斤、克。方剂中涉及虎骨、象牙等国家保护动物，为尊重原著，予以保留，临证中可使用代用品。对书中同种药物存在不同叫法的现象，为保持古书原味，姑存其文。

由于时间有古今、地域有南北、体质有强弱，书中药物及剂量，要根据具体情况灵活应用，这也符合中医学因人、因时、因地制宜的辨证论治的精髓；对部分有毒药物，一定要慎重应用。对书中有些现在无法理解的内容，为保持其完整性，姑存其文。

对古医籍的整理研究，对笔者来说是一个新的尝试，由于作者学识和经验有限，如有错误，敬请广大读者谅解，并不吝指正。

王海鸥
于 2016 年元旦

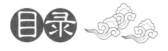

论痈疽阴阳 / 1

  1 阴阳通治丹 …………… 1

  2 消毒神圣丹 …………… 1

  3 败毒圣神丹 …………… 2

  4 散寒救阴至圣丹 …… 2

论疮痈虚实 / 3

  5 转阳高突汤 …………… 3

  6 转阳化毒丹 …………… 3

  7 泻阳祛毒丹 …………… 4

论痈疽真假 / 4

  8 散真汤 …………………… 5

  9 救假汤 …………………… 5

痈疽疮毒通治方 / 5

  10 痈初起方 ……………… 5

  11 痈疽方 ………………… 6

  12 治痈疽方 ……………… 6

  13 散邪败毒至神丹 …… 7

  14 散毒仙丹 ……………… 7

  15 统治诸疮方* ………… 8

  16 吸毒石 ………………… 8

  17 消痈汤 ………………… 8

  18 上消痈疮散 …………… 8

  19 消痈万全汤 …………… 9

  20 痈疽并无名疮毒方 … 9

  21 花草汤（异名同方）… 9

  22 救命丹 ………………… 9

  23 金银补益汤 …………… 11

  24 人参败毒散 …………… 12

  25 极验溶胶 ……………… 13

  26 加味十宣散 …………… 13

  27 花藤薜荔汤 …………… 14

  28 消散汤 ………………… 14

  29 柞木饮子 ……………… 14

  30 回疮金银花散 ………… 15

  31 神效托里散 …………… 16

  32 神散汤 ………………… 18

  33 金银花酒 ……………… 19

  34 黄金饮 ………………… 20

  35 金银五香汤 …………… 20

  36 英花汤 ………………… 21

  37 金银解毒汤 …………… 21

  38 金银六君汤 …………… 22

  39 消毒神圣丹（重方）… 22

  40 散寒救阴至圣丹（重方）22

  41 立消汤 ………………… 22

  42 通气散 ………………… 23

  43 内疏黄连汤 …………… 24

  44 内外复煎散 …………… 25

  45 当归黄芪汤 …………… 25

  46 八仙散毒汤 …………… 26

  47 中和汤 ………………… 26

  48 托里散 ………………… 27

49 回毒金银花汤（重方） … 27
50 护膜矾蜡丸 …………… 28
51 托里黄芪汤 …………… 29
52 托里温中汤 …………… 29
53 托里神奇散 …………… 29
54 黄芪六一汤 …………… 30
55 参花汤 ………………… 30
56 独参汤 ………………… 31
57 加减八味丸 …………… 31
58 加味圣愈汤 …………… 31
59 十味托里散 …………… 31
60 内托散 ………………… 32
61 止痛当归汤 …………… 32
62 补中益气汤 …………… 33
63 十全大补汤 …………… 33
64 八珍汤 ………………… 34
65 人参养荣汤 …………… 35
66 加味养荣汤 …………… 35
67 治魂丹 ………………… 35
68 内消神丹 ……………… 36
69 梅花点舌丹 …………… 36
70 飞龙夺命丹 …………… 37
71 夺命丹 ………………… 38
72 内造蟾酥丸 …………… 38
73 冲和膏 ………………… 39
74 回阳玉龙膏 …………… 41
75 洪宝膏 ………………… 43
76 捣毒散 ………………… 44
77 水澄膏 ………………… 44
78 铁井栏 ………………… 45
79 清凉膏 ………………… 45

80 治石痈坚硬不作脓者方 … 46
81 乌龙扫毒膏 …………… 46
82 香蟾膏 ………………… 47
83 乌龙膏 ………………… 48
84 东篱散 ………………… 48
85 收毒散 ………………… 49
86 赛针散 ………………… 49
87 代针散 ………………… 50
88 替针丸 ………………… 50
89 针头散 ………………… 51
90 碧落神膏 ……………… 51
91 吸毒仙膏 ……………… 52
92 神膏方 ………………… 52
93 阳疽末药方 …………… 52
94 阴疽末药方 …………… 52
95 定痛净脓生肌膏 ……… 52
96 阴阳至圣膏 …………… 53
97 末药方 ………………… 53
98 生肌散 ………………… 53
99 生肌散 ………………… 54
100 补烂丹 ……………… 54
101 生肌散 ……………… 54

背痈（背发）/ 54

102 急消汤 ……………… 54
103 变阳汤 ……………… 56
104 转败汤 ……………… 56
105 生肤散 ……………… 57
106 寒变回生汤 ………… 59
107 助阳消毒汤 ………… 59
108 十全大补汤大剂 …… 60
109 神散阳痈汤 ………… 61

110 锦庇汤 ……………… 61
111 收肌饮 ……………… 61
112 补缝饮 ……………… 62
113 起陷神丹（同方异名）… 62
114 归花汤 ……………… 62

泥丸发（脑疽）/ 63
115 五圣汤 ……………… 63
116 十全大补汤 …………… 65
117 八味地黄汤 ………… 65
118 蔓花汤 ……………… 65

脑后发 / 66
119 三星汤 ……………… 66
120 圣神汤 ……………… 66
121 三花汤 ……………… 67

对口发（对口痈）/ 67
122 加味三星汤 ………… 67
123 加减圣神汤 ………… 68
124 加味三花汤 ………… 68
125 治对口初起方* ……… 68
126 三星汤 ……………… 68
127 七圣汤 ……………… 69

耳后耳下发（耳前发）/ 70
128 护耳散毒汤 ………… 70
129 顾耳汤 ……………… 70

鬓疽（鬓发）/ 71
130 理鬓汤 ……………… 71
131 蒿草饮 ……………… 71

脸发 / 71
132 护颜汤 ……………… 71

目锐眦下发 / 72
133 二甘散 ……………… 72

134 葳蕤金银散 ………… 72

颐发 / 72
135 连翘野菊散 ………… 72

唇发（唇疮 唇疔）/ 72
136 甄汗方 ……………… 73
137 治唇疮方 …………… 73
138 护吻散 ……………… 73
139 归脾养荣汤 ………… 74
140 觅茶散 ……………… 74
141 生肌散 ……………… 75
142 治唇裂生疮方* ……… 75
143 救唇汤 ……………… 75

肩臑发 / 76
144 红消散 ……………… 76
145 治阴散毒汤 ………… 77

肾俞发（腰疽 腰下发）/ 77
146 补肾祛毒散 ………… 77
147 两治汤 ……………… 78
148 九灵汤 ……………… 79

胸乳上发（胸发）/ 79
149 十州散 ……………… 79
150 柑仁散 ……………… 80

胸发 / 80
151 救心败邪汤 ………… 80

额发 / 80
152 藤葛散 ……………… 80

肝痈（两胁双发）/ 81
153 化肝消毒汤 ………… 81
154 宣郁化毒汤 ………… 82
155 锦草汤 ……………… 83
156 金银平怒散 ………… 84

157 救肝败毒至圣丹 ………… 84

流注发 / 85

158 截邪遏流汤 ………… 85

环项发 / 86

159 释项饮 ………… 86

囊痈（便毒　骑马痈）/ 86

160 逐邪至神丹 ………… 86

161 救腐汤 ………… 87

162 八仙丹 ………… 88

163 张真人传 ………… 88

164 鬼真君传 ………… 88

对脐发 / 89

165 散火援命汤 ………… 89

166 援命救绝汤 ………… 90

尻发 / 90

167 制火润尻散 ………… 90

手背发（手心发　掌疽）/ 91

168 蕊珠汤 ………… 91

169 释掌汤 ………… 91

足背发（足跟疽　足心发）/ 92

170 青紫饮 ………… 92

肺痈　肺痿 / 92

171 全肺汤 ………… 92

172 完肺饮（散）………… 94

173 枝桑清肺丹 ………… 94

174 地罗甘桔玄冬汤 ………… 95

175 清金消毒汤 ………… 96

176 玄天散 ………… 97

177 神效桔梗汤 ………… 97

178 救肺败毒至圣丹 ………… 98

179 二参草花汤* ………… 98

180 养肺去痿汤 ………… 99

181 起痿延生丹 ………… 99

182 千金煮肺汤 ………… 100

肠痈（大肠痈　小肠痈）/ 101

183 清肠汤 ………… 101

184 开胃救亡汤 ………… 102

185 六味地黄汤加味 ………… 103

186 两间汤 ………… 104

187 泄毒至神汤 ………… 105

188 内化丹 ………… 106

189 小柴胡汤加味 ………… 107

190 王公汤 ………… 107

191 三真汤 ………… 107

192 救肠败毒至圣丹 ………… 108

193 犀归汤 ………… 108

194 清肠消毒丹 ………… 109

臀痈 / 110

195 木莲散痈汤 ………… 110

骨痈（多骨痈）/ 111

196 五神汤 ………… 111

197 九转神丹 ………… 112

198 加味四君子汤 ………… 113

199 密陀僧散 ………… 113

200 化骨至神丹 ………… 114

201 消毒散 ………… 115

202 雷公传治多骨方* ………… 115

恶疽 / 116

203 消疽散 ………… 116

臂痈 / 116

204 三星汤（重方）………… 117

205 消痈还阳丹 ………… 117

206 转功汤 …………… 117

膝痛 / 117

207 全生散 …………… 118

208 鹤膝风方* …………… 119

腋痛（附：马刀挟瘿）/ 119

209 金银苓粘汤 …………… 119

210 消坚汤 …………… 120

乳痈 / 121

211 和乳汤 …………… 121

212 消化汤 …………… 122

213 化岩汤 …………… 122

214 逍遥散加味 …………… 124

215 解悬汤 …………… 125

216 龙葱散 …………… 126

217 救乳化毒汤 …………… 126

218 英藤汤 …………… 127

219 参芪瓜蒌散 …………… 128

220 伯高太师方 …………… 128

221 治乳痈初肿方* …………… 129

肚痈 / 129

222 辟寒救腹丹 …………… 130

箕门痈 / 130

223 内托黄芪柴胡汤 …………… 131

224 蒲柴饮 …………… 131

眉疽 / 132

225 肝胆两撼汤 …………… 132

蠹疽 / 132

226 消蠹汤 …………… 132

脚疽（手足指疽 脱疽）/ 133

227 顾步汤 …………… 133

228 补中益气汤 …………… 134

229 消湿散火汤 …………… 135

230 六丁饮 …………… 136

231 治毒攻手足肿痛欲断方* …………… 136

232 祛湿消邪散 …………… 137

筋疽 痨疽 嗝疽 / 137

233 二紫蒲公汤 …………… 138

234 萆薢金银散 …………… 138

中庭疽 井疽 / 139

235 薛荔散 …………… 139

合阳疽 / 140

236 二金泻热汤 …………… 140

疔疮 / 140

237 拔疔散 …………… 141

238 慈菇汤 …………… 141

239 散疔汤 …………… 141

240 仙菊饮 …………… 142

241 桑花饮 …………… 143

242 二仙散 …………… 143

243 山海丹 …………… 144

244 秋叶散 …………… 144

245 葱矾丸 …………… 145

246 披回散 …………… 145

247 防丁散 …………… 145

248 化疔汤 …………… 146

249 治疔疮肿毒方* …………… 146

250 治疔肿初起方* …………… 146

251 蒺藜散 …………… 147

252 仙方救命汤 …………… 147

253 紫菊汤 …………… 148

254 花丁散 …………… 149

255 伯高大师传方 …………… 150

256 雄黄解毒散 …………… 150

骨羡疮 / 151

257 救祟汤 ………………… 151

骨毒滞疮 / 152

258 完足汤 ………………… 152

骨瘘疮 / 152

259 骨瘘疮外用方* ………… 152

260 补中益气汤 …………… 153

261 加味参芪汤 1 …………… 153

陈肝疮 / 153

262 加味参芪汤 2 …………… 153

赤炎疮 / 154

263 润肺化炎汤 …………… 154

血胤疮（附：腋疬）/ 154

264 解郁散毒汤 …………… 155

天疱疮 / 155

265 天疱疮外治方* ………… 155

266 香薷补气饮 …………… 156

267 定粉散 ………………… 156

268 仙炉脂 ………………… 156

瘰疬疮 / 157

269 开郁散 ………………… 158

270 培土化毒丹 …………… 158

271 神龟散 ………………… 159

272 治瘰疬肿硬疼痛久不瘥 … 159

273 消愁破结酿 …………… 159

274 樟脑丹 ………………… 160

275 蒿真君汤 ……………… 160

276 夏枯草膏 ……………… 161

277 十全大补汤加香附、贝母、

远志 …………………… 161

278 昆花汤 ………………… 162

279 文武膏 ………………… 162

280 蜗牛散 ………………… 163

281 夏枯草汤 ……………… 163

282 瘰疬神膏 ……………… 164

283 神秘汤 ………………… 165

284 木通汤 ………………… 165

285 败毒散瘰汤 …………… 165

286 膏药方 ………………… 166

287 通治瘰疬方 …………… 166

288 瘰疬酒药方 …………… 166

289 抬头草膏 ……………… 166

290 六神全蝎丸 …………… 167

291 黄白僵蚕散 …………… 168

292 喉间瘰串敷方* ………… 168

293 消串神丹 ……………… 169

294 化瘰仙丹 ……………… 169

295 消串丹 ………………… 170

296 六君子汤 ……………… 170

297 转败丹 ………………… 171

298 瘰串方* ……………… 172

内外臁疮 / 172

299 补中益气加味散 ……… 172

300 治一切臁疮膏方 ……… 173

301 臁疮膏药方 …………… 173

302 杏霜丹 ………………… 175

303 敛疮丹 ………………… 175

304 三白膏 ………………… 175

305 红潮散 ………………… 176

306 止痒散 ………………… 177

307 隔纸膏 ………………… 177

308 分湿消毒至神丹 ……… 177

309 分湿内化丹 …………… 178

人面疮 / 179

310 轻雷丸 ……………… 179

311 贝母散 ……………… 179

血风疮 / 180

312 补气分湿汤 …………… 180

313 十神膏 ……………… 180

314 潮脑膏 ……………… 181

秃疮 / 181

315 蜗蜂丹 ……………… 182

316 清首汤 ……………… 182

317 雄黄散 ……………… 182

318 戍油膏 ……………… 182

319 蜗膏水 ……………… 183

320 癞头洗方 …………… 183

鱼脐疮（鱼脐疗）/ 183

321 化鱼汤 ……………… 183

阴包毒疮 / 184

322 黄芪散阴汤 …………… 184

燕窝疮 羊胡疮 / 184

323 除湿清热散 …………… 185

324 神异丹 ……………… 185

325 胶粉散 ……………… 185

326 胶胡散 ……………… 185

327 治羊胡子疮方 ………… 185

胎毒疮 恋眉疮 / 186

328 清首汤（重方）……… 186

329 蜗蜂丹（重方）……… 186

330 释眉丹 ……………… 186

331 胶香散 ……………… 186

332 草牛散 ……………… 187

333 胶髓膏 ……………… 187

肺风疮 齇鼻疮 / 187

334 加味甘桔汤 …………… 187

335 腊脂膏 ……………… 187

336 杏黄散 ……………… 188

337 鼻肿吹方* …………… 189

粉花疮 裙边疮 / 189

338 五色汤 ……………… 189

339 二粉散 ……………… 189

340 治裙边疮方* ………… 190

341 大风膏 ……………… 190

342 治妇人面生粉花疮方* … 190

脏毒痔漏疮 / 190

343 益后汤 ……………… 190

344 青龟丸 ……………… 191

345 清源散 ……………… 192

346 温肾丹 ……………… 192

347 榆羊丸 ……………… 193

348 墙苔散 ……………… 193

349 参龟丸 ……………… 193

350 治痔疮犯忌 …………… 194

351 补漏神丹 …………… 194

352 熏涂法 ……………… 195

353 涂法 ………………… 195

354 墨汁散 ……………… 195

355 传家秘方 …………… 196

356 四圣丹 ……………… 197

357 狗肠丸 ……………… 197

358 痔漏验方 …………… 198

359 传方 ………………… 199

360 护漏汤 …………………… 199
361 补漏丹 …………………… 199
362 青苔散 …………………… 200
363 全生丸 …………………… 200
364 太仓公方 ………………… 200
365 无花汤 …………………… 200
366 乳香膏 …………………… 201
367 南阳张真人方 …………… 201
368 护痔散 …………………… 201
369 槐角丸 …………………… 202
370 槐萼散 …………………… 202

阴囊破裂漏水疮 胞漏疮 / 203

371 土茯苓散 ………………… 203
372 治阴囊破裂漏疮外用方* 203
373 逐湿汤 …………………… 204

雌雄狐刺疮 / 204

374 雌雄狐刺疮洗方 ………… 204
375 桑粉丹 …………………… 205

水流麻根疮 / 205

376 十全大补汤 ……………… 205
377 肾气丸 …………………… 205
378 水流麻根疮掺方* ……… 206

肥粘疮 / 206

379 槐条煎* ………………… 206
380 菊粉散 …………………… 206

千日疮 / 207

381 鸡胚皮擦方 ……………… 207
382 艾灸法 …………………… 207
383 蜘蛛丝缠法 ……………… 207
384 齿垢散 …………………… 207

时毒暑疖 / 208

385 解暑败毒饮 ……………… 208

痱疮 / 208

386 痱疮方* ………………… 208
387 痱疮又方* ……………… 209

齿䘌 / 209

388 齿䘌药线方* …………… 209
389 药线方 …………………… 209

白壳疮（顽癣）/ 210

390 粉霜散 …………………… 210
391 张真君传异方 …………… 210
392 顽癣方 …………………… 210
393 岐天师传方 ……………… 211
394 豆根散 …………………… 212
395 半夏散 …………………… 212
396 麻药方 …………………… 213
397 醒麻药方* ……………… 213
398 治顽癣方* ……………… 214

鼻朣 鼻痔 / 214

399 分消汤 …………………… 214
400 硇砂散 …………………… 215
401 治鼻中朣肉方 1* ……… 215
402 治鼻中朣肉方 2* ……… 216
403 丁香散 …………………… 216
404 化瘜丹 …………………… 216

鼻疳 / 217

405 化疳汤 …………………… 217
406 通气丹 …………………… 217
407 绿白散 …………………… 217

嵌指 / 217

408 治足趾甲入肉作疮方 …… 218

409 二黄矾香散 …………… 218

410 粉香生肌散 …………… 219

鹅掌风 / 219

411 加味地黄汤 …………… 219

412 熊脂膏 ………………… 219

413 槐花汤 ………………… 220

414 鹅掌风方* …………… 220

疥疮（附：脓窠疮）/ 220

415 加减八珍汤 …………… 220

416 轻桃丸 ………………… 221

417 硫糕丸 ………………… 221

418 伯高太师方 …………… 221

419 归防汤 ………………… 222

420 荆芥丸* ……………… 222

421 浴疥方* ……………… 223

坐板疮 / 223

422 加味五苓散 …………… 223

423 湿热两治散 …………… 223

424 灰苋散* ……………… 223

425 松黄散 ………………… 224

426 雄黄灯 ………………… 224

427 苋萝散 ………………… 224

428 治坐板疮方 1* ……… 224

429 治坐板疮方 …………… 224

430 轻粉散 ………………… 225

431 治坐板疮方 2* ……… 225

喉闭蛾疮（附：喉肿 喉疳）/ 225

432 破嗌汤 ………………… 225

433 引火汤 ………………… 226

434 两地汤 ………………… 227

435 再生丹 ………………… 228

436 乳蛾丹* ……………… 229

437 片根散 ………………… 229

438 太仓公蜂房散 ………… 229

439 仓公壁钱散 …………… 230

440 救喉汤 ………………… 230

441 启关散 ………………… 231

442 消火神丹 ……………… 232

443 双蛾方* ……………… 233

444 阴虚双蛾方* ………… 233

445 化蛾丹 ………………… 234

446 引火汤 1* …………… 235

447 喉闭贴脚心法* ……… 236

448 散蛾汤 ………………… 236

449 吹药方（同方异名）… 236

450 收火汤 ………………… 237

451 子母两富汤 …………… 237

452 金水汤 ………………… 238

453 解腥丹 ………………… 238

454 息炎汤 ………………… 239

455 逍遥散 ………………… 239

456 木通汤 ………………… 240

457 紫白饮 ………………… 240

喉癣 / 241

458 化癣神丹 ……………… 241

459 润喉汤 ………………… 242

460 白薇汤 ………………… 242

461 溉喉汤 ………………… 243

462 仓公治喉癣方 ………… 243

喉疳 / 243

463 八味地黄汤 …………… 243

464 牛黄至宝丹 …………… 244

465 救急汤 …………… 244

大麻风（疠风）/ 244

466 四六汤 …………… 245

467 大麻风奇方 …………… 245

468 扫疠丹 …………… 245

469 黄金汤 …………… 245

470 解疠仙丹 …………… 246

471 漆甲散 …………… 246

472 化疠仙丹 …………… 246

473 张真君方 …………… 246

474 白鹿洞方 …………… 247

475 秘传漆黄蟾酥丹 …………… 247

476 洗大风方 …………… 248

477 生眉散 …………… 248

478 黄金汤加柞木枝 …………… 248

蛇窠疮 蜘蛛疮 / 248

479 蜈蚣油 …………… 248

480 解蛇油 …………… 249

481 解蛛丹 …………… 249

482 治蜘蛛疮方 …………… 249

阴阳湿痰破疮（附：脱脚）/ 250

483 通阳消毒汤 …………… 250

484 治阴化湿汤 …………… 250

485 全活汤 …………… 250

杨梅疮 / 251

486 二生汤 …………… 251

487 散毒神丹 …………… 252

488 生势丹 …………… 252

489 十全大补汤 …………… 252

490 早夺汤 …………… 253

491 护鼻散 …………… 253

492 全鼻散 …………… 254

493 二苓化毒汤 …………… 254

494 梅昆璧治杨梅疮水药方 … 254

495 保身散 …………… 255

496 秦公传方 …………… 255

497 刘氏经验方 …………… 255

498 世传 …………… 255

499 全阳方 …………… 256

500 鬼真君传方 …………… 256

501 不疼点药 …………… 256

502 治杨梅痔疮方 …………… 257

杨梅圈疮 / 257

503 加味十全大补汤 …………… 257

504 粉霜神丹 …………… 258

杨梅结毒 / 258

505 遍德汤 …………… 258

506 寒水再造丹 …………… 259

507 土茯苓汤 …………… 259

508 杨梅结毒末药方* …………… 259

509 凤藤散 …………… 259

510 张真君方 …………… 260

翻花杨梅疮 / 260

511 黄芪外托散 …………… 260

512 地龙粉霜丹 …………… 260

阴阳杨梅疮 / 261

513 六君加味汤 …………… 261

514 加味四物汤 …………… 261

515 丹砂敛毒丹 …………… 262

杨梅癣疮 / 262

516 双补化毒汤 …………… 262

517 蜗牛柏霜散 …………… 262

杨梅痘子 / 263

518 早夺汤（重方） ……… 263

519 外表汤 ……………… 263

齿窟疮 / 264

520 加味地黄丸 …………… 264

521 填齿散 ………………… 264

522 齿窟疮方 ……………… 264

胎漏皮疮 / 265

523 全蝎生皮散 …………… 265

524 白及雄黄散 …………… 266

525 玉粉散 ………………… 266

风热疮 / 266

526 三圣地肤汤 …………… 266

黄水疮 / 267

527 安体散 ………………… 267

528 舒解丹 ………………… 267

529 粉黄膏 ………………… 268

530 小儿黄水疮方* ……… 268

531 五苓散 ………………… 269

532 黄水疮方 ……………… 269

533 黄水疮又方* ………… 269

534 雄防散 ………………… 270

伤守疮 / 270

535 补中益气加金银花汤 …… 270

536 加味十全大补汤 ……… 271

537 救败丹 ………………… 271

手足丫毒疮 / 272

538 全消饮 ………………… 272

539 箍毒神丹 ……………… 272

胎㿜疮 / 272

540 气血峻补汤 …………… 272

541 胎㿜疮外治方* ……… 273

湿毒疮 / 273

542 除湿解毒汤 …………… 273

543 龙马丹 ………………… 273

火丹疮（附：赤白游风） / 274

544 消丹饮 ………………… 274

545 桑白分解散 …………… 275

546 清火消丹汤 …………… 276

547 赤游丹外治方* ……… 276

548 经验方 ………………… 277

549 柏叶散 ………………… 277

550 达郁汤 ………………… 277

551 固本散 ………………… 278

552 火丹神效方 …………… 279

553 防桔汤 ………………… 279

554 荆芥祛风汤（重方） … 280

555 除湿逐丹汤 …………… 280

内丹 / 281

556 荆芥祛风汤 …………… 281

557 散丹汤 ………………… 281

飞灶丹 / 282

558 及柏散 ………………… 282

吉灶丹 / 282

559 防风通圣散 …………… 282

560 紫荆散 ………………… 283

鬼火丹 / 283

561 白虎加味汤 …………… 283

562 伏龙散 ………………… 283

天火丹 / 284

563 解苦散 ………………… 284

564 桑榆散 ………………… 284

天灶丹 / 285

565 轻解散 …………………… 285

566 柳灰散 …………………… 285

水激丹 / 285

567 加味小柴胡汤 …………… 286

568 铁屑散 …………………… 286

胡次丹 / 286

569 化湿饮 …………………… 286

570 槟榔散 …………………… 287

野火丹 / 287

571 凉膈散 …………………… 287

572 消肿散 …………………… 288

烟火丹 / 288

573 抑火制阳丹 ……………… 289

574 柏土散 …………………… 289

胡漏丹 / 289

575 清散汤 …………………… 289

576 屋土散 …………………… 290

粉瘰瘤 / 290

577 消瘰散 …………………… 290

578 化瘰丹 …………………… 291

579 瘰病点药* ………………… 292

580 瘰病煎方* ………………… 292

筋瘤　骨瘤　石瘤 / 293

581 芫花扣* …………………… 293

582 陷肿散 …………………… 293

583 消瘤丹 …………………… 294

气瘤 / 294

584 沉香化气丸 ……………… 294

585 统治各瘤神效方 ………… 295

血瘤赘 / 295

586 银锈散 …………………… 295

肉瘤赘 / 296

587 内托外消散 ……………… 296

588 六君子汤加减 …………… 296

589 治肉瘤方 1* ……………… 297

瘤 / 298

590 枯瘤方 …………………… 298

591 秘传敛瘤膏 ……………… 298

592 治肉瘤方 2* ……………… 298

593 生肌散 …………………… 298

594 足上生瘤方* ……………… 299

走马牙疳 / 299

595 清胃消疳汤 ……………… 300

596 白绿丹 …………………… 300

口疳 / 301

597 泻导汤 …………………… 301

598 榄核散 …………………… 301

599 口舌生疮方* ……………… 301

600 口舌生疮又方* …………… 301

月蚀疳 / 302

601 龙化丹 …………………… 302

602 粉灰散 …………………… 302

旋指疳 / 302

603 加味五苓散 ……………… 303

604 六星丹 …………………… 303

袖手疳 / 303

605 暗治饮 …………………… 303

606 外护丹 …………………… 304

臊疳 / 304

607 化淫消毒汤 ……………… 304

阴疮 / 304

608 加味逍遥散 ············· 304

609 桃仁散 ··················· 305

610 阴户疮方 ················ 305

611 护阴丹 ··················· 306

612 止痒杀虫汤 ············· 306

613 小柴胡汤加味 ·········· 307

614 妇人阴内生虫方* ····· 307

615 妇人阴门边生疮方* ·· 307

616 产门内生虫 ············· 308

617 去湿化虫汤 ············· 308

618 治产门外生疮久不愈 ····· 308

妒精疮 / 308

619 五根汤 ··················· 308

620 首经散 ··················· 309

无辜疳伤疮 / 309

621 消事汤 ··················· 309

湮尻疮 / 309

622 龙石散 ··················· 309

落脐疮 / 310

623 去湿生肌散 ············· 310

脐漏疮 / 310

624 加味补中益气汤 ······· 310

625 生肌散（重方）········· 311

金刃疮（附：自刎）/ 311

626 加味补血汤 ············· 311

627 完肤丹 ··················· 311

628 完肤续命汤 ············· 312

629 补血救亡汤 ············· 312

630 及膏散 ··················· 313

631 治刀伤损骨方* ········· 313

632 金刃伤方 ················ 313

633 又方 ···················· 313

634 岐伯天师传方 ·········· 314

635 又传方 ·················· 314

636 永类钤方 ··············· 315

637 止血散 ··················· 315

638 接舌神丹 ················ 316

639 生舌仙丹 ················ 316

640 跌损唇皮方 ············· 316

杖疮 / 316

641 卫心仙丹 ················ 316

642 护心仙丹 ················ 317

643 调中化瘀汤 ············· 317

644 仙花散 ··················· 318

645 三黄膏 ··················· 319

646 白蜡膏 ··················· 319

647 活血红花汤 ············· 319

648 盖体汤 ··················· 320

649 鬼代丹 ··················· 320

跌打损伤疮

（附：跌扑断伤 接骨）/ 321

650 跌打损伤初伤之时方* ··· 321

651 散瘀至神汤 ············· 321

652 逐瘀至神丹 ············· 322

653 接骨至神丹 ············· 323

654 续骨神丹 ················ 324

655 全体神膏 ················ 325

656 胜金丹 ··················· 325

657 苏气汤 ··················· 326

658 张真君六神散 ·········· 327

659 仓公方 ··················· 327

660 太仓公传方 …………………… 328

661 定痛散 ……………………………… 328

662 葛真君传方 ………………………… 329

破伤风疮 / 329

663 蚕鳖散 …………………………… 329

664 治破伤风方 ……………………… 330

665 仓公治破伤风方 ……………… 331

火烧疮 / 331

666 救焚汤 …………………………… 331

汤烫疮 / 332

667 祛火外消汤 ……………………… 332

668 蚌津散 …………………………… 332

669 二黄散 …………………………… 333

670 绿白散* ………………………… 334

671 毛粉散 …………………………… 334

672 归蜡膏 …………………………… 334

673 又方 ……………………………… 335

674 又方 1* ………………………… 335

675 逐火丹 …………………………… 335

火瘢疮 / 336

676 荷芥汤 …………………………… 336

灸火疮 / 336

677 太乙膏 …………………………… 336

678 柳絮贴 …………………………… 337

679 竹膜贴 …………………………… 337

680 新棉贴 …………………………… 337

681 壁上钱贴 ………………………… 337

682 灸疮血出不止者 ……………… 338

683 济生秘览方 ……………………… 338

684 绿云散 …………………………… 339

含腮疮 / 339

685 二金散 …………………………… 339

皲裂疮 / 339

686 八珍汤加减 ……………………… 340

687 皮矾散 …………………………… 340

手足麻裂疮 / 341

688 手足麻裂疮方* ………………… 341

689 手足麻裂疮又方* ……………… 341

690 加味四物汤 ……………………… 341

漆疮 / 342

691 免患膝疮方* …………………… 342

692 漆疮外洗方* …………………… 342

693 蟹黄膏* ………………………… 342

694 千金方 …………………………… 343

695 又方 ……………………………… 343

696 又方 1* ………………………… 343

冻疮 / 343

697 狗粪散 1* ……………………… 344

698 冻疮方* ………………………… 344

699 补中益气之剂 ………………… 344

700 狗粪散 …………………………… 344

701 麻雀脑子涂方* ………………… 344

702 猪脑子加热酒洗方* …………… 344

703 耳上冻疮方* …………………… 344

704 荆芥汤* ………………………… 345

箭毒疮 / 345

705 猪腿骨油方* …………………… 345

706 毒箭伤方* ……………………… 345

707 山羊酒 …………………………… 345

708 箭镞疮方 ………………………… 346

709 箭镞疮方又方 ………………… 346

日晒疮 / 346

710 青蒿饮 ·················· 346

711 柏黛散 ·················· 346

虎噬疮 / 346

712 治虎汤 ·················· 347

713 猪油贴* ················· 347

714 猪肉贴* ················· 347

715 地榆散* ················· 347

716 治虎噬疮方* ············ 348

717 治虎噬疮又方 1* ········ 348

718 治虎噬疮又方 2* ········ 348

719 榆根散 ·················· 348

犬咬疮 / 348

720 活命仙丹 ··············· 348

721 生甘草汤* ·············· 349

722 玉真散 ·················· 349

723 拔红发法* ·············· 350

724 地骨皮汤* ·············· 350

725 地龙粪散* ·············· 350

726 治犬咬伤家传方* ······· 351

727 治犬咬方* ·············· 351

728 青苔散 ·················· 351

鼠啮疮 / 351

729 搽法* ··················· 351

730 禁鼠丹 ·················· 351

731 治鼠咬疮方 ············· 351

马汗疮（附：马咬疮）/ 352

732 二瓜汤* ················· 352

733 静宁散 ·················· 352

734 治马汗入疮肿痛急疗方* ··· 352

735 治马咬成疮 ············· 352

蛇咬疮 / 352

736 祛毒散 ·················· 352

737 治蛇咬方* ·············· 353

738 蛇入人孔窍刺法* ········ 354

739 蜈蚣散 ·················· 354

740 去苦散 ·················· 354

蜈蚣叮疮 / 355

741 蜈蚣叮疮搽方* ·········· 355

742 蜈蚣叮疮涂方* ·········· 355

743 蜈蚣叮疮熏方* ·········· 356

744 蜈蚣叮疮敷方* ·········· 356

745 紫金锭 ·················· 356

746 蜗牛散 ·················· 357

747 蜈蚣叮疮涂方* ·········· 357

748 麝香锭子 ··············· 357

蝎伤疮 / 357

749 疗蝎虫螫人方* ·········· 358

750 疗蝎毒方* ·············· 358

751 疗蝎螫人方* ············ 358

752 千金方 ·················· 358

蜂叮疮 / 358

753 治蜂叮疮方 1* ·········· 358

754 肘后方 ·················· 358

蛔虫伤痛 / 359

755 淡豆豉膏* ·············· 359

756 醋洗方* ················· 359

757 盐卤芝麻油洗方* ········ 359

758 治毛虫咬 ··············· 359

蠼螋尿疮（附：蜘蛛咬疮）/ 360

759 犀角涂方* ·············· 360

760 苎麻缚搓去疮汁方* ······ 360

761 黄金散 …………………… 360

762 燕窠土醋涂方* ………… 360

763 直指方 …………………… 361

764 中蜘蛛毒蛇咬疮方 …… 361

765 中蜘蛛毒咬疮方* …… 361

人咬成疮 / 362

766 人咬伤方* …………… 362

767 人咬伤又方* ………… 362

汗渐疮 / 362

768 蛤粉散 …………………… 362

独骨疮 / 363

769 燥津丹 …………………… 363

770 制津丹 …………………… 363

竹木签破伤水生疮 / 364

771 丹粉散* ……………… 364

772 鹿鼠散* ……………… 364

773 骨刺入肉方* ………… 364

774 梅师方 …………………… 365

砒霜累疮 / 365

775 苦参汤 …………………… 365

776 救死丹 …………………… 365

777 泻毒神丹 ……………… 365

水渍手足丫烂疮 / 365

778 陀僧散 1 ……………… 366

779 补中益气汤加当归 …… 366

780 陀僧散 …………………… 366

781 治水渍手足丫烂疮方* … 366

782 试验方 …………………… 366

783 鹅掌油 …………………… 367

眼丹胞 / 367

784 加减三黄汤 …………… 367

偷针眼 / 368

785 偷针眼刺法 …………… 368

无名肿毒 / 369

786 回生至圣丹 …………… 369

787 收黑虎汤 ……………… 370

788 化毒救生丹 …………… 370

顽疮 / 371

789 救顽汤 …………………… 371

790 清风汤 …………………… 371

恶疮 / 372

791 治恶疮 …………………… 372

792 扫癞丹 …………………… 372

793 治面上恶疮五色方 …… 373

误吞麦芒鲠喉疮 / 373

794 治误吞麦芒方* …… 373

误吞针钩有线 / 373

795 治误吞针钩方* …… 373

蚯蚓毒 / 373

796 治蚯蚓毒方* ………… 373

诸疮胬肉如蛇出数寸 / 374

797 治胬肉方* …………… 374

缠脚生疮 / 374

798 治缠脚疮方* ………… 374

头风白屑 / 374

799 治头风白屑方* …… 374

白驳 / 375

800 鱼脂膏 …………………… 375

801 又方 ……………………… 375

802 治紫白癜风内服方* …… 376

外科奇病 / 376

803 消湿汤

（遍身生疙疸洗方） …… 376

804 红黄霹雳散

（遍身生疙疸煎方） …… 376

805 头角生疮方 ……………… 376

806 救割全生汤（遍身发痒） 377

807 附子溃方*（掌中忽高起） 377

808 解痈汤（鼻大如拳）…… 378

809 化圣通滞汤

（乳房痈肿如妇） …… 378

810 祛火丹（脚板中色红如火） 378

811 驱淫保脱汤*（手足脱下） 379

812 柴芍六味汤*

（手指甲尽行脱下） …… 380

813 消痰汤*（喉患大肿） … 380

814 蜜煎导*（粪门奇痒） … 381

815 消石神丹（溺五色石）… 381

816 消湿化怪汤

（脚肚忽长大肉块内服方）381

817 消块神丹

（脚肚忽长大肉块外用方）382

818 芍药甘草*（腿肿如石） 382

《本草新编》外科方 / 382

819 治痈毒至于发背 ……… 382

820 治烫伤 ………………… 383

821 治疮疡溃烂 …………… 383

822 治发背痈 ……………… 383

823 治痈毒 ………………… 383

824 愈疥敛疮 ……………… 383

825 治瘿 …………………… 383

826 止血 …………………… 384

827 蒲公英煎膏 …………… 384

828 治恶刺及狐尿刺 ……… 384

829 治折伤 ………………… 384

830 治跌伤 ………………… 385

831 治发痒虫疽 …………… 385

832 治外伤 ………………… 385

833 救五绝 ………………… 385

834 治虫疮 ………………… 385

835 治蝎毒伤人 …………… 385

836 治蛇咬伤 ……………… 385

837 治火伤与汤火伤 ……… 386

论痈疽阴阳

　　大约各痈疽疮症初发之时,作痛作疼,发寒发热,多是阳证。阳证初起,必然红肿高突,呼号叫喊,自不能免。若阴证则不然,虽亦发寒发热,而疼痛反觉少轻。初发之时,必现无数小疮头以欺世,大势平陂而无高突之状,面必色黯,不若阳证之面红也。(《辨证玉函·卷一》)

1 阴阳通治丹

　　当归一两,甘草三钱,金银花三两,车前子五钱,水煎服。

　　阳证小其剂,阴证多其味也。如若阴证,各药倍一半,加附子一钱,可也,余不可乱加。

　　【方解】此方之妙,妙在金银花。盖此味乃补阴之妙品,又是散邪解毒之圣药,然非多加,则力薄而效浅,吾所以用至三两也。阳证何以相宜,盖补阴正所以助阳气之不足,阳生于阴,原有妙用也。若阴证尤其所宜,加一倍则力大而气专。加附子以达其经络,无经不入,引当归、甘草之类,同群共济,更易奏功也。

2 消毒神圣丹

　　治阳证痈疽。(以下原文选自《石室秘录·卷一》)

　　金银花四两,蒲公英二两,生甘草二两,当归二两,天花粉五钱,水煎服。

　　【方解】金银花专能内消疮毒,然非多用则力轻难以成功;生甘草一味已足解毒,况又用之于金银花内,盖足以散邪而卫正;蒲公英阳明经药也,且能散结逐邪;天花粉消痰圣药;当归活血,是其专功。血不活所以生痈,今血活而痈自愈。

　　【临证参考】《家用良方·卷五》治一切诸疮:用金银花一两,当归一两,蒲公英一两,荆芥一钱,连翘一钱,生甘草三钱,天花粉五钱,牛蒡子二钱,加灯心七根,煎服。《中草药土方土法》治肠痈:金银花一两,连翘五钱,野菊花三钱,蒲公英一两,当归四钱,赤芍四钱,花粉四钱,乳香一钱,没药一钱,炮山甲二钱,枳实三钱,大黄三钱(后下),一天一剂,水煎,二次服完。

　　【验案选要】

　　肠痈案

　　刘某,女,16岁。患亚急性盲肠炎,第三天延为诊治。其盲肠部周围发炎,要求中药治疗。使用肠痈汤(见下)试治,内外并行。到第四天,连服四剂,即告痊愈。

肠痈汤：蒲公英二钱，金银花二钱五分，青皮二钱，陈皮二钱，乳香二钱，枳壳三钱，甘草二钱，水煎服，日二次。主治肠痈初期未化脓者。服药同时，用食盐炒热外敷痛处。(《中医验方汇选》)

3 败毒圣神丹

当归一两，黄芪五钱，人参一钱，荆芥一钱，金银花二两，生甘草三钱，水煎服。

按："四妙汤"加人参、荆芥。

4 散寒救阴至圣丹

治阴证痈疽。

附子三钱，人参三两，生黄芪三两，当归一两，金银花三两，白芥子二钱。

加减：麦冬可加三钱，元参不可用也。

按：《洞天奥旨·卷十四》同，与《洞天奥旨·卷五》"加减圣神汤"用药同，但用量较大。

【验案选要】

阴疽案

从兄念农之长子莘耕，素羸弱，年十岁时，得项疽。外科用药内服外敷，溃久脓尽，流清汁，更以凉药服之，身冷汗出，困顿不支，脉微弱，不可指按，为疏四逆加参汤，大剂冷服。三日，诸症悉平，疮口清汁转脓，改用阳和汤加附子而瘳。(《遁园医案》)

阴疽发背案

商人某，不知姓名，亦西人，在质库为经纪。秋后疽发于背，延医治之未效也。一日其弟专车到门叩头迎余。问何病，则曰：背疽。余以医疡甚污秽，辞以不能外科，宜请专门名家治之。其弟曰，已请疡医数辈，俱曰阴证不能治，念兄弟零丁，千里投商于京，兼获利无多，倘有不测，骸骨亦难归里，请君一视以决之，必不可为，亦不怨也。余以情词哀切，至，则肺俞处，溃烂口如茶碗大，不红、不肿、不痛，肉色带青，流出黏黄水，非脓、非血。而病人昏昏欲睡，精神全无。余曰，疡医谓是阴证，良不谬。然转阴为阳，尚有方术，何竟无知之者。其弟急请之，余曰，此病余实不能动手，况此时外治亦无益，须建中提气，觉肿痛则有望矣。乃开补中益气汤，重用参芪，并加桂附干姜命服之。越二日，其弟又来曰，家兄疽已红肿，精神顿生，饮食小进，请施外治。余辞曰，外治则吾不能，宜仍请前外科家治

之,彼能动手,必无虑矣。乃延前疡医敷药去腐,凡二日一洗涤,半月后疮合而愈。(《醉花窗医案》)

论疮痈虚实

阴中之虚若何?疮口平而不高,而血色复加黯黑者是也。阴中之实若何?疮口先平而后实,血色红润者是也。(以下原文选自《辨证玉函·卷二》)

5 转阳高突汤

人参五钱,黄芪一两,远志三钱,白术一两,金银花一两,生甘草三钱,水煎服。

见血色黯黑者,此虚之极,而寒之至也。方中加附子一钱,肉桂三钱,一连数剂,必然黑色改为红色矣,去附子再服,自然疮口生肉而愈也。

按:“回疮金银花汤”加人参、远志、白术。

【验案选要】

附骨疽案

西岭寺王之泰,年三十岁,患附骨疽。迎余诊疗,自膝以上,肿如冬瓜,日晡更甚,疼似刀刺,恸哭不止。余告曰:“此是纯阴之证。急服大补回阳之药,阴变为阳,即是生机。”伊深信不疑,服十帖后,红肿明亮,阳证渐现。又服五帖,按之已软,大脓已成,用刀刺破,脓血出有斗余,即刻轻爽。又服大补药十余帖,外上红升丹,两月余痊愈,幸无残废,方开于后。

党参 15 克,茯苓 12 克,炙甘草 10 克,熟地 15 克,当归 10 克,川芎 10 克,白芍 10 克,白术 10 克,附子 6 克,川牛膝 6 克,肉桂 6 克,炙黄芪 15 克,金银花 12 克,乳香 10 克,陈皮 10 克,白芷 10 克,香附 10 克,水煎服。(《湖岳村叟医案》)

6 转阳化毒丹

阳中之虚者若何?疮口虽高忽,然色变而不红,此阳证欲变阴证之兆。

急宜用金银花三两,归身一两,附子一片(重二分),生甘草三钱,煎汤饮之,则色即变红矣。

【方解】此症因病人原不十分健旺,或又加色欲、恼怒,一时变症,刻不可迟。一见色变,即用此方,可转危为安也。

【验案选要】

发背案

一乡人患发背，上距风府，下连肾俞，通块肿起，肌肉清冷，坚硬如铁，饮食俱废不省人事。医犹用解毒药。予诊之，六部脉细数，气血大亏，毒将内陷矣，急用养荣汤加附子、炮姜。三剂而胃气开，十剂而坚硬者十去八九，只留左边如茶钟大，红作痛。予戒之曰：切莫箍药及刀针。气血温和，毒当自出，箍则反迟。非时而刺，收口难矣。彼以不任痛，受刺出血。予曰：当倍前药急服，以收口为度，仍戒嗜欲、慎饮食，兼服还少丹、八味丸等药而愈。（《医宗己任编》）

7 泻阳祛毒丹

阳中之实若何？疮口既高突而巍然，而色又鲜红，而有光者是也。

金银花一两，蒲公英五钱，大力子三钱，天花粉三钱，生甘草三钱，白矾三钱，防风一钱，水煎服。

【验案选要】

三里发案

南门内赵洪范之妻，患三里发，十三日，迎余往治。诊得阳明脉洪数有力，疮形如酒杯，疼痛非常，日夜恸哭。以手按之，坚硬如石。此证乃胃经之实热邪火，经曰："诸痛痒疮，皆属于心。"当急泻胃经之火毒，以保无筋腐骨折之虑。外擦以琥珀蟾酥散，令毒不能走散，急速溃出脓血，以免内攻。遂用二花大黄汤，服一帖大便泻下三次，疼痛稍减，又服一帖，又泻三次，疼去七八。待四日，疮已大熟，用利刀挑破，流出尽是黑血，毫无脓意。书云"实而疼甚内是血"。信不虚也。外上黄灵药，每日二次，后服二花解毒汤六七帖，病已。

二花大黄汤：金银花 12 克，大黄 15 克，黄连 10 克，木通 6 克，生地 10 克，花粉 6 克，连翘 10 克，蒲公英 10 克，紫花地丁 10 克，丹皮 6 克，当归 10 克，红花 3 克，白芍 10 克，芒硝 6 克，防风 10 克，乳香 6 克，甘草 6 克，水煎服。（《湖岳村叟医案》）

论痈疽真假

如痈疽之初生也，身必重而口必渴，此现真象以示人也。及见疮口也，或现高突而作疼，止有一点黄头露形者，此真象也；或疮口作痒，现无数小头，无高突之形，止现圆圆一线之红影者，此假象也。及其头破出脓也，脓出红黄而作痛者，此真象也；脓出而不多，或现紫黑疮口，作黯澹之状，不疼不痒者，此假象也。及其将收口也，云蒸雾起，肉拥皮皱，虽有脓，而黄红中有脓，而旁无脓者，真象也。坎陷色滞，脓少而血多，两旁之皮全无润泽之气，或外边皮生满而中央仍复作疼，或中不满而作痒，旁反痛者，皆假象也。（以下原文选自《辨证玉函·卷四》）

8 散真汤

金银花一两，蒲公英五钱，生甘草五钱，荆芥二钱，当归一两，水煎服。

【方解】此方散毒而又能祛火，未破者能消，已破者能收，自生毒之初至出脓之后皆可服之收功，不论前后而均宜也。

按："消毒神圣丹"去天花粉，加荆芥，用量有异。

【验案选要】

头面肿毒

一壮年，初起头痛面热而痒，医者用表里之剂服之，渐见眼肿鼻高，流白色浊涕，面红目赤，火寒上攻，鸡鸣后愈甚。余用玄参四两，蒲公英八两，前胡七钱，银花六两，当归二两，煎服四剂，面上发泡流水，水干脱皮而愈。此症发于厥阴肝经，故初起即有头痛面痒，鸡鸣后寒气加甚，必于泻火解毒药中加当归以行血自愈。（《外科真诠·胡先生医案》）

9 救假汤

金银花三两，人参三两，生黄芪五钱，肉桂二钱，当归三两，水煎服。

【方解】此方大补气血，而又能散毒，凡遇阴证不论初起、已破、已溃、已坏，以此方投之，即能起死为生，转祸为福。倘遇人贫家窘，无参亦可服，但加黄芪、当归可也。

痈疽疮毒通治方

10 痈初起方

凡痈初起（以下原文选自《石室秘录·卷一》）

白矾一两，金银花三两，水煎服。

【验案选要】

肩患毒

一男子肩患毒，肿硬作痛，恶证迭见。用白矾末三钱糊丸，以葱头七茎，煎汤调下，肿痛悉退。再服，诸证亦退，更以仙方活命饮二剂，出水而消。此秘方，名"千金化毒汤"，本矾末葱汤调服，因末难服，故易为丸。（《外科发挥·卷一》）

化脓性骨髓炎伴化脓性髋关节炎

董某，男，12岁，学生，化脓性骨髓炎伴化脓性髋关节炎。治以清解骨髓关节瘀热，活血消肿。方药：白矾4克，败酱草、板兰根、银花、生地、连翘、赤芍各20克，秦艽15克，地龙8克，川牛膝10克。水煎服，每日1剂。5剂后发热减退，肿胀消半，疼痛好转。继服15剂，肿消痛止。上方加减调理而愈。随访无复发，骨质及关节面修复良好。[秦国进 . 外科疾病应用白矾治验举偶 . 中医药学报 .1991（6）：35-36]

11 痈疽方

金银花三两，生甘草三钱，蒲公英三钱，当归一两，天花粉五钱，水煎服。

按：与前"消毒神圣丹"药味同，唯前方各药用量较大，所治当不同。

【验案选要】

股阴疽

某男，老年。患者于左股阴部，猝发一肿疡，漫肿无头，红紫疼痛，行走不便，别无他证，身体康健，舌红苔黄，脉沉数。此股阴疽也。皆热毒结聚而成。当重用清热解毒之药，以破阳结。处方：金银花半斤，蒲公英二两，当归二两，天花粉五钱，生甘草五钱。用大锅水煎，随意服用。复诊：服上方三剂后，肿已大消，痛亦减轻。遂以本方继服三剂，即消散。本方出自《石室秘录》。方中配伍蒲公英、天花粉、生甘草清热解毒、消肿排脓，当归活血，使肿消身轻。[李玉清 . 张灿玾临证经验举要 . 山东中医杂志 .2012,31（7）：521]

12 治痈疽方

生甘草五钱，金银花三两，当归一两，元参五钱，天花粉三钱，白矾一钱，附子一片，水煎服。

按：与《洞天奥旨·卷六》"花草汤"异名同方。本方去天花粉、白矾、附子，即"四妙勇安汤"。

【验案选要】

偏对口

杭城葵巷范安夫母，患偏对口，左右各生一疽，初起红肿疼痛。延陈姓医治之，始用寒凉之品。嗣因溃而无脓，重用皂角刺（溃后禁用），遂致凹陷、干枯，根脚四散，自发际漫延至肩，而且疮色青紫，周围现无数小疮，便秘脉洪（溃后忌洪），神昏欲睡。此因误治，阳变为阴，有内闭外脱之象。余用起陷大剂。范家惑于陈医言，未服，隔日益剧。陈医束手，令祷于神，以冀佑病家。复业请余，曰："此证有朝不及夕之危，诊而不服药，于病何济？"病家云："此时不再惑矣。"余照前方益之。用金银花三两，当归、党参、生黄芪、蒲公英、鲜赤首乌各一两，白芥子、生甘草各三钱，制附子、肉桂各一钱，元参、白术各有五钱，生熟谷芽各五钱，煎汤代水，白茄蒂七个，一剂而大便通（张景岳云：便结无胀意者，非实邪不可攻。且大肠居下流，最难独治，必须清肺气而滋肾水。重用元参、当归，所以通大便也。当归、黄芪活血益气，所以能起陷也，然非重用不效），胃口醒，再剂而疮突脓稠。后乃减去附子、肉桂各五分，连服二十余剂。稍有损益，不外前方上掺八将丹。渐渐收口，新肉已长至九分。因亲串来，讲谈劳神，疮口忽肿胀，新肉转白色，胃口顿减。改服人参养营汤，外以露蜂房炙透研末掺之（此药须预备，必退火，隔数月，方可用，是方得之走方医，专治对口久不收敛者，初时不宜用）。复以软绵作小枕，睡时垫于患处，俾内外之肉粘连一片。始终四十余日，已痊愈矣。（《过氏医案》）

13 散邪败毒至神丹

统治中焦部位之疮，无不神效。（以下原文选自《石室秘录·卷二》）

金银花一两，元参一两，生甘草五钱，白矾二钱，当归一两，白芍一两，炒栀子三钱，荆芥三钱，连翘二钱，白芥子二钱，水煎服。

加减：如阴疮，方中去栀子，加肉桂一钱。

【方解】妙在用散邪败毒之品于补药之内，转足以消毒而去火也。

14 散毒仙丹

统治疮疡之方妙甚。

生甘草一两，当归一两，蒲公英一两，黄芩一钱，金银花二两，乳香一钱，为末。

先将前药用水五碗，煎一碗，将乳香末调饮之，神效，亦足附前方之功也。

15 统治诸疮方 *

统治诸疮。

天花粉三钱，生甘草一两，金银花一两，蒲公英五钱，水煎服。

【方解】此方消毒实有奇功，下治诸痈，可统治之也。

16 吸毒石

论疮毒初起（《石室秘录·卷三》）

疮毒初起，有一种解毒之石，即吸住不下。但毒轻者，一吸即下；重者，必吸数日而始下。不可急性，而人自取下也。此石最妙，一石可用三年，然止可用以治小疮口可耳。大毒痈疽，仍须前汤药治之为妙。

按：《书隐丛说》记载："吴江某姓有吸毒石，形如云南黑围棋，亦有白色者。有大肿毒者，以石触之，即胶黏不脱。毒重者，一周时即落，轻者逾时即落。当候其自脱，不可强离也。强离则毒终未尽。俟其落时，预备人乳一大碗，分贮小碗，以石投乳中，乃百沸踊跃。再易乳，复沸如前。俟沸定，则其石无恙，以所吸之毒为乳所洗尽也，否则石必崩裂。云得之大西洋。"《岭南杂记》亦云："大如扁豆，能吸一切肿毒，发背亦可治。今货者乃土人捕此蛇，以土和肉舂成，如围棋石子。可吸平常肿毒及蜈蚣毒蝎等伤。置患处黏吸不动，毒尽自落。浸以人乳，变绿色，即远弃之。不浸即裂，下次不验。"《泲阳消夏录·卷三》载："予从兄懋园家有吸毒石，治痈疽颇验。"《本草纲目拾遗·卷二》载："治一切无名肿毒，及毒虫伤，以石吸之，立愈。"诸文可参。

17 消痈汤

治疮毒。（以下原文选自《石室秘录·卷四·明治法》）

金银花一两，当归一两，蒲公英一两，生甘草三钱，荆芥一钱，连翘一钱，水煎服。治小疮毒如神。

按："消毒神圣丹"去天花粉，加荆芥、连翘。

18 上消痈疮散

治头面上疮。

金银花二两，当归一两，川芎五钱，蒲公英三钱，生甘草五钱，桔梗三钱，黄芩一钱，水煎服。

按："消毒神圣丹"去天花粉，加川芎、桔梗、黄芩。

【临证参考】《外科传薪集·附：许恒君传用法》（以下简称《外科传薪集·附》）治痈疽用"上消痈毒散"：金银花一两，当归一两，川芎五钱，蒲公英三钱，生甘草五钱，桔梗三钱，黄芩一钱，荆芥一钱，连翘二钱，牛蒡子一钱半，芙蓉叶一片。

19 消痈万全汤

治身上手足之疮疽。

金银花三两，当归一两，生甘草三钱，蒲公英三钱，牛蒡子二钱，芙蓉叶七个，无叶时用梗三钱，天花粉五分，水煎服。

按："消毒神圣丹"加牛蒡子、芙蓉叶。天花粉当为五钱，观陈氏方中无此用量。

20 痈疽并无名疮毒方

凡人痈疽发于背，或生于头顶，或生于胸腹，或生于手足臂腿腰脐之间，前阴粪门之际，无论阳毒阴毒，一服吾方，无不立消，已溃者即敛。（《石室秘录·卷六》）

治痈疽并无名疮毒。

金银花四两，蒲公英一两，当归二两，元参一两，水五碗，煎八分，饥服。一剂尽化为无有矣。切勿嫌其药料之重，减去分两，则功亦减半矣。

【方解】此方既善攻散诸毒，又不耗损真气，可多服久服，俱无碍，即内治肺痈、大小肠痈，亦无不神效也。

按："消毒神圣丹"去甘草、天花粉，加玄参。《外科传薪集·附》名"上中下皆治方"。

21 花草汤（异名同方）

治痈疽初起。（《洞天奥旨·卷六》）

生甘草五钱，金银花三两，当归一两，玄参五钱，天花粉三钱，白矾一钱，附子一片，水煎服，初起者，一剂即消，肿起者，二剂即消。

按：与《石室秘录·卷一》"治痈疽方"异名同方。

22 救命丹

治痈疽各疮，阴证阳证无不神效。（以下原文选自《洞天奥旨·卷十四》）

穿山甲三大片（同蛤粉炒熟，不用粉），甘草节二钱，乳香一钱，天花粉二钱，赤芍三钱，皂角刺五分（去针），贝母二钱，没药五分，当归一两，陈皮一钱，金银花一两，防风七分，白芷一钱，白矾一钱，生地三钱，酒水各数碗，煎八分，疮在上食后服，疮在下食前服。能饮酒者，外再多饮数杯。忌酸、酒、铁器。服毕宜侧卧，少暖汗，觉痛，减大半，有起死回生之功，效难尽述。

加减：痈疽发背在头，及脑后、背脊，加羌活一钱，角刺倍之，此太阳经药也；在胁胸，少阳经部位者，加柴胡一钱，瓜蒌仁二钱；在腹脐，太阴者，加陈皮五分，赤芍三钱，白芷一钱；生在手臂膊，加桂枝三分；生在腿膝，加牛膝二钱，防己五分，黄柏一钱，归尾三钱；如肿硬，加连翘二钱，土鳖仁五分；倘是疔疮，方中加紫河车三钱，苍耳子三钱；如人虚弱，不溃不起，加人参三钱，甘草一钱；如人壮实，加大黄二钱，麻黄一钱，连根节用。

【方解】此足阳明、厥阴药也。金银花散热解毒，痈疽圣药也，故以为君；花粉清痰降火，白芷除湿祛风，并能排脓消肿，当归和阴而活血，陈皮燥湿而行气，防风泻肺疏肝，贝母利痰散结，甘草化毒和中，故以为臣；乳香调气托里护心，没药散瘀消肿定痛，故以为佐；穿山甲善走能散，皂角刺辛散剽锐，皆厥阴、阳明正药，能贯穿经络，直达病所而溃壅破坚，故以为使。加酒者，欲其通行周身，使无邪不散也。（《医方集解·痈疡之剂》）

按：为《校注妇人良方·卷二十四》之"仙方活命饮"加白矾、生地。加减中土鳖仁，当为木鳖仁，土鳖无仁，传抄之误，土木近似。

【验案选要】

中脘疽

万春堂学徒孟生，十八岁，患中脘疽。某医误作痞块治之，服消积破块药十余剂，自觉食减气短，不敢再服，请余诊治。诊得关脉芤，按其胃脘，果有一块，大如碗许，无怪某医作痞块治也。余告伊曰："此证确属中脘疽无疑。速服托里之药，令疮头回转向外，方是吉兆。若以内破，再不得其治法，恐有烂胃腐肠之忧，悔之晚矣。"伊深信。遂开仙方活命饮加减。服五帖后，中脘穴上肿出一块，大如覆碗，又服五帖，高三寸余，按之大软，脓已熟矣。用尖刀刺破，红白脓交流不已，约五六碗许。上以红升丹，服气血双补之药，近三十帖，始终无变证，方获痊愈。

仙方活命饮加减：当归12克，金银花6克，连翘10克，皂刺6克，白芷10克，乳香10克，没药6克，陈皮10克，花粉10克，川贝母10克，防风10克，党参10克，

炮姜6克,茯苓12克,粉葛根6克,甘草10克,水煎服。(《湖岳村叟医案·疮疡门》)

中脘发

张显亭患中脘发,屡治不愈,二十余日。迎余诊治,见其疮头大如汤碗,焮肿似盘,疮口深有寸余,腐肉不脱,新肉不生,诊其脉洪盛有力。此系脾胃火毒结聚而生。当先服仙方活命饮,三帖以解内毒,外上大金丹,化腐生肌。日有佳兆,三十日而愈。(《湖岳村叟医案·疮疡门》)

玉枕疽

城内耿顺德,年二十余。患玉枕疽,疮形甚恶,大如瓜蒌,疼似火烧,硬如铁石,半月后不溃,诊其脉皆虚细无力。此系督脉受寒湿凝结而成,久之寒化为热,阴变为阳,方能成脓。目今之治,先服仙方活命饮,令其速溃,以免毒气蔓延。伊亦信服。三帖疮已半软,又投四帖,疮已熟矣。用刀取破,脓血各半碗许,上以红升丹,每日两次。共服药十帖而愈。(《湖岳村叟医案·疮疡门》)

23 金银补益汤

治疮疡,元气虚倦,口干发热。

金银花二两,生黄芪三钱,甘草一钱,人参三钱,白术二钱,陈皮一钱,升麻五分,柴胡一钱,当归三钱,上水煎服。

按:为"补中益气汤"加金银花。

【验案选要】

背疽

儒者周在鲁,怀抱久郁,背脊患疽,肝脉弦洪,脾脉浮大,按之微细。以补中益气加桔梗、贝母,少用银花、白芷,二剂,肝脉顿退,脾脉顿复。乃以活命饮二剂,脓溃肿消,肝脉仍弦。此毒虽去,而胃气复伤。仍用前汤加半夏、茯苓而愈。用银花、白芷,非为治疮,乃解患者之疑耳。(《外科精要·卷上》)

臁疮

蒋仲芳治胡明甫,年五十余,患臁疮三载,沿皮瘙痒,微肿,色紫黑,用膏药盖之,则流水,鞋袜尽湿,去膏药即又燥烈,痒痛难忍。此湿热下流也,人但知燥湿清热解毒,而不知湿热之原,从脾家下陷耳。遂用补中益气汤升举其气,更加黄柏清热,苍术燥湿,茯苓、泽泻利水。盖治湿不利小便,非其治也。外用陈石灰调侧柏汁,以燥湿散瘀清热,稍加火酒为从治。敷之,明日疮干,数日而愈。(《续

名医类案·卷三十三》）

24 人参败毒散

治诸疮疡，焮痛发热，拘急头痛，脉数而有力者。

人参、羌活、前胡、独活、川芎、甘草、柴胡、桔梗、枳壳、茯苓各等分，上水煎服。

加减：如呕吐，加生姜、陈皮、半夏；如脉细而无力，加大力子半分。

按：出《太平惠民和剂局方·卷二》（以下简称《和剂局方》）。

【验案选要】

脱疽

一男子足趾患之，焮痛色赤发热，隔蒜灸之，更以人参败毒散去桔梗，加金银花、白芷、大黄，二剂痛止。又十宣散去桔梗、官桂，加天花粉、金银花，数剂而痊。（《外科发挥·卷四》）

惯生疮疖

李某，39岁，男性，干部。患皮肤病，遍体生疮疖，终年此愈彼起，并患顽癣。于1970年春季就诊。视其疮疖，项部为多，顽癣则腰、腹部及大腿部丛生，粘连成片如掌大，时出黄水，奇痒难熬。久治不愈。我已给他用过内服、外擦的多种方药，迄无效果。诊其脉虽稍数而中露虚象，舌边有齿痕，因予人参败毒散作汤用。党参9克，茯苓9克，甘草6克，枳壳6克，桔梗4.5克，柴胡6克，前胡6克，羌活9克，独活6克，川芎6克，薄荷1.5克，生姜6克，嘱服数剂。半月后复诊，察顽癣有收敛现象，嘱再服半月后，察大腿部顽癣皮脱落，露出鲜红嫩肉，腰腹部者脓汁亦减少。因令他长期服用，3个月后，只腰部之癣疾未愈，而频年惯发之疮疖从未发生。1972年冬季追询，腰部顽癣仍存在。而疮疖则终未再发。作者认为，《和剂局方》人参败毒散，是主治风寒湿热不正之气发为时疫之剂，并治发于皮肤致生瘾疹疮疖者。方中羌活入太阳而散游风；独活入少阴而理伏风，兼能除痛；柴胡解热升清，协川芎以和血祛湿；前胡、枳壳降气，协桔梗、茯苓以除湿消肿；甘草和里安中；人参扶正攘邪；引用薄荷、生姜达表透邪。治瘾疹加入蝉蜕更妙。前人谓此方之妙，全在人参一味，其力能致开阖，始则鼓舞羌活、独活、柴胡、前胡各走其经，而与热毒以分解之门；继而调协精津血气各守其乡，以断邪气复入之路；与桂枝汤中芍药护营之意相同，能启协济表药之作用。以我的临床经验，若外感方中需人参时，用太子参比较好。（《岳美中医案集》）

25 极验溶胶

治诸痈疽，恶毒大患，保全有大功，活人最多，不可轻忽。

穿山甲四片（如疮在背，即用背上甲；在手，用前足上甲五分；如在足，用后腿上甲五分，炙酥为末），真牛皮胶四两（炒成珠），水酒各一碗，调匀前二味，煎数沸服之，以醉为度。

按：为《仁斋直指方·卷二十二》"明胶酒"加穿山甲。据研究，穿山甲可用猪蹄甲代用，二者有效成分近似。

【临证参考】《验方新编·卷二十四》治痈疽发背初起：穿山甲四片，黄明牛皮胶四两，新瓦上炒焦，研细和匀，用酒调，从容服完，保无大患。外用牛皮胶，少加姜汁，熬如稀糊，以布摊贴极妙。此方济人已多，未溃者微出黄水，已溃者即能收口。

26 加味十宣散

治疮疡，因外感风寒，内因气血虚损，经云：百病乘虚而入，是宜服此。

人参一钱，当归二钱，黄芪三钱，甘草一钱，白芷一钱，川芎一钱，桔梗一钱，厚朴（姜制）五分，防风三分，肉桂三分，忍冬藤五钱，水煎服。

加减：如脉缓涩而微，加黄芪、人参、白术；如脉弦，身倦，加当归、白芍、麦冬；如脉紧细，加桂枝、生地、防风；如脉洪大而虚，加黄芪、黄连。

【方解】此手足太阴、足厥阴、阳明药也。参芪补气，芎、归活血，甘草解毒，桂枝、白芷、桔梗排脓，厚朴泻实满，防风散风邪，为表里气血之药，共成助阳内之功也。（《医方集解·痈疡之剂》）

按：为《和剂局方·卷八》"化毒排脓内补十宣散"加忍冬藤。

【验案选要】

便毒

临溪吴天威丈，年七十有三，客邸远归，偶坠马跌伤，左胁作痛，随治而愈。后半年，忽左胯肿痛，憎寒作热，动止极艰，里中诸公有认湿痰者，有认风气者，有认湿热者，总罔效。闻歙外科洪氏能，且识杂病，迓以为治，居数日，视为疝气，率投荔枝核、大小茴香、川楝子、橘核之类，痛躁不可当，乃欲引绳自绝。诸子百般慰解，洪乃辞去，竟不知为何疾也。其婿汪开之，予之表弟也。邀予诊之，六脉浮而洪数，左寸尤甚，验其痛处，红肿光浮如匏，抚之烙手。予曰：此便痈也，洪系外科专门,胡独忽此? 盖渠素慎重,见患者年高,乌敢认为便痈治哉! 此殆千虑一失,毋足怪。诸郎君闻予言皆骇然,诘予曰:家严不御色者十载,顾安得此,愿先生再思。予曰:此非近色而得,审胯属足厥阴肝经,肝为血海,乃昔时坠马,恶血消之未尽,瘀蓄经络,无门可出,化而为脓,由年高气虚,又被香燥克伐太过,不能溃而即出,故散漫浮肿。观其色,青中隐黑,脓已成腐,必须外用镵针,引而出之,内用千金托里,庶可排脓生肉。但予生平心慈,不能用针。予弟警吾,外科良手,可延而决之。至,即以镵针深入寸余,出青黑脓五六碗许,臭秽难近,即语诸郎君曰:使早决三日,可免一月之苦,今即日大补之,非百日不能痊,此俗名石米疮也。诸郎君及患者见脓色如是,始信予言不爽,急以请剂。予乃用内托十宣散,参、芪每帖三钱,后加至五钱,一日两进,两越月,脓尽肉满而愈。一市称奇。(《孙氏医案·卷三》)

臂患肿

一妇人臂患肿,恶寒不作脓。以十宣散六剂而溃;以托里散数剂而瘳。(《外科发挥·卷一·肿疡》)

27 花藤薜荔汤

治背、诸疮痈初起。

薜荔二两,金银花三两,生黄芪一两,生甘草二钱,水数碗,煎一碗,渣再煎。

按:为"回疮金银花散"加薜荔。

28 消散汤

治疮疡初起,立时消散。

金银花三两,生甘草三钱,蒲公英三钱,天花粉三钱,当归一两,酒水各一碗煎服。

加减:若遇阴证疮疡,加人参五钱、附子一钱尤妙。若阳证疮疡,万不可加。

按:与"消毒神圣丹"及"内散方"药味相同,为"散毒仙丹"加当归。

29 柞木饮子

治痈疽,未成自消,已溃自干,轻小证候可以倚伏。

干柞叶四两,干荷叶蒂、干萱花根、甘草节、地榆各一两,共为末,每服五钱,水二碗,煎一碗,作二次,早晚分服。

【方解】荷蒂去恶血；萱根下水、解毒、利胸膈；柞木有芒刺，能驱逐；地榆主下焦血病；轻小症候，或可以为防托。(《外科理例·卷二》)

按：出《苏沈良方·卷九》"柞叶汤"。

30 回疮金银花散

治疮疡痛甚，色变紫黑。

金银花二两，黄芪四两，甘草一两，上用酒一升，同入茶瓶内，闭口，重汤煮三时辰，取出去滓，顿服之。

按：出《活法机要·疮疡证》。

【验案选要】

百会发

某，百会发。

黄芪六钱，当归二钱，川芎一钱，甘草一钱，银花六钱。

复诊：原方加藁本一钱，花粉、角针各二钱。(《外科集腋》)

玉枕疽

年五十二，玉枕疽，患溃后肿不退，痛益剧，坚如石，脓水少，已两候矣。脉细弦，苔体白，此督脉有寒，毒不外透。久延防陷。用阳和汤合托里黄芪法。

鹿角霜、生绵芪、炒姜蚕、大贝母、炒赤芍、金银花各三钱，川桂枝四分，皂角刺、绿升麻、生甘草各一钱。

本证始末：此余在南京路大庆诊所之二房东的亲戚。汝本不治疡科，因熟人故，勉为书方。投剂后，坚块软，脓泄畅，敷以"去解"，不旬日而收功，亦快事也。

附录

去解方：陈黄升一两，石膏(尿浸)十两，飞青黛五钱(研极细末，磁瓶密贮，待用)。此方黄升已陈十三年，石膏必用童便浸，一年后用，砻糠煨熟，伏去火性用，方能不痛而效宏。

方义说明：治疡症，第一辨属阴属阳，阳宜清化，阴宜温托。本症坚硬不化，有水无脓，色白不红，均是虚寒之症。所处地位，是督脉所经之处，鹿角在所必用也。(《临症一得》)

31 神效托里散

治痈疽肿毒，发背、肠痈、乳痈、时毒，憎寒壮热，不论老幼虚实，俱效。

黄芪五钱，金银花一两，当归五钱，生粉草三钱，水酒各一钟煎服，渣捣敷患处。或俱为末，酒调服之，更效。

加减：如已成，气血素亏，不能穿溃者，加白芷、皂针、山甲各二钱，一伏时自溃；如已溃后，即宜删去皂针、山甲，如初起痛，口渴加天花粉。遇大证金银花每加至六两、四两，黄芪加至两许，当归加至二两，甘草节加至三钱。但见疮色不起，脓水清稀，即加肉桂转阴为阳，化毒成脓。如乳痈、乳吹，即加蒲公英一两立消，百发百中，万稳万当。（《疡医大全·卷七》）

毒在上部加白芷一钱，中部加桔梗一钱，下部加牛膝一钱，酒水各一碗煎服，盖被出汗愈。（《增补神效集·卷下》）

按：出《和剂局方·卷八》；《医宗说约》名"四妙汤"；亦为"回疮金银花散"加当归。

【临证参考】《家用良方·卷五》治乳痈初起：当归八钱，生黄芪五钱，金银花五钱，炙甘草一钱八分，桔梗一钱五分，绍酒两碗，煎八分，半饥半饱时服。《外科真诠》"加味四妙汤"治阴毒初起，气虚者：生黄芪二钱，西当归一钱五分，续断三钱，甲珠一片，皂刺七分，炒白芍一钱五分，金银花一钱五分，香附一钱，甘草七分，生姜一片，引。《临诊一得录》治正气虚而邪郁不透之脑疽用羌蒌四妙汤：羌活 3 克，当归 9 克，生黄芪 12 克，金银花 15 克，生甘草 5 克，全瓜蒌 12 克。加减：因房劳而阴虚火炎的，则去羌活，加麦冬 9 克，白芍 9 克，川续断 12 克，以麦门冬、白芍滋阴退火，川续断疏通气机。张灿玾治痈疽用四妙汤，无论痈疽，已溃未溃，灵活加减，疗效颇佳，诚妙方也。其中黄芪、当归、金银花，三药既顾其正，亦治其毒，是为疮家之圣药也。如热象明显者可加黄连、黄芩、蒲公英、紫花地丁，血分有热可加生地黄、牡丹皮，脓成或已溃者可加甲珠、皂刺等。且喜用大剂量金银花治疗痈疽。金银花，善于化毒，故为治痈疽、肿毒、疮疡的常用药。

【验案选要】

疮疡

诸痛痒疮，皆属于火，脉数大，拟清解化毒。

生黄芪，归身，大生地，槐米，桑枝，金银花，连翘心，甘草。(《沈芊绿医案》)

血栓闭塞性脉管炎

1893 年 11 月曾治尚某，男，62 岁。患脉管炎半年余，屡治屡犯。症见：右足拇趾青紫，疼痛颇剧，趾端凉冷，时有发热，舌质紫，脉弦紧。治宜补气养血，活血通络，方用神效托里散化裁：黄芪 10 克，忍冬草 50 克，当归尾 15 克，甘草 15 克，地龙 10 克，桂枝 10 克，丹参 25 克，白花蛇舌草 25 克，水煎黄酒送服，日 2 次。服药 3 剂，诸症大减，又以原方增损，连服 20 余剂，诸症悉除。[李志文 . 神效托里散的临床新用 . 吉林中医药 .1989（1）：27]

背痈

刘某，男，60 岁。素有糖尿病史。1966 年 5 月患右侧背痈，持续高热，曾住某医院，切开二十余天后，因效果不佳，而转中医治疗。查患者精神欠佳，面色萎黄，皮肤干燥，肌肉消瘦，午后低热，于右肩胛下缘有 20 厘米 × 20 厘米之肿块，其中部已在医院作切开，中间约 10 厘米 × 10 厘米之区域皮肤已缺如，疮口四周皮下残存大量白色筋膜腐肉，附着甚牢，中间露出大片肉芽组织光白板亮而不生长，疮周皮肤暗红而僵硬，整个疮面顽麻而不甚疼，脉虚数，舌淡红而干。诊为高热伤津，气血耗损。以补气养血，滋阴清热为治。方用四妙汤加黑栀子、连翘、地骨皮、麦冬、草石斛内服。外以八二丹药线向四周皮下插入，中间撒以生肌定痛散，外贴玉露油膏。经上法处置后，第二天疮面已有乳突状肉芽组织生长，色转红活，周围皮下有脓液排出。此为腐脱之兆，效不更方，继进 16 剂，精神转佳，低热退尽，饮食睡眠正常而停药，月余腐脱新生，又月余结痂而愈。[张世道，张娟等 . 张子和先生运用四妙汤的经验 . 四川中医 .1990（7）：11]

肝脓肿

刘某，女，68 岁，郏县堂街镇农民。以"右上腹痛，伴恶心、纳差、发热 1 月"为主诉，于 1997 年 3 月 29 日就诊。自述 1 月前不明原因出现上腹部持续性钝痛，并向右肩背部放射，伴恶心、纳差、寒战、发热，体温最高达 39℃。在个体诊所治疗未果，于 3 月 19 日住当地西医院外科。B 超、CT 示：肝脓肿、胆囊积脓、胆总管及左肝管多发性结石。行经皮肝穿刺，抽出有腥臭之黄色黏稠脓液 100 毫升余。涂片镜检示：仅见大量脓球，未见癌细胞。应用抗生素头孢唑啉钠、丁胺卡那霉素治疗 10 日，体温一直在 38.2℃ ~ 39.1℃ 波动，病人已不能进食。外科建议切开引流。因病人年事已高，体能欠佳，遂求治于中医保守治疗。病人3年前患胆囊结石，手术取石，未摘除胆囊。查体：神清，精神差，巩膜轻度黄染，口唇稍显紫绀，呼吸急促。触诊右上腹压痛明显，无反跳痛，肝脏右锁中线上肋沿下3厘米，表面光滑，质韧，边缘稍钝，有压痛。肝区叩击痛明显。舌红，苔薄腻微黄，脉细数。血常规：白细胞16700，中性粒细胞0.85，淋巴细胞0.15。B超示：肝脓肿，胆囊积脓，胆总管及左肝管多发性结石。CT示：右肝前肝脓肿，胆囊炎。西医诊断：肝脓肿，慢性胆囊炎伴胆囊积脓，胆总管及左肝管多发性结石。中医诊断：内痈，胁痛。辨证属热毒炽盛，经络阻塞，气血瘀滞。治以补气活血、解毒排脓、疏肝利胆。四妙汤加减：黄芪40克，当归18克，金银花20克，甘草10克，薏苡仁30克，白术30克，枳实15克，桃仁15克，白薇30克，赤芍30克，柴胡15克，黄芩15克，陈皮12克，蚤休30克。水煎服，日1剂。服5剂体温降至正常，15剂时，纳食正常，体能恢复，可下床活动。守方加减治疗月余，症状完全消失。B超复查示：胆总管轻度扩张(未见占位性病变)，肝胆其余未见异常。予健脾利胆之剂以善其后。[张学兰，赵留记，等.四妙汤临床运用体会.中医研究.2001，14（3）：65]

32 神散汤

治痈疽初起。

金银花八两，水十碗，煎二碗，再入当归二两同煎，一气服之。不拘阴阳，痈疽初起者，散毒尤速。如已四五日者，则减之半效，然断无性命之忧。

按：与《洞天奥旨·卷五》之"归花汤"同方异名。

【临证参考】《全国新医疗法展览会资料汇编·技术资料部分》(以下简称《新医疗法资料汇编》)治髃窝脓肿用当归、金银花各五钱，生黄芪四钱，穿山甲、白芍、川芎、皂角刺、牛蒡子各一钱，每日一剂，两次煎服。《潘氏外科秘本九种·外科汤头歌诀》(以下简称《汤头歌诀》)治肾俞发，用防己、银花、炒白术、杜仲、炒当归、豨莶草、怀山药、山茱萸、生地、茯苓、丹皮、炒泽泻。治肝肾阴虚，风湿之邪阻痹而成的肾俞发，初起局部酸痛，逐渐结肿，皮色如常。

【验案选要】

便毒

一老年玉茎根侧患毒，形如桂圆，疼痛色赤，拭之绵软。余外用白降点头膏，内服银花四两,当归一两,赤芍三钱,前胡一钱,茯苓五钱,黄连一钱,小茴五分,甘草五分,煎服二剂。次日起膏,即现一小口,无脓流血,徐用五云线盖膏,内服补脾药数剂,后用白药收功。(《外科真诠·胡先生医案》)

33 金银花酒

治一切恶疮痈疽,不问发在何处,或肺痈、肠痈,初起便服之,奇效。

金银花五两,甘草一两,水二碗,煎一碗,再入酒一碗,略煎,分三服,一日一夜服尽。重者,日二剂。服至大小肠通利,则药力到,外以鲜者捣烂,酒调敷患处。

按:出《卫生宝鉴·卷十三》"金银花散"。

【方解】此足太阴、阳明药也。金银花寒能清热解毒,甘能养血补虚,为痈疮圣药,甘草亦扶胃解毒之上剂也。(《医方集解·痈疡之剂》)

【临证参考】《外科传薪集·附》治痈疽:金银花六两,甘草二两,皂角刺五钱,水酒煎。《常见病验方研究参考资料》(以下简称《常见病验方》)治疗:金银花八钱,甘草一钱,生绿豆五钱,水煎代茶饮。《中草药土方土法》治肺痈:鱼腥草一两,金银花二两,水煎,一天分三次服。

【验案选要】

牙疳

萨嘉乐太史夫人患牙疳,肿疼异常,已落一齿,几于穿鼻透腮。延余诊视,脉洪有力,知为热毒。内服金银花散加减,外用硼砂、冰片、红枣烧灰、儿茶、人中白、陀僧、青盐、枯矾研细末敷,继用犀黄散加轻粉麝敷之。旬日,遂愈。(《三三医书·许氏医案》)

乳痈

卢某,女,26岁,省人委家属。因产后患乳痈,曾在公费医疗院治疗未愈,注射青霉素、链霉素,肿痛不消。于1962年6月份门诊治疗,左乳肿胀,疼痛非常,乍寒乍热,胸闷呕恶,脉弦数,乃肝郁胃热,实邪内生,气闭塞阻,致成痈。用金银花、白酒各八两,水煎服。一剂疼痛大减,二剂肿胀缩小,寒热均止,再二剂痈消而愈。(《白佐清先生临床经验辑要》)

34 黄金饮

治疮生腿外侧，或因寒湿，得附骨痛于足少阳经分，微侵足阳明经，坚硬漫肿，行步作痛，或不能行，并皆治之。

柴胡一钱五分，金银花一两，大力子一钱，肉桂一钱，黄芪五钱，归尾三钱，黄柏七分，炙甘草五分，水酒各半煎，食前服。

按：为《兰室秘藏·卷下》"黄芪肉桂柴胡酒煎汤"、《东垣试效方·卷三》"内托黄芪酒煎汤"去连翘、升麻，加金银花。

【验案选要】

寒性伤口

车某，男，40岁，农民，左肾结石术后，切口下端遗1厘米裂口不愈，且形成窦道，经多次刮除，并用庆大霉素、氯霉素等湿敷伤口，换药及应用各种抗生素，伤口反复发作，封口破溃交替1年。查体：左侧腰部长约15厘米斜形手术瘢痕，底端长1厘米直径窦道口，溢少许稀薄脓液，边缘不红，深约7厘米，局部胀感不适。舌淡苔薄白，脉沉细。以内托酒煎汤(柴胡、黄芪各10克，大力子、连翘、归尾、黄柏、苍术、防风各7克，肉桂、炙甘草各5克)5剂，回阳玉龙膏外敷。2日后伤口渗出较多稀薄脓液并手术线结2个，局部胀感消失，肉色转红，伤口开始收敛。4日后伤口结痂，10日后脱痂痊愈。随访3年局部无不适。[孙淑琴，郑锡臣.内托酒煎汤合回阳玉龙膏治寒性伤口.中国临床医生.2003，3（8）：61]

35 金银五香汤

治诸疮一二日，发寒热，厥逆，咽喉闭。

金银花一两，乳香二钱，木通二钱，大黄二钱，连翘一钱，沉香一钱，木香一钱，丁香一钱，茴香一钱，独活一钱，射干一钱，升麻一钱，甘草一钱，桑寄生一钱，上咀，水二钟，姜三片，煎服，不拘时。

按：为《千金要方·卷二十二》"五香连翘汤"青木香改木香，通草改木通，去熏陆香、麝香、竹沥，加金银花、乳香、茴香、甘草。

【验案选要】

肠痈

东阳吕俊文，得潮热，微似疟状，小腹右边有一块，大如鸡卵作痛，右脚不能伸缩。一医作奔豚气治，十余日不验。召予诊候其脉，左寸芤而带涩，右寸芤而洪实，两尺两关俱洪数。予曰：此大小肠之间欲作痈耳，幸脓未成，犹可治疗。与五香连翘汤加减与之，间以蜈蚣炙黄，酒调服之，三日内平安。（《医学正传·卷六》）

36 英花汤

治痈疽未溃。

金银花一斤，蒲公英八两，绵黄芪六两，生甘草一两，川贝母三钱，水煎，作三次，服完全愈。

按：为"回疮金银花散"加蒲公英、川贝母。

37 金银解毒汤

治积热疮疡，焮肿作痛，烦躁饮冷，脉洪数大实，口舌生疮，疫毒发狂。

黄芩一钱，黄柏一钱，黄连一钱，炒栀子一钱，金银花一两，水煎热服。

按：为《外台秘要·卷一》引《崔氏方》"黄连解毒汤"加金银花。

【临证参考】上方加升麻、防风、牛蒡子、大黄、当归、赤芍、甘草，名"黄连解毒丸"，治心胃热毒引起的疮疡，无名肿毒，红肿疼痛，丹毒，烦躁发烧，大便燥结。加大黄、知母、天花粉，名"栀子金花丸"，治肺胃热盛，口舌生疮，牙龈肿痛，目赤眩晕，咽喉肿痛，大便秘结。

【验案选要】

双喉蛾

房氏，男，30岁。发烧已三日之久，咽喉肿痛，饮水咽下剧痛，大便三日不通，舌质红绛，舌苔黄厚干燥，咽部扁桃体肿大化脓，脉象洪数，诊为双喉蛾。予切开喉蛾引流放出脓血；局部吹敷珠黄散；黄连解毒汤加味三剂。

黄连 10 克，黄芩 15 克，川柏 10 克，栀子 10 克，大青叶 15 克，元明粉 10 克（冲服），银花 15 克，金灯 10 克。

二诊：烧退，喉肿消失大半，能饮水吃稀饭，服药后大便每日 2～3 次，舌苔白，脉静身凉。再以珠黄散吹喉；上方减川军、元明粉，给药三剂而愈。（《津门医粹·第一辑》高有政治案）

暑疖

患者，男，四岁，七月十八日方。时值孟秋，骄阳酷暑，炎热异常，正是天火流金之际，何况血肉之躯，难免不生疮疡，尤以小儿更易，该儿不避烈日曝晒，暑热郁于发际，不得发泄，患疖三处，焮肿赤痛，据势内脓已成，奏刀决脓后，仍需清热解毒为第一要务。黄芩三钱，黄柏三钱，金银花五钱，川连一钱，生山栀三钱，粉甘草一钱五分。两帖。按流金七月，骄阳似火，小儿体禀纯阳，暑湿逗留，易发生暑疖，脓成宜切开排脓，结合内治，宜黄连解毒汤合银花甘草汤，用川连清上焦，黄芩清中焦，黄柏清下焦，山栀清三焦，银花清气分，甘草解毒并和诸药。苦寒直折，中病即止。[朱杰.吕启元老中医外科医案精粹.中医研究.2013,26（4）：63-65]

38 金银六君汤

治疮疡作呕，不思饮食，面黄膜胀，四肢倦怠，大便溏利。

人参一钱，白术（土炒）一钱，茯苓一钱，半夏（姜制）一钱，陈皮一钱，炙甘草五分，金银花二两，姜三片，枣二枚，水煎服。

加减：如过食冷物，致伤脾胃，本方加藿香、砂仁。

按："六君子汤"加金银花。

39 消毒神圣丹（重方）

治背痈，或胸腹、头面、手足之疽，五日内服之即散。

金银花四两，蒲公英二两，生甘草二两，当归二两，天花粉五钱，水煎服。

按：见前同名方。

40 散寒救阴至圣丹（重方）

治痈疽，疮色黑暗，痛亦不甚，但觉沉沉身重，疮口不突起，现无数小疮口，以欺世人，此方服之甚效。

附子三钱，人参三两，生黄芪三两，当归一两，金银花三两，白芥子二钱，水煎服，外贴至圣膏，生肌末药五钱贴之，一日两换始可。

按：见前同名方。与《洞天奥旨·卷五》治对口发之"加减神圣汤"用药相同，唯此方用量较大，症当较重。

41 立消汤

痈疽发背，或生头项，或生手足臂腿，腰脐之间，前阴粪门之际，毋论阴毒阳

毒,未溃即消,已溃即敛。

　　蒲公英一两,金银花四两,当归二两,玄参一两,水煎,饥服。此方既善攻散诸毒,又不耗损真气,可多服、久服,俱无碍也。即治肺痈、大小肠痈,无不神效。

　　【临证参考】王治永用"立消汤"治痈疽发背:当归15克,元参15克,金银花45克,公英30克,水煎2次,早晚空腹服,连服3～5剂。后期病损面积大,毒邪由毛囊底部沿着抵抗力较薄弱的脂肪柱向皮下组织蔓延,沿四周扩散,使许多相邻的毛囊和皮脂腺都发生化脓性炎症,痈的中央皮肤坏死,形成脓栓。用药:当归25克,元参25克,金银花60克,公英50克,日服2剂,连服6～10剂。注意事项,一般药性平和,多服无妨,但个别脾弱便溏者加甘草10克。[王治永,吴丽峰,王毅.立消汤治疗痈疽发背20例.内蒙古中医药.1996（2）:16]

42 通气散

　　治一切痈疽发背,流注折伤,能救败坏疮症,活死肌,弭患于未萌之前,拔根于既愈之后。

　　生首乌五钱,当归三钱,赤芍二钱,白芷二钱,茴香一钱,乌药(炒)一钱,枳壳(炒)一钱,木通一钱,甘草二钱,忍冬藤一两,水酒煎服。

　　加减:脑疽对口,去木通,加羌活、藁本;如虚弱,加人参、黄芪。

　　按:为《仙传外科集验方·服药通变方第二》之"荣卫返魂汤"加忍冬藤。又名"何首乌散"。

　　【临证参考】《广笔记·卷三》治对口疔:鲜茄蒂七个,鲜何首乌轻重等分,水二盅,煎八分。一服出脓,再服收口。《青囊秘传·散门》"内消散",以生首乌一味内服消痈疽。

　　【验案选要】

卵巢囊肿

　　尤某,女,28岁。1995年5月16日初诊。因左下腹痛1周而就诊。开始感觉左下腹坠痛,自以为农事繁忙,过度劳累,身体亏虚所致,加强了饮食营养,未予治疗。如是数日,疼痛未减,白带增多,色淡不黄,腰腿酸重,疲乏无力,食欲不振,口淡不渴,二便正常。检查:面色微黄,舌淡苔白,脉象沉弦。心肺正常,腹平坦,左下腹扪及约鸡蛋大小一包块,质韧压痛明显。B超:子宫左侧见一4.6厘米×3.4厘米的肿块,边界光整,内部为无回声液性暗区。诊断:左侧卵巢囊肿。

中医辨证：血凝气滞，痰聚络阻。治以行气和血，化痰散结。营卫返魂汤加减：制首乌 10 克，当归 10 克，赤芍 10 克，炙甘草 6 克，小茴香 6 克，炒枳壳 6 克，白芷 6 克，木通 6 克，乌药 6 克，白芥子 3 克，莪术 3 克，法半夏 10 克。5 剂。药后疼痛大减，白带亦少，饮食增加，精神好转。原方续进 5 剂，疼痛止。原方再加黄芪 20 克，服至 6 月 3 日行 B 超复查：囊肿还有 3.0 厘米 × 1.8 厘米。继续在原方基础上稍事增减，前后共进 40 剂，至 6 月 25 日再次 B 超复查，囊肿已完全消失。[丁广元 . 营卫返魂汤治疗卵巢囊肿 . 江苏中医 .1997（10）：18]

43 内疏黄连汤

治呕吐心逆，发热而烦，脉沉而实，肿硬疮疡。

黄连一两，赤芍一两，当归一两，槟榔一两，木香一两，黄芩一两，栀子一两，薄荷一两，桔梗一两，甘草一两，连翘二两，上共为末，每服一两。

加减：大便秘涩，加大黄一钱。

按：出《素问病机气宜保命集·卷下》（以下称《保命集》）。

【临证参考】罗禹田治疮疡已成，全身症见发热，大便秘结，小便短赤，烦躁作呕，口渴引饮，苔黄腻或黄糙，脉数有力者。此为邪毒在里，宜解热泄毒、通便泻热。方用"加减内疏黄连汤"：当归、白芍、木香、槟榔活血疏气；黄连、黄芩、栀子、大黄解热泄毒；桔梗、薄荷透邪解毒。[杨昌林 . 罗禹田老中医论疮疡的治疗经验 . 新医药学杂志 .1974（8）：24–27]

【验案选要】

偏对鬓疽

风湿热，交熏于上，偏对鬓疽，肿硬有头。惟对口疮根散漫，均非小恙。腑气不爽，宜内疏黄连汤加减。

薄荷，黄连，赤芍，当归，连翘，陈皮，银花，生甘草，桔梗，大贝，黑栀，淡竹叶。（《马培之外科医案》）

正对口

域内土地阁街马姓妇，年近八十，患正对口，二十余日请余往治。疮口大似茶杯，脓色稠黄，腐肉尚未脱尽。诊其脉洪而有力，问其饮食，喜凉恶热。伊子问曰："日夜疼痛不止，何也？"余云：《内经》曰'诸痛痒疮，皆属于心'。汝母年虽老，而禀赋甚厚，又属阳脏之人，以脉证并参，此证非大凉兼泻不愈。"遂用内疏黄连汤,服一帖大泻两次,内热已减,疼已稍止,脉洪而有力,比前略退。原方又投一帖,余症尽除,停药不服,外上大金丹,每日两次,以膏盖之。自诊起日近月余而愈。

内疏黄连汤:皂刺6克,防风10克,川羌活6克,白芷6克,穿山甲6克,连翘10克,当归10克,乳香10克,黄连6克,沉香3克,花粉10克,金银花12克,生地15克,川大黄15克,丹皮10克,栀子6克,甘草6克,水煎服。(《湖岳村叟医案》)

44 内外复煎散

治肿焮于外,根盘不深,形症在表。

地骨皮二两,黄芪二两,防风二两,赤芍一两,黄芩一两,白术一两,茯苓一两,人参一两,甘草一两,防己一两,当归一两,桂枝五钱,先用苍术一斤,煎至三升,去苍术,入前药再煎,作三四次,终日服之。此除湿热之剂也,如或未已,仍服。

按:出《活法机要·疮疡证》,名"内托复煎散"。

【验案选要】

背疮

一男子焮肿作痛,脉浮数,与内托复煎散二剂少退,与仙方活命饮四剂痛止而溃,再与托里药而愈。(《外科发挥·卷二》)

45 当归黄芪汤

治疮疡,脏腑已行,而痛不可忍者。

当归一钱五分,黄芪一钱五分,生地一钱五分,地骨皮一钱五分,赤芍一钱五分,水煎服。

加减:如发热,加黄芩;如烦躁,加栀子;如呕,乃湿气侵胃,倍加白术。

按:为《活法机要·疮疡证》同名方去川芎。

【验案选要】

脾肚发

脾肚发外,溃烂势大,当以托里。

当归、甘草、连翘、银花、大贝、花粉、黄芪、赤芍、陈皮、绿豆。(《马培之外科医案》)

唇疡

黄某,男,56 岁。2006 年 7 月 21 日初诊。下嘴唇疮疡,在私人门诊用各种抗生素静滴,断续达半年之久,了无寸效,仍脓血不尽,久不敛口,食少,面白,舌淡苔白,脉细弱。证属气血不足,宜补气养血。

生黄芪 120 克,当归 15 克,水煎服,每日 1 剂。

翌日脓血明显减少,嘱继用上方至脓血基本消失,共服 20 余剂,遂以十全大补丸巩固,经随访已愈。(《石家百年医案精选》)

46 八仙散毒汤

治一切恶疮,初觉时,连进三服,如失。

当归一钱,熟地五钱,甘草二钱,黄芪一两,白芍二钱,天花粉三钱,金银花一两,生地二钱,水二碗,煎八分,半饥服。

按:为"神效托里散"加生地、熟地、白芍、天花粉。

【临证参考】《文堂集验方·卷四》"秘方托里散"治一切疮毒,始终常服,不致内陷:栝蒌(大者一个捣碎)、当归(酒拌炒)、黄芪(盐水炒)、白芍、生甘草各一两五钱,熟地、天花粉、金银花、皂角刺(切片炒)各一两,每用五两,以无灰酒五茶杯入瓷器内,浓纸封口,再以油纸重封,置汤锅内盖煮至药香,取出。每日分服,直至疮愈为止。(此方药品平易,消毒之功甚大,且不动脏腑,不伤血气,不问阴阳肿溃,屡用屡效之妙)凡治背疽脑疽,势甚者,先用蒜法灸之,若脉实大小便秘者,先用疏通而后用此,其功甚捷。若火毒已退,不作脓不溃者,更宜托里,如溃而不敛脓清者,又宜峻补,如十全大补汤之类。

47 中和汤

治疮疡属半阳半阴,似溃非溃,似肿非肿,此因元气虚弱,失于补托所致。

人参一钱五分,陈皮一钱五分,黄芪一钱五分,白术一钱五分,当归一钱五分,白芷一钱五分,茯苓一钱,川芎一钱,皂角刺一钱,乳香(去油)一钱,没药(去油)一钱,金银花一钱,甘草节一钱,水酒各半煎服。

按:为《外科枢要·卷四》"冲和汤"。

【验案选要】

多发性疖病

李某,男,37 岁,农民。2004 年 4 月 18 日就诊。患者于 2 年前背部开始患疖肿，初起局部皮肤潮红肿痛，肿胀范围多局限在 3 ~ 5 厘米，先有黄白色脓头，随后疼痛加剧，3 ~ 5 日成脓并自行破溃，流出黄白色脓液，肿痛逐渐减轻，7 ~ 10 日痊愈。2 年内背部疖肿如此反复发生约 30 多次。现症：此次发病 12 日，左肩胛部皮肤有约 10 厘米 ×10 厘米疖肿 1 个，局部黯红肿胀，中等硬度，正中有约 0.5 厘米 ×0.5 厘米脓头，压之流出淡黄色稀薄脓液，有疼痛感，活动后疼痛加剧。背部皮肤有 30 多处大小疤痕，如天星状。自觉疲乏无力，纳差，便溏，面色稍白，舌淡，苔薄白，脉虚数无力。实验室检查血糖、尿糖均正常。予中和汤加减。处方：党参 15 克，陈皮 10 克，黄芪 20 克，白术 12 克，当归 15 克，赤芍药 10 克，白芷 10 克，茯苓 10 克，川芎 10 克，皂角刺 10 克，乳香 6 克，没药 6 克，连翘 15 克，金银花 15 克，败酱草 20 克，蒲公英 30 克，炒扁豆 15 克，甘草 6 克。每日 1 剂，水煎分 2 次服。服 3 剂后，局部皮肤红润，脓头脱落，创面红活，脓液减少，痛止肿消。服 6 剂脓尽痊愈。以中和汤加减出入，共服 30 剂，体健纳佳，大便正常，随访 1 年再未发生疖肿。[丁彩文.中和汤临床运用举隅.河北中医.2007,29(1)：37]

48 托里散

治一切恶疮发背，疔疮、便毒始发，脉弦数洪实，肿甚，欲作脓者，此实热坚满之症，故可下之。

金银花一两，当归一两，大黄三钱，朴硝三钱，天花粉三钱，连翘三钱，牡蛎三钱，皂角刺三钱，赤芍一钱五分，黄芩一钱五分，水酒煎服。

【方解】此足阳明、厥阴药也。金银花清热解毒，疮痈主药；当归、赤芍调荣血，大黄、芒硝荡胃热；黄芩清肺火，牡蛎软坚痰；连翘、花粉散结排脓，角刺锐锋，直达病所而溃散之也。(《医方集解·痈疡之剂》)

49 回毒金银花汤（重方）

治疮疡，色变紫黑。

同前"回疮金银花散"。

【验案选要】

马刀

于某，男，21 岁，工人，1964 年 5 月 13 日初诊。颈部结核溃破，迸流污水，经久不愈，面色白，形体消瘦，乏力，胃纳呆少，痰多稀白，二便尚调。苔薄白，脉沉细弦。中气已虚，毒邪尚盛。拟补气养血，化痰解毒，当归补血汤合二陈汤加减：

生黄芪12克，当归、杭芍、清半夏、茯苓、昆布各9克，陈皮、桔梗各4.5克，冬瓜仁12克，双花12克，生甘草3克，水煎服。

上方连服25剂，并配合夏枯草膏外敷，溃封结核基本消失。(《吴少怀医案》)

50 护膜矾蜡丸

护膜，防毒内攻，未破即消，已破即合。一日之中服至百粒，始有效验，服过半斤，必万全也。

白矾二两，黄蜡一两，暖化，少冷即入矾末搅匀，以蜜丸如梧子大，朱砂为衣，每服二三十丸，酒吞服。

按：为《仁斋直指方·卷二十三》之"蜡矾丸"。

【临证参考】徐焙用琥珀蜡矾丸治痈疽、疮疡、疔毒、疖肿等外症，方用琥珀10克，白矾50克，雄黄5克，蜂房(全)1个，滴水石10克，川贝20克，朱砂5克，蜂蜜10克，上药配齐，除朱砂、蜂蜜外，分研极细末，和匀，以蜜水为丸，朱砂为衣，如黄豆大小，日服20~30粒，温开水吞服。其功用为托里解毒，排脓止痛，初起服之即消，已成脓者服之能促使穿溃排脓，提前愈合。[徐焙.琥珀蜡矾丸的外科应用.江苏中医杂志.1980(3)：43]

【验案选要】

肠痈

一女子新产过劳，积血未除，而成肠痈。少腹疼，下脓血，经月不止。有进龙胆泻肝汤，弥甚，后以八珍入阿胶，用蜡矾丸稍缓，服参至二三斤，兼地黄丸而愈。(《古今医彻·卷三》)

夭疽

唐左，夭疽肿硬，位在左耳之后，症由情志抑郁，郁而生火，郁火夹血瘀凝结，营卫不从，颇虑毒不外泄，致有内陷之变。急与提托，冀其速溃速腐，得脓为佳。

银柴胡一钱，全当归二钱，京赤芍二钱，川象贝各二钱，陈广皮一钱，生草节八分，炙远志一钱，炙僵蚕三钱，炙甲片一钱五分，皂角针一钱五分，琥珀蜡矾丸(开水化服)一粒。

二诊：前投提托透脓之剂，疮顶红肿高活，有溃脓之象，是属佳兆。惟恙从七情中来，务须恬恢虚无，心旷神怡，胜乞灵于药石也。

生黄芪三钱，全当归二钱，京赤芍二钱，紫丹参二钱，生草节八分，银柴胡八分，生香附一钱，皂角针一钱五分，川象贝各三钱，炙僵蚕三钱，笋尖三钱，琥珀蜡矾丸，开水化服，一粒。

三诊：疽顶隆起，内脓渐化，旋理调护，可保无虑矣。

全当归二钱，京赤芍二钱，银柴胡八分，生草节八分，川象贝各三钱，炙僵蚕三钱，陈广皮一钱，半夏曲二钱，制首乌三钱，香白芷六分。（《丁甘仁医案》）

51 托里黄芪汤

治疮疡溃后，脓多内虚。

黄芪，人参，桂心，远志，麦冬，五味等分，每服五钱，食远服。

【方解】人参、黄芪补气固卫；（当归）、桂心活血生肌；（茯苓）渗湿健脾；麦冬清热补肺；远志辛散，专理痈疽；五味酸温，善收肿大。（《医方集解·痈疡之剂》）

52 托里温中汤

治疮疡寒变内陷，脓出清稀，皮肤凉，心下痞满，肠鸣腹痛，大便微溏，食则呕逆，气短呃逆，不得安卧，时发昏愦。

附子（制）四钱，炮姜三钱，羌活三钱，木香一钱五分，茴香一钱，丁香一钱，沉香一钱，益智仁一钱，陈皮一钱，炙甘草一钱，生姜五片，水煎服。

【方解】此足阳明、三阴药也。《卫生宝鉴》曰：经曰：寒淫于内，治以辛热，佐以苦温。附子、干姜大辛热，温中外，发阳气，自里之表，为君；羌活味苦辛温，透关节；炙甘草温补脾胃，行经络，通血脉；胃寒则呕吐呃逆，不下食，益智、沉香、丁香大辛热以散寒邪，为佐；疮气内攻，聚而为满，木香、茴香、陈皮，辛苦温，治痞散满，为使。（《医方集解·痈疡之剂》）

按：为《卫生宝鉴·卷十三》方。

53 托里神奇散

治诸疮发背疔疮。

黄芪五钱，厚朴一钱，防风一钱，桔梗二钱，连翘二钱，木香五分，没药（去油）一钱，乳香（去油）一钱，当归五钱，川芎八分，白芷一钱，金银花一两，芍药一钱，官桂五分，人参二钱，甘草三钱，水酒煎服。

按：为《儒门事亲·卷十五》"千金托里散"加金银花。

54 黄芪六一汤

治痈疽溃后作渴，及人无故作渴，或肺脉洪数，必发痈疽，服此除之。

绵黄芪六两（蜜水炒一半，盐水炒一半），甘草一两（半生半炙），每服一两，水煎，食远服。

按：为《和剂局方·卷五》方。

【临证参考】《家用良方·卷五》治痈疽气虚作渴：黄芪（米炒）六钱，生甘草一钱二，天花粉一钱，加人参一钱亦可，水二钟煎八分，频服之。

【验案选要】

疮疡溃后口干

一男子溃后口干，遇劳益甚，以补中益气汤加五味子、麦门冬，治之而愈；更以黄芪六一汤而敛。（《外科发挥·卷五》）

胁疽

一人年三十，素饥寒，患右胁肿如覆瓢，转侧作水声，脉数。经曰：阴虚阳气凑袭，寒热，热甚则肉腐为脓，即此症也。及按其肿处即起，是脓成。遂浓煎黄芪六一汤。令先饮二钟。然后针之。脓出数碗，虚症并至。遂用大补三月余而愈。（《外科理例·卷四》）

55 参花汤

治溃疡气血俱虚，发热恶寒，失血等症。

金银花一二两，人参一二两，姜枣煎服。

【方解】苟痛痒之未知，昏愦之罔察，内可洞其肺肝，外可窥其皮骨，饮之而不欲，食之而不知，惟金银花与人参大剂治之，亦可以夺命而返魂也，谁谓金银花岂小补之物哉。而世人弃之者，因识其小而忘其大。是以他药可以少用，而金银花必须多用也，知金银花之功力若此，又何患哉？（《洞天奥旨·卷五》）

【验案选要】

正对口

江，唐栖。正对口，虽较偏易治，但平塌不高，根盘散漫。经所谓督脉经虚从顶发，正此谓也，姑拟托化。

人参、毛鹿角、生黄芪、金银花、角针、川芎、甘草节、鲜笋尖。（《外证医案

汇编》)

56 独参汤

疮疡溃后,气血虚极,令人发热恶寒,失血之症。

人参一二两,枣十枚,姜十片,水煎,徐徐服之。

57 加减八味丸

疮疡将痊未痊,作渴,甚则舌上生黄,乃肾水亏极,不能上润,令心火炎炎,不能既济,故心烦躁渴,小便频数,白浊阴痿,饮食少,肌肤损,腿肿脚弱。此方滋阴降火,则无口舌疮患矣。

山药四两,桂心一两,山茱萸(酒浸)四两,白茯苓三两,泽泻三两,五味子一两,牡丹皮三两,熟地八两(酒蒸),上为末,蜜丸如桐子大,每服六七十丸,空心送下。

按:出《集验背疽方》。

58 加味圣愈汤

治疮疡脓水出多,或金刀疮血出多,不安,不得眠,五心烦热。

熟地五钱,生地五钱,川芎五钱,人参五钱,金银花一两,当归三钱,黄芪三钱,水煎,食远服。

按:为"圣愈汤"(四物汤加人参、黄芪)加金银花。

【验案选要】

腰疽

一男子腰患毒,脓熟不溃,针之脓大泄,反加烦躁。以圣愈汤四剂而宁,更以人参养荣汤补益,务使气血平复,否则更患他证,必难治疗,慎之。(《外科发挥·卷一》)

痈疽

一男子溃后,将愈,因劳四肢发热,烦躁不寐。以圣愈汤四剂而宁,更以托里药而愈。(《外科发挥·卷二》)

59 十味托里散

治发背,痈疽疔毒,乳痈脚痛,未成即散,已成即溃,败脓自出,恶毒自消,痛疼顿减，非常之验。

人参二钱，当归五钱，官桂一钱，川芎八分，防风一钱，白芷一钱，桔梗二钱，黄芪五钱，甘草一钱，厚朴一钱，水煎服。

按：出《和剂局方·卷八》，名"化毒排脓内补十宣散"，又名"托里十补散"。

【验案选要】

手足起泡

张序臣患病二十八年，手足起泡，先破烂出水而痒，后起白色硬皮紧痛，用一针挑破出血则轻。至余问方，以托里十补散加苦参二钱，服四十余付愈，永未复发。(《古方今病·卷三》)

60 内托散

治各疮肿毒。

大黄五钱，牡蛎五钱，瓜蒌二枚，甘草三钱，上锉末，每服三钱，水煎温服。

按：为《儒门事亲·卷十二》同名方，及《儒门事亲·卷十五》"便痈方"；《医学正传》名"牡蛎大黄汤"。

【临证参考】《医学衷中参西录》友人朱钵文传一治疗方：大黄、甘草各一两，生牡蛎六钱，栝蒌仁四十粒捣碎，疗在上者川芎三钱作引，在两臂者桂枝尖三钱作引，在下者怀牛膝三钱作引。煎服立愈。身壮实者，大黄可斟酌多用。此亦重用大黄，是以奏效甚捷也。

【验案选要】

缓疽

年三十五，少腹旁坚硬如石，不红不肿，痛引腰腿，憎寒壮热，状若伤寒，脉息沉弱，病名缓疽，乃由肝脾气积寒凝而成。若急用攻消之法，久则必有溃疡之患。议与山甲内消散。

山甲(炒)三大片，归须、大黄、丑牛、木鳖(去壳，切)、僵蚕、瓜蒌根、牛膝、柴胡、青皮、香附、甘草。

服二帖，去大黄、木鳖，加乳香，再服数剂果消。(《医案偶存》)

61 止痛当归汤

治背疽、脑疽，穿溃疼痛。

当归、生地、芍药、黄芪、人参、甘草、官桂各等分，水煎服。

按：为《圣济总录·卷一百三十》之"当归汤"。

【方解】此足阳明、厥阴药也。当归、生地活血凉血，人参、黄芪益气补中；官桂解毒化脓；芍药和脾，酸以敛之；甘草扶胃，甘以缓之，则痛自减矣。（《医方集解·痈疡之剂》）

【临证参考】《验方新编·卷十一》"四物保元汤"治痈毒：白芍（酒炒）、川芎各钱半，生地、台党、生芪各五钱，当归二钱，炙草一钱，水煎服。

62 补中益气汤

治疮疡倦怠，口干发热，饮食无味，或不食劳倦，脉洪大无力，或头身痛，恶寒自汗，气高而喘，虚烦。

炙黄芪一钱五分，炙甘草一钱，人参一钱，炒白术一钱，升麻三分，柴胡三分，当归一钱，金银花一两，姜枣水煎，空心午前服。

按："补中益气汤"加金银花。

63 十全大补汤

人参二钱，桂枝二钱，熟地二钱，川芎二钱，茯苓二钱，白术二钱，白芍二钱，黄芪二钱，当归二钱，甘草一钱，姜枣水煎服。

加减：如虚弱极，加熟附子三分；如未成脓者，加枳壳、香附、连翘、木鳖仁数分；如气虚，倍参、芪；如血虚，倍芎、归，加姜炭。

【临证参考】《赤水玄珠·卷二十九》"托里内补散"专治一切恶疮溃烂出脓以后，宜服之：人参、川归、川芎、白芍、甘草、白芷、防风、白术、茯苓、官桂、黄芪、金银花各等分，水煎服。

【验案选要】

背疽

李自修，河北长垣人，年三十余，逃荒居圮，卖水为业。忽背上肿起一块，长尺余，宽八九寸，几乎一背尽满。迎余诊治，余告曰："此背疽也，又属阴证，近无愈期，非服药三十帖，变阴为阳，始可望愈。"伊不我信，又请某医，对伊曰："此因闪着，气血不和之证，作疮治误矣。可用酩流酒煎红花洗之当自愈。"洗十余日，毫无一效，日加重甚。日夜哭泣，无奈又迎余治，遂用大补回阳之剂，连服十剂, 疮渐起长, 疼痛稍减, 红肿日甚, 此变阳吉兆也。又服五帖, 疮已熟矣。用刀刺破, 脓出斗余, 遂觉轻爽, 转动如常, 始终调理。二月有余, 服药近三十帖, 方获十全。方开于后: 党参 12 克, 白术 10 克, 云苓 10 克, 炙甘草 6 克, 油桂 10 克, 黄芪 15 克, 熟地 15 克, 当归 10 克, 川芎 10 克, 白芍 12 克, 附子 10 克, 炮干姜 10 克, 白芷 10 克, 陈皮 6 克, 山药 10 克, 五味子 6 克, 没药 6 克, 乳香 6 克, 金银花 15 克, 连翘 10 克, 水煎服。

背疽有阴证阳证之分。阳证红肿痛甚, 脉数有力; 阴证漫肿色黯, 脉数无力。阳证宜清解, 阴证宜托补。本例仅依几乎一背尽满诊为阴证, 当有肿处色黯不红、痛微, 脉数无力等为是。(《湖岳村叟医案》)

64 八珍汤

治疮疡, 脾胃伤损, 恶寒发热, 烦躁作渴, 或溃后气血亏损, 脓水清稀, 久不能愈。

人参二钱, 白术(炒)三钱, 茯苓一钱, 甘草一钱, 当归三钱, 川芎八分, 芍药一钱, 熟地一两, 姜枣水煎, 食远热服。

【验案选要】

指疔

邑北后屯张清芳之姊, 年五十余, 手小指生一疔, 初起如米、色黄, 此疔发脾经之湿热所生也。余言此证须用针刺疔上, 以白降丹锭插入疔内, 待至尽变黑色, 内服黄连二花汤, 速清解脾经之毒, 或可得生, 倘迟延不治, 恐毒气走散胳膊, 必尽成腐肉, 悔之晚矣。伊云:"如此小恙, 何至危险。"谓余言之诈也。后十余日, 又邀余往视, 余决意不往, 托余厚友, 碍于人情遂往。至时, 见一只胳膊肉脱大半, 筋露骨存, 面目浮肿, 饮食大减, 大便滑泻, 奄奄待毙。余谓然曰:"早听余言, 焉有今日。"辞不治。伊子女叩求不已, 此时余进退维难, 告伊曰:"此证纵治不敢保全。"伊云:"生则大德难忘, 死则不敢归咎。"遂用八珍汤加减, 服四帖, 外擦玉红膏, 后黑色转红, 活脓渐稠, 疼痛稍止。又服十帖, 病去六七, 始终服二十余帖, 调治月余方愈。八珍汤加减:

党参 12 克, 白术 10 克, 茯苓 10 克, 炙甘草 6 克, 当归 10 克, 川芎 6 克, 白芍 10 克, 熟地 12 克, 乳香 10 克, 白芷 6 克, 金银花 15 克, 生地 10 克, 花粉 10 克, 防风 10 克, 连翘 10 克, 甘草 3 克, 水煎服。(《湖岳村叟医案》)

65 人参养荣汤

治溃疡，脾胃亏损，气血俱虚，发热恶寒，四肢倦怠，肌瘦面黄，汲汲短气，食少作渴，及疮不收口。

人参一钱，白术一钱，黄芪一钱，桂心一钱，当归一钱，甘草一钱（炙），白芍一钱五分，熟地三钱，茯苓二钱，五味子（炒，杵）七分，远志一钱五分，姜枣水煎服。

【验案选要】

流注

一人腿患溃而不敛，用人参养荣汤及附子饼灸，更以补剂煎膏贴之，两月余愈。（《外科理例·卷三》）

66 加味养荣汤

人参三钱，白术（炒）三钱，白芍二钱，黄芪五钱，桂心一钱，当归三钱，甘草一钱，熟地一两，茯苓二钱，五味子七分，远志一钱，银花一两，姜枣水煎服。

按："人参养营汤"加金银花。

【验案选要】

外疡

陶某，外疡久延，脓水淋漓，气血已伤于前，梦遗汗泄，津液重伤于后。金主气，金虚不能生水，水主血，水亏无以滋金。经云：肺为天，肾为地，天地不交，于易为否。理宜气血并补，则水火既济，天地交泰。今以养营之成方，大剂轻投，俾久虚之胃，易于饮受，去肉桂之辛热，恐虚阳易动，精不能藏耳。（《谦益斋外科医案》）

67 治瑰丹

治痈疽恶疮，疔毒等类，大有神效。

乳香一钱，没药一钱，铜绿一钱，枯矾一钱，黄丹一钱，穿山甲（炙）一钱，轻粉五分，蟾酥五分，麝香少许，共为细末，蜗牛研为丸，如绿豆大。每服一丸，至重者服二丸，葱白捣裹，热酒送下，取汗透为妙。

【临证参考】《古今医鉴·卷十五》"化生丸"治一切发背痈疽，无名肿毒，诸般恶毒疔疮，及治破伤风，阴证伤寒，并杨梅疮毒，筋骨疼痛等证，并皆一服奏效：蟾酥二钱，血竭二钱，蜗牛二十个（瓦上焙干，肉壳俱用），铜绿二分半（与上三味同研），枯白矾一钱，轻粉二钱（二味同研），朱砂三钱（研细，留一钱为衣）。上为细末，用人乳汁为丸，如绿豆大，朱砂为衣。令病人嚼葱二根，令烂吐出，裹药三丸在内吞下，热酒送之。

68 内消神丹

治各痈恶疮。

僵蚕二钱，乳香（去油）三钱，没药三钱，枯矾三钱，炙山甲三钱，铜绿三钱，黄丹三钱，全蝎（去尾、足）四钱，轻粉一钱，蟾酥一钱，麝香二分，各为末，蜗牛研为丸。每用一丸，葱白捣裹，热酒送下，汗透为佳。

按："治魂丹"加僵蚕、全蝎。

69 梅花点舌丹

治一切诸般无名肿毒，十三种红丝等疗，喉闭并传寒等症，神验。

朱砂二钱，雄黄二钱，白硼二钱，血竭一钱，乳香（去油）二钱，没药（去油）二钱，蟾酥（入乳浸）一钱，牛黄一钱，苦葶苈二钱，冰片一钱，沉香一钱，麝香六分，珍珠六分（上白者佳），熊胆六分，共为细末，将人乳浸透蟾酥，研，入诸药调匀，和丸如梧桐子大，金箔为衣。凡遇疮毒，用药一丸，压舌根底含化，随津咽下，药尽，用酒、葱白随量饮之，盖被卧之，出汗为度，刻有效验。

按：为《仁斋直指方·卷二十二》同名方去粉霜、轻粉，加朱砂、白硼、牛黄、苦葶苈、沉香、珍珠、熊胆；后世此方多大同，如《本草纲目拾遗》引《集验》"梅花点舌丹"多白梅花一药。

【临证参考】《疡医大全·卷七》"舌化丹"治疗疮、无名肿毒，辰砂、血竭、硼砂、乳香（去油）、没药（去油）、雄黄、蟾酥（人乳浸化）、轻粉、冰片、麝香各等分，共研细末……用头生乳捣和丸如小麦大，每用三丸，含舌下噙化，咽下，出汗自消，如无汗以热酒催之。

【验案选要】

风毒

案1：尝治一山左人患风毒（俗呼为鬼风疙瘩）。旋出旋没，其痒钻心，搔爬不停手，自顶至踵几无隙地，烦躁欲死，服清散药三大帖毫无寸效。左手小指忽生一粟疮，自疑是疗，服点舌丹一粒，得黏汗疮消而风毒亦愈矣。

案2：嗣承君小洲之西室姚阶平（元锡）亦患是证，见二年矣，余遂举是药告之，亦一服而瘳。虽云幸中亦必有至理焉，然究非末学之所能解也。（《著园医话·卷一》）

乳痈

李某，女，24岁，初产妇，左乳房疼痛1天，伴有恶寒，发热，体温38.2℃，左乳房外侧红肿，触之有2～3厘米，大小硬块，触痛明显，局部无明显波动感，诊为乳痈。给予醋敷及梅花点舌丹涂敷，治疗5天后痊愈。

用法：首先取食醋50毫升，以毛巾湿敷于肿块部（温度以能耐受为宜）。半小时后，用吸奶器吸乳汁1次。然后，根据乳痈面积大小，取梅花点舌丹数粒，碾碎，用食醋调成糊状，涂敷患处，待其干后再继续湿敷后涂敷。每日2～3次。[王艳兰，王玉萍.梅花点舌丹外敷治疗早期乳痈30例.内蒙古中医药.2002（2）：2]

儿童慢性淋巴结炎

陈某，男，6岁。1995年12月15日来诊。其母代诉：两侧耳下肿已2月，在他处就诊均未见好转。触诊：其右侧耳下肿结约0.5厘米×1.0厘米1粒，左侧2粒如黄豆，不伴压痛。西医诊断为慢性淋巴结炎，中医辨证为痰火郁结。治疗：取梅花点舌丹1支，嘱其母取3粒研末，放入酒杯中倒酒调匀，用棉球蘸溶液涂于患处，每天4～6次。5日后随访病告痊愈。

用法：梅花点舌丹1支，取出3～5粒研末，装于3钱酒杯中，倒入白酒调匀，用棉球棒或手蘸取溶液涂于患处，每日4～6次。[刘克奇，高燕飞.梅花点舌丹外敷治疗儿童慢性淋巴结炎100例.内蒙古中医药.2000（S1）：27-28]

70 飞龙夺命丹

专治痈疽疔毒，无名恶疮，浑身憎寒，恶心，已成未成，或黑陷，毒气内罨，乃穿筋透骨之剂，无经不通，故能宣泄，汗、吐、下三法俱备，及中一切毒禽恶兽肉毒所致成疮，及脉沉紧细数，蕴毒在里，并湿毒用之神效。

硼砂一钱，朱砂二钱，黄丹一钱，斑蝥三钱，蟾酥三钱，血竭三钱，乳香（去油）三钱，没药三钱，麝香五分，人言一钱，巴豆（去油）一钱，半夏五分，硇砂一钱，共为细末，用头生小儿乳汁，捣蜗牛为丸，如绿豆大。每五七丸，各随症引送下，亦分上下前后服之。疔疮初发，浑身憎寒，恶心，先嚼化一丸，如觉身麻木，用三五丸，水吞下。发背痈疽，初起作渴，用水吞三五丸。乳蛾喉闭，用一丸嚼化下。下疳疮，用一丸。

【方解】此十二经通行之药也。毒气内攻，疮疡黑陷，非平剂所能胜。南星、（雄黄）、黄丹味辛性燥，能杀毒破痰；巴豆、硇砂大毒大热，能祛寒化积；斑蝥、蟾酥辛寒至毒，能拔疔肿，下恶物；信石燥烈却痰，麝香香窜通窍；乳香能使毒气外出，不致内攻，引之以酒，使行经络，无毒不泻也。此乃厉剂，所谓药不瞑眩，厥疾不瘳，此类是也。（《医方集解·痈疡之剂》）

按：为《仁斋直指方·卷二十二》"飞龙夺命丹"去南星加蜗牛。

【验案选要】

疔疮

一人感痘毒，面生疔十余枚，肿痛脉数，服荆防败毒散稍愈，尚可畏。更用夺命丹，一服而愈。（《外科理例·卷四》）

脱疽

一刍荛左足指患一泡，麻木色赤，次日指黑，五日连足黑冷，不知疼痛，脉沉细，此脾毒所致。进飞龙夺命丹一服，翌日令割去足上死黑肉，割后骨始痛，可救治。以十全大补汤而愈。（《外科理例·卷六》）

71 夺命丹

蟾酥五分，轻粉五分，朱砂三钱，枯矾一钱，寒水石一钱，铜绿一钱，乳香一钱，没药一钱，蜗牛二十一个，各为末，蜗牛捣为丸，加酒少许，如绿豆大。每服一丸，嚼生葱三五茎烂，吐于手心，包药在内，热服，汗出为效，重者再服一丸。

按：为《外科正宗·卷二》"蟾酥丸"去胆矾、麝香、雄黄，加没药；又为"治魂丹"去黄丹、穿山甲、麝香，加朱砂、寒水石；"内造蟾酥丸"加没药，去胆矾、麝香、雄黄。

72 内造蟾酥丸

专治一切诸般恶毒，发背痈疽，鱼口对口，喉闭喉痛，喉瘾疹，并感三十六种住节红丝等疔；并蛇伤虎咬，疯犬恶舌所伤，诸般大毒，一并治之。若疮不痛，或麻木，或呕吐，痛未止，病重者，多昏愦，此药服之，不起发者即发，不痛者即痛，痛甚者即止，昏愦者即惺，呕吐者即改，未成即消，已成即溃，真有回生之功，乃恶疮之至宝也。

蟾酥三钱（酒化），轻粉五分，枯矾一钱，寒水石一钱，铜绿一钱，乳香一钱，胆矾一钱，麝香一钱，雄黄二钱，蜗牛二十一个，朱砂三钱为衣，各为细末，合药于端午日午时，在净室中，先将蜗牛研烂，再同蟾酥和研，调匀方入各药，共捣极匀，丸如绿豆大，朱砂为衣。每服三丸，引用葱白五寸，患者自嚼烂，吐于男左女右手心，包药在内，用无灰热酒一钟送下，盖被出汗，如人行五六里，出汗为度，甚者再进一服。

按：同《外科正宗·卷二》，名"蟾酥丸"；又"夺命丹"去没药，加胆矾、麝香、雄黄；"治魂丹"去没药、黄丹、山甲，加寒水石、胆矾、雄黄、朱砂。

【临证参考】《疡医大全·卷七》"蟾酥丸"，诸恶疮服之，微汗即消：雄黄、乳香（去油）各一钱，蟾酥一分，用黄酒打面糊丸绿豆大，每服三丸，用葱白汤下，不愈再一服。又"小蟾酥丸"治一切疔疮、肿毒、时毒，初起发汗，用蟾酥一分，明雄三分，蜈蚣一条，研细，酒糊丸桐子大，每服五丸，葱酒送下，热处发汗散之。

【验案选要】

足背外伤后感染

李某，男，32岁。右足背部被石头砸伤，局部继发感染，整个足背红肿痛热，腹股沟淋巴结肿大、疼痛，该侧淋巴管亦发炎，发热汗出，口渴喜饮，小便短赤，舌红苔黄，脉数有力，体温39.6℃。服"复方蟾酥丸"每次3粒，每日3次，3天肿消痛减，临床治愈。

复方蟾酥丸：黄连25克，雄黄60克，白矾60克，蟾酥2克。上药各研为极细末，混合均匀，分装红1号胶丸内，约可装285粒，每粒含药0.52克，其中含蟾酥约7毫克。每日3次，每次2～3粒，病情重、体质强的患者，可增至4粒。小儿酌减，饭后开水冲服。治各种急、慢性炎症，如咽、喉炎，扁桃体炎，乳腺炎，疮疖脓肿，外伤感染，急、慢性气管炎，泌尿系感染，腹泻等。[李珍杰."复方蟾酥丸"的临床应用.广西中医药.1981（3）：26-28]

73 冲和膏

治痈疽、发背、流注，折伤损痛，流注痰块，瘰疬软疖，及冷热不明等疮，葱酒随症敷之。

紫荆皮（炒）五两，独活（炒）三两，石菖蒲二两，赤芍药（炒）二两，白芷一两，共为细末。

加减：疮势热极，不用酒调，可用葱泡汤调，乘热敷上最妙；如热减，亦用酒，盖酒能生血行血也。疮有黑晕，疮口无血色者，是人曾用凉药太过，宜加肉桂、当归，是唤起死血，则黑晕自退也；如血回，只以正方用之。痛不止，加乳香、没药，酒化溶于火铫内，后将此酒调药，热敷痛处。流注，筋不能伸者，用乳香、没药，照前酒调敷，最能止痛。疮口有胬肉突出者，其症有三：一曰着水，二曰着风，三曰着怒，皆有胬肉突出。宜用此膏少加南星末，以去其风，用姜汁、酒调敷周围；如不消者，必是俗人误以手着力挤出脓核太重，又或以凉药冷了疮口，以致如此，若投以热药则愈。疮势热盛，不可骤用凉药，恐凉逼住，血凝作痛，痛令疮败，故宜温冷相半，使血得中和，则疮易愈，宜此方相对，停洪宝膏，用葱汤调涂，贴之自效。发背、痈疽、流注，皆赖此方，终始收功最稳，妙在通变活法，取效在于掌握，更无亦坏等症，况背痛乃生死相关，轻重皆能保守，能知此药，兼阴阳而夺化之枢机，真神矣哉。

【方解】凡诸疮疡，莫不因气血凝滞之所生也。紫荆皮系木之精，能破气逐血；独活是土之精，能引气活血，拔骨中冷毒，去肌肉中湿痹，更与石菖蒲，破石肿硬如神；赤芍是火之精，能止痛活血，生血去风；石菖蒲乃水之精，能消肿止痛散血；白芷是金之精，能去风生肌止痛，肌生则肉不死，血活则经络通，肉不死则疮不臭烂，血活则疮不焮肿，故云：风消血自散，气通硬可除。盖人之五体，皮、肉、筋、骨、血也，得五行之精而病除矣。

按：出《仙传外科集验方》，名"冲和仙膏"。

【临证参考】用加味冲和膏治疗髋关节炎一过性滑膜炎：紫荆皮250克，独活150克，南星150克，白芷150克，石菖蒲100克，红花100克，赤芍150克，炙草乌100克，炮姜150克，甘草100克。制法：将以上药物研为细末备用。功效：温经散寒，祛瘀止痛。用法：临证时将黄酒加热，取备好之药粉调和成糊状，趁热敷于患处，然后在上面敷一层纱布，再盖一层塑料膜，最后用胶布固定。敷药10小时左右，次日重复使用，至痊愈为止。期间嘱患儿卧床休息，减少活动。方中制草乌、炮姜、南星温中散寒止痛；紫荆皮、独活、石菖蒲、白芷祛风除湿，温通经络；红花、赤芍活血祛瘀；甘草调诸药以止痹痛。诸药合用共奏活血祛瘀、温经散寒止痛之功。[陈林娟，等.冲和膏治疗髋关节炎一过性滑膜炎36例.中国中医药现代远程教育.2010（10）：129]

【验案选要】

冬瓜痰

一人满腿肿亮作痛，乃脾虚湿邪溢于肌表，其名冬瓜痰，用针刺出黄水，敷冲和膏而愈。（若用火针，便烂难敛。）（《医门补要·卷下》）

糖尿病足感染

石某，男，84岁，离休干部。糖尿病史20年，右足背蚊虫叮咬后搔挠感染，长期不愈，创面面积约2厘米×1厘米，深达肌筋膜，疼痛。X线摄片未见骨髓炎形成，空腹血糖14毫摩尔/升，应用抗生素，外科换药1个月，未愈。停用抗生素，局部清洁消毒，应用冲和膏加减外敷治疗。1天换药3～5次，治疗1周，疼痛缓解，创面有坏死组织脱落，肉芽组织生长迅速，创面渐修复，6周痊愈，随访2年未见复发。

附方及用法：炒紫荆皮100克，赤芍60克，白芷30克，石菖蒲50克，金银花30克，上药研成细末备用。取葱白500克，加水煮烂。使用方法：创面用生理盐水、双氧水清洁，清除坏死组织及分泌物后，取适量药末与葱白汁混匀，涂于纱布上，外敷患处，包扎，勿使患处受压，抬高患肢。4～5次/天，4周为1疗程，连用1～3个疗程。[盖俊华、江培朝.冲和膏加减外敷治疗糖尿病足感染34例.中医外治杂志.2007（2）：34]

74 回阳玉龙膏

治诸阴发背流注，鼓椎风，久损痛，冷痹风湿，诸脚气冷肿，无红赤色，痛不可忍者，及足顽麻，妇人冷血风等症。盖此药性温热，故治诸阴最妙。

草乌三两（炒），南星（炒）一两，军姜（煨）二两，香白芷一两，赤芍（炒）一两，肉桂五钱，共为末，热酒调敷。

【方解】此方内有军姜、肉桂，足以御寒，能生血热血；草乌、南星能破恶除坚，祛风化毒，活死肌，除骨痛，消结块；赤芍、白芷能散滞血，止痛生肌；加酒行药性，虽有十分冷症，未有不愈者。大抵冷症则肌肉阴烂，不知痛痒，有知痛者，多附于骨，痛久则侵入骨髓，非寻常药力所能及矣。此方祛阴毒，回阳气，拔骨中痛如神，当减当加，活法开后。

加减：治阴发背，满疮面黑烂，四围好肉，用"洪宝膏"把住，中间以此膏敷之，一夜阳气自回，黑处皆红。当察其红活已透，即止此药，却以"冲和膏"

收功；如欲作脓，又以南星，草乌为末，加于"冲和膏"内用之；如阳已回，黑已红，惟中间一点黑而不能红者，盖血已死也，可用朴硝、明矾末。又方，白丁香、硇砂、乳香末，唾调匀，点于黑红交处一圈，上以"冲和膏"盖之，次早去药，黑死肉如割去，甘草水洗净，方可上生肌合口药收功，如黑肉未净，须去为妙。冷流注多附骨，硬不消，骨寒而痛，筋缩不能伸屈，庸俗误用刀针，又无脓血，只有屋漏清汁，或有瘀黑血，宜此方敷之；如稍缓，加军姜、白芷、肉桂、草乌等分，热酒调敷，则骨寒除而痛自止，气温和而筋自伸，肉亦软而肿即消；亦不可无木腊(即石菖蒲，见下按)，以其性能破坚肿，亦不可多，多解别药性故也。治乳吹、乳痈等初发，切不可用凉药，恐凝住其血，不能化乳。宜此方中加南星、姜汁，酒匀调，热敷即消。欲急消，加草乌末，能破恶除寒。如已成痈，则用"冲和膏"治之，或加草乌、南星二味最妙。如破手，当观其源，若源于冷，用"冲和"收功；源于热，用"洪宝膏"退热。生肌，须加乳香、没药。止痛，内服"神效瓜蒌散"治之。宿痰失道，痈肿无脓者，用此药点头，病必旁出，再作为佳；不然则元阳耗，为败症。如遇败症，当用"玉龙膏"敷之，拔毒成脓，内服"通神散"（当为"通顺散"，见下按)加桔梗、半夏、当归、肉桂等药；如病红活热骤，则用"冲和膏"为佳，切不可用凉药。此药能拔毒成脓，有脓即止，亦不可过。治肚痈一症，十有九死，盖人之脾胃属坤土，为阴，血气潮聚，趋热避寒，故多为内痈，不能外现，间有微影欲出，或又被冷水所触，及服凉药，虽有仙丹，莫能施治，可不慎乎？凡有此症，初觉腰痛，且手按之痛苦，走闪移动，则为气块；若推根不动，外面微有红肿，则为内痈，急以此方拔出毒气，作成外痈，则用"冲和膏"收功，内服"通神散"，加忍冬藤，治法如前。若痈自能外现，不可用此方，只用"冲和膏"为妙，当顶用"玉龙膏"贴之，有头自现自破；若流脓不快，依法用"洪宝膏"三分，姜汁七分，茶调敷之，脓出皆尽，内服"十宣"平补生肌，外则用"冲和膏"收功，此症阴多阳少，最能损人，如将安之际，大服补气血药则易愈。

　　按：出自《仙传外科集验方》。木腊，《仙传外科集验方·冲和仙膏》条下"木腊，又名望见消、阳春雪，即石菖蒲。"又"通神散"，据《仙传外科集验方·回阳玉龙膏》条下"服药则通顺散加桔梗、半夏、当归、肉桂等药。"当为"通须散"，即"营卫返魂汤"，又名"何首乌散"。

【验案选要】

寒湿流注

陈某，男，12岁。1982年7月14日初诊。7月7日，突然右下肢膝关节部曲不能伸，疼痛剧烈，脚不能任地。经县医院外科、骨科检查，地区医院血液化验、X线摄片，均无阳性体征。由其父背来就诊。其父代诉：患儿曾于4月鼻孔大出血一次，流血量均400毫升，麦收后喜卧谷场露地，好下水洗澡。患腿轻拉时疼痛难忍，表皮无红肿、热痛等证候，面色苍白，身体消瘦，小便清长，纳谷不香，脉沉细，舌苔薄白。系风寒湿侵袭肢体、经络所致，治宜温经散寒、疏风祛湿，方用回阳玉龙膏。7月17日，诸症已除，行动如初，唯体质尚弱，食欲不佳。予保和丸，每日三次，每次9克，并嘱调养饮食以善其后。观察随访六年，未发展病变，现在家中种田。

药物组成及用法：草乌90克，肉桂15克，干姜90克，赤芍30克，白芷30克，南星30克。制法：上药共研细末为一料。用时，布袋盛装摊匀围敷患处，绷带固定，热酒浇透，候布袋干后再浇凉酒，24小时内观察疗效。本方有温经活血、散寒消结之效，适用于背疽阴病，及寒湿流注、冷痛痹风、手足顽麻、筋骨疼痛以及一切皮色不变、漫肿无头、鹤膝风等，对无皮红肌热者，皆有功效。[李俊民.回阳玉龙膏治疗寒湿流注.中医函授通讯.1988（4）：38]

寒性伤口

车某，男，40岁，农民，左肾结石术后，切口下端遗1厘米裂口不愈，且形成窦道，经多次刮除，并用庆大霉素、氯霉素等湿敷伤口，换药及应用各种抗生素，伤口反复发作，封口破溃交替1年。查体：左侧腰部长约1厘米斜形手术瘢痕，底端长1厘米直径窦道口，溢少许稀薄脓液，边缘不红，深约7厘米，局部胀感不适。舌淡苔薄白，脉沉细。以内托酒煎汤5剂，回阳玉龙膏外敷。2日后伤口渗出较多稀薄脓液并手术线结2个，局部胀感消失，肉色转红，伤口开始收敛。4日后伤口结痂，10日后脱痂痊愈。随访3年，局部无不适。[孙淑琴，郑锡臣.内托酒煎汤合回阳玉龙膏治寒性伤口.中国临床医生.2003,8（1）：60]

75 洪宝膏

治诸热痈疽等毒，十分势热，宜用此药，相兼用之。盖此药性凉，能化血，又能破肿止痛。若遇阴证阴疮，能助痛凝血，死肌烂肉，不可用也。冲和膏性湿，玉龙膏性热，洪宝膏性寒，三膏当参详，临证施治，在于活法加减也。

天花粉三两，赤芍药二两，姜黄一两，白芷一两，共为细末，茶酒蜜汤乘热涂之。

按：出《仙传外科集验方》，名"洪宝丹"。

【临证参考】洪宝膏，又名抑阳膏，后世化裁出不少类方，如《秘传奇方·良方普济》治无名肿毒：姜黄、白芷、赤芍、花粉、南星、大黄各五钱，共为末，或红肿，调酒；或白肿，调茶；敷上即消。洪宝膏加味：花粉10克，黄柏10克，生南星10克，生川乌10克，生草乌10克，甘草10克，赤芍10克，陈皮10克，蒲公英15克，大黄15克，片姜黄15克，黄芩20克，藤黄20克，白芷5克，僵蚕5克，乳香5克，没药5克，樟脑5克，梅片5克，麻油20克，薄荷脑5克，凡士林5克，蜂蜡25克。用法：淋巴炎、腮腺炎患者，均先根据病灶部位大小取适量药膏（以覆盖红肿区域为度），平涂在纱布块上，将患病部位清洗干净，外敷，每日换药1次，5天为1个疗程。疗疮患者，先用生理盐水清洗创面，取本品适量涂于纱布贴在患处，每隔2日换药1次。疮面溃破者先将药膏涂擦于疮面外围，待疮面结痂后，再涂擦少许药膏，2日换药1次。[田丑恒.洪宝膏治疗疗疮、淋巴炎及腮腺炎30例疗效观察.山西职工医学院学报.2010（4）：455]

76 捣毒散

治疮疡肿毒疼痛。

大黄三两，白及二两，朴硝四两，共为末，井水调搽，如干再搽。若疮口焮肿，宜用之；若肿而不痛，乃阴证也，断不宜用。

按：为《疡医准绳·卷一》之"捣毒散"，《景岳全书·卷六十四》名"大黄捣毒散"。

【临证参考】《疡医大全·卷八》治痈疽：生大黄一两，白及三钱，穿山甲三钱，麝香一分，醋调敷露顶，或黄蜜、葱汁敷之更妙。此药敷上，便能立时止痛。

77 水澄膏

白及四钱，白蔹四钱，郁金一对，大黄七钱五分，黄柏七钱五分，黄药子七钱五分，榆皮七钱五分，乳香五钱，没药五钱，雄黄五钱，共为细末，用新汲水一碗，将药澄于水内，药定去水，敷于肿处，上用白纸封之，用鸡翎凉水润湿。

按：为《玉机微义·卷十五》同名方。

【临证参考】《普济方·卷二七八》：大黄一两，黄柏一两，郁金一两，白及一两，大南星一两，朴消一两，黄蜀葵花一两。上为细末，每用药末二钱，以新水一盏半，搅匀澄沉底者，去浮水，以纸花子摊于肿上贴之。如极燥，津唾润之。皮肤白色者勿用。《奇方类编·卷下》"水澄膏"治一切无名肿毒：白及一味，不拘多少，捣为细末，温水搅之，澄清去水，绵纸摊贴。

78 铁井栏

芙蓉叶(重阳前收)研末，苍耳子(端午前收)烧灰存性，同研细末，蜜水调敷。

按：为《摄生众妙方·卷八》方；出《普济方·卷二百七十八》，名"铁井槛"；又见《本草纲目·卷三十九》引杨起《简便方》，名"铁井阑"。

【验案选要】

无名肿毒

韦某，男，40岁，干部。1985年5月18日入院。患者于14天前，发现左足背红肿热痛，曾用抗生素、消肿止痛精等药治疗无效。刻诊：左足背红肿疼痛，不能行走，痛处拒按，触之灼热而硬，无波动感，表面无溃疡，给予新鲜芙蓉叶150克，捣碎加消肿止痛精20毫升外敷患处，4天后红肿热痛消失，步行出院。[潘米川.芙蓉叶治疗无名肿毒.四川中医.1956(6)：43]

79 清凉膏

治初患痈肿疮疖，热焮大痛。

大黄、芙蓉叶，共为末，米醋调敷之。

【临证参考】《冯氏锦囊秘录·卷十九》"奇验金箍散"治痈疽诸毒：白芙蓉叶二两(阴干不经霜者，佳)，五倍子、白及、白蔹各四钱，生大黄六钱，共为末，用蛋白些许，同醋调敷，如干，以葱头酒润之。已有头者露出头，敷四围为妙。

【验案选要】

急性乳腺炎

李某，女，23岁。产后3天，左乳房外侧肿胀疼痛，可触及6厘米×8厘米大小肿块，无波动感，伴发热，杜老将大黄粉和碾碎的芙蓉叶用冷开水调和，敷布在乳头及肿块周围，口服清热解毒的消痈汤，2天后热退肿消，能正常喂奶。[林茵绿.杜顺福外用大黄的经验.中医文献杂志.2003(3)：45]

80 治石痈坚硬不作脓者方

治石痈坚硬，不作脓者。

莨菪子为末，醋和敷疮头，根即拔出。

按：莨菪子即天仙子。出《千金要方·卷二十二》。

【验案选要】

颜面疔疮

郭某，男，17 岁。因上唇出现粟粒样硬结，局部疼痛，麻木，红肿伴发热恶寒，头晕纳差 3 天，于 1986 年 3 月 27 日入院。左上唇有粟粒样红肿硬结，根深坚硬，红肿波及左上唇和左面颊，舌红苔薄黄，脉弦数。体温 37.4℃，血白细胞总数 17600，中性粒细胞 0.7，淋巴细胞 0.2。诊断：唇疔。治以清热解毒，以天藤散外敷，每日换药 1 次。内服五味消毒饮加减，水煎分 2 次服。次日疔疮穿破，疔根随脓排出，3 日后红肿疼痛消退，疮口愈，体温 36.5℃，白细胞总数 8000，中性粒细胞 0.65，痊愈出院。[刘红 . 天藤散为主治疗颜面疔疮 . 河南中医 .1990（6）：43]

疖肿

张某，女，42 岁，农民。1976 年 7 月初背部和左前臂先后长 4 个约核桃大小疖肿。7 月 6 日就诊时，左腋窝淋巴结肿大压痛，体温 38℃，白细胞总数 11500，中性粒细胞 0.84，淋巴细胞 0.14。单用天仙子外敷治疗，敷药 2 天体温降至正常，局部炎症也显著减轻，3 个早期疖肿敷药 3 天消散，另一个中期疖肿敷药 1 天半破溃流脓，破溃后每天常规换药 1 次，3 天痊愈。[毛安之，杨传银 . 天仙子外敷治疗疖肿 39 例疗效观察 . 人民军医 .1983（2）：78-79]

81 乌龙扫毒膏

治一切痈疽发背肿毒，已溃未溃并皆治之。

文蛤八两(炒)，多年浮粉一斤(晒干，入米醋浸一夜，再晒干)，蜒蚰三十条，同捣一处，再晒，再捣成末，再炒至黑色，为细末，入瓷罐收贮。凡遇疮疽，用醋调敷患处，留头出毒气，绵纸盖之，干再用醋扫润之。如背痈疽发愤时，痛不可忍，用熟猪脑子，去皮净一个，捣烂，调此成膏，毒上敷之，留头出毒气，纸盖。如疮红紫，热毒势甚痛，用蜂蜜调敷更妙。

按：五倍子，又名文蛤。

【验案选要】

背痈

镇海杨姓,患背痈,久治不愈。口烂如大碗口,出脓甚多,其中爬虫千万条,痒不可忍。余见之,无法可想,趁早小轿欲返。其中一抬轿者问病人缘由,余告以虫多无法可治,捕之不暇。该人曰:何不用五倍子煅炭,研细,捣黄糖如泥,当膏药敷之。日一二换,虫死于黄糖之中,痈亦可渐愈。余即如其法试之,极效。二日后,虫不知何处去了,痈亦见瘥。(《范文甫专辑》)

淋巴结结核溃后久不收口

某女,40岁,工人。1972年3月9日来诊。左腋下患淋巴结结核已破溃2月余,流脓水,左上肢活动时疼痛加重。曾肌注链霉素2个疗程及局部换药,效果不显。经用五倍子膏外敷,每日1次,脓汁逐渐减少,其后根据疮面情况,改隔日或3日的换药1次,于4月1日疮面愈合。

五倍子膏:取五倍子250克研极细末,另取蜂蜜250克,置锅内用文火熬熟,将五倍子面倾入蜂蜜中,不停地搅匀,以不焦糊为度,取出晾干,研面,收贮瓶内备用。用时加适量米醋,调成膏,涂敷患处。根据病情,可每日或隔日换药一次。[李纳.五倍子膏治疗淋巴结结核溃后久不收口.辽宁中医杂志.1980(4):32]

82 香蟾膏

治发背疔毒。

活虾蟆一个(去骨),麝香五厘,共捣如膏,敷在患处,留头。如无头,都敷上,一二日揭去。倘未全愈,再捣敷。

【临证参考】《广笔记·卷三》治热疗:黄梅水时,取新出虾蟆(黑而细者是),置瓶内,木盖口,蜡封,埋地下,久化成清水,取出蘸抹之,兼可治疗疮。《疡医大全·卷八》引《医林集效》"香蟾膏"治发背初起未成:活蟾一只,系于疮上半日必昏愦,置水中救其命。再易一只必跟跄,再易其蟾如旧,则毒散矣,屡试极效。《新医疗法资料选编》治疗肿:蟾蜍二只,桃枝、杏枝、桑枝、槐枝、柳枝各八节(每节一寸长),香油半斤,头发、漳丹各适量。蟾蜍去内脏、四肢。待香油煎沸后,将蟾蜍、各树枝同时放入炸20分钟,再放入头发少许,待蟾蜍、头发炸枯,过滤去渣,再放入漳丹,熬至滴水成珠状,收膏备用。疗肿初起时外敷患处,已破溃者贴敷其四周。

【验案选要】

起肛

宜兴冯悠也，右足背连小腿转弯处，初起不过烫毒，而成烂腿，三十余年，四起硬肛，小腿足肿如斗，烂腿可容大拳，有时出血，有时常流臭浆，满室难闻。自以布包如砖一块，以填孔内，否则空痛。时年七十有四，雍正六年，延余治，以老蟾破腹，蟾身刺数孔，以肚杂代包，填入孔内，蟾身覆盖孔外，每日煎葱椒汤，俟温，早晚各洗一次，以蟾易贴，内服醒消丸，亦早晚二服。三日后，取地丁、大力鲜草，捣烂填孔，外盖乌金膏，仍以醒消丸日服。其肛口外四起硬块，内有皮中渗出清水者，以嫩膏加五美散敷。内有发痒者，以白花膏贴。内有块硬如石者，以生商陆捣烂涂。因孔内常有血出，先以参三七末撒内，次用地丁，牛蒡叶、根捣填，如此二十余日，腿始退肿痒息，而其硬块及硬肛皆平，皮色退黑，内肉鲜红，患口收小平浅，可以不用草填，日以五宝散撒上，仍贴乌金膏。因老翁精神不衰，饮食不减，始终不补收功。（《外科证治全生集》）

按：起肛，指疮疡久不敛口，疮口四周高起坚硬似翻花者。

83 乌龙膏

治阴发背，黑凹不知痛者。

老生姜半斤，切片，炒黑为末，略摊土地上，出火毒，少顷即用猪胆汁、明矾末调入姜末，如糊，敷在患处周围，用纸盖之，干用热水润之。知痛时，黑水自出为妙；如不知疼，出黑水，难治。

按：为《本草纲目·卷二十六》引《海上方》"发背初起方"：生姜一块，炭火炙一层，刮一层，为末，以猪胆汁调涂，加明矾。

【临证参考】《疡医大全·卷八》引申一斋"乌龙膏"治痈疽初起：干姜一两，泡，炒紫色，研末，醋调敷四围留头，愈。《奇效简便良方·卷四》治发背初起：生姜一块，炭火炙一层，刮一层，为末，以猪胆汁调涂。

84 东篱散

治痈疽疔肿，一切无名恶毒。

野菊花一把连根茎，捣烂，酒煎热服，取渣以外敷之即愈。

按：为《本草纲目·卷十五》引孙天仁《集效方》。

【验案选要】

急性腮腺炎

杨某，男，19岁。初则全身恶寒、发热，精神倦怠，呕吐，继则两腺肿大而硬，触之疼痛，口渴烦躁，咀嚼困难，体温39.2℃。当时予以野菊花（花、叶）适量捣烂外敷，每日换药2次，并取新鲜野菊花全草二两煎服，每次300毫升，每日2次。用药2天后，体温降至正常，口渴、烦躁等症均减，唯两腮仍肿大，停用外敷，按上法又连续服3天愈。

急性乳腺炎

高某，女，32岁。右乳房疼痛2天，局部红肿，有鹅卵大之硬块，触之灼手，压痛明显，并伴有周身恶寒发热，头痛不适等感觉，体温39.2℃，当时予以鲜野菊花（花、叶）适量，捣泥敷患处，每日换药2次，并取全草一两半，水煎300毫升，每日3次内服。2天后体温恢复正常，疼痛大减，5天痊愈。

急性阑尾炎

李某，男，36岁。有慢性阑尾炎病史，近来因饮食不节而复发，至下腹部疼痛3天，曾服阑尾炎丸无效，随告服野菊花全草二两，水煎服，每日2次，连服4天愈，至今未再复发。

[赵传宝.浅谈野菊花的临床应用.赤脚医生杂志.1975（9）：41]

85 收毒散

治发背，一两头开发不住，势在危急，即以此药贴之甚效。

盐霜梅十个，山皂角一挺，不蛀的，二味同烧灰存性，共为细末。如发热者，米醋调涂四围及开处，厚些，即不走开，或姜汁同醋调尤妙。如发热者，蜜同醋调，或茶卤调，涂之立愈。

【临证参考】《本草纲目·卷二十九》引《易简方》治痈疽疮肿：痈疽疮肿，已溃未溃皆可用盐白梅烧存性为末，入轻粉少许，香油调，涂四围。《古今医统大全·卷九十五》引《本草集要》治一切恶疮肉、乳痈肿毒：梅实，烧灰杵末，敷一切恶疮肉，出腐肉立尽。……乳痈肿毒，杵烂贴之，亦和药点痣蚀恶肉。

86 赛针散

治痈疽有头不破，及疔肿时毒，或生四肢，其势微缓。畏针者，先以醋调药，

涂在疮顶上，内服托里等药。（以下原文选自《洞天奥旨·卷十五》）

巴豆五分，轻粉一钱五分，硇砂一钱五分，白丁香一钱五分，共为细末，醋调涂之。余近用醋涂入厚白绵纸上，临用剪块子贴疮上，自然腐破。

【临证参考】《中医实用效方》治痈肿：轻粉45克，硇砂45克，丁香45克，巴豆15克，共为细末，和匀，贮瓶备用。用时取此散适量，以食醋调匀成糊状，涂疮顶上，上盖膏药，隔夜即破。

87 代针散

不拘痈疽石毒不破者，及畏针不开，恐迟则毒气侵蚀，好肉内罨，只此一服，不移时，自透出脓，甚验。

一名透脓散，一名射脓散。蚕茧子一个（出了蛾，厚的），加附子一片，烧灰为末，热酒调服即透，切不可用三个，恐头多口亦多也，忌之。

按：为《瑞竹堂经验方·卷五》治诸痈疮及贴骨痈不破者：蛾口茧一个，烧灰，用酒调服则透，切不可以二三个茧烧服。加附子。

【临证参考】《万病回春·卷八》"贴臁疮方"治不拘新久臁疮，并棒疮、疔痂，贴之即效：花红绢（烧灰）二分，蛾口茧（烧灰）二分，枯矾一分，珍珠（火煨）三分，血余灰二分，飞罗白面一分，官粉二分，上研细末，用黄蜡二两熔化入药内，好纸摊，神效。

88 替针丸

治痈疽已溃未破，或破后脓出不快者。

白丁香、硇砂、没药、乳香各等分，石灰饼内种糯米十四粒。其法：用灰炭五升，炉炭三升，以水五升，淋取清汁，入大锅内，熬汁至二升，瓦器盛之。用时以小青盏盛取半盏浓汁，用皮纸贴盏中浓汁面上安定，然后取糯米十四粒，种于其上，一宿即是。上为细末，糯米饭丸如麦粒大，每用一粒。未破，用药贴疮头薄处，即破；脓滞不快，用一粒纳疮口内，使脓易出，好肉易生。

按：为《外科精要·卷下》方。

【临证参考】《良朋汇集经验神方·卷五》治痈疽及贴骨痛不破者：白丁香（即麻雀粪），唾粘在肿疖软处自穿，一头尖大而坚者乃雄雀粪方妙。《集验良方·下卷》治一切疮毒红肿不出头：雄麻雀粪头尖挺直者是也，同赤豆研为末，水调敷之自破。

89 针头散

治一切顽疮，内有瘀肉，疬核不化，疮口不合，此药腐之。

赤石脂五钱，乳香三钱，白丁香三钱，信石一钱，黄丹一钱，轻粉五分，麝香五分，蜈蚣一条（炙干），各为末，搽瘀肉上，其肉自腐。若疮口小，或痔疮，用糊和作条子，阴干纴之。凡疮久不合者，内有脓管，用此腐，内服托里之剂。

按：为《外科发挥·卷五》方。

【临证参考】《外科证治全书·卷五》"针头散"治一切顽疮，内有脓管、瘀肉以此化之：赤石脂五钱，轻粉、麝香各五分，乳香三钱，白丁香三钱，生砒、黄丹各一钱，蜈蚣大者一条（炙干）上为末，搽于肉上，其肉自化。若疮口久不合，内有脓管者，须用此腐之。以糯粉糊和作细条，阴干，入管内，以膏药盖之，内服托里之药。

90 碧落神膏

治各疡痈疽，疔疮肿毒，神效。

吸铁石一两，金银花一斤，生甘草三两，蒲公英八两，当归四两，炙黄芪八两，香油五斤，熬至滴水成珠，去渣，入黄丹二斤，再熬，软硬得中，即成膏矣。再加细药末，掺于膏上：轻粉三钱，麝香一钱，冰片三钱，赤石脂一两，儿茶五钱，黄柏三钱，乳香三钱，没药三钱，各研细末，临时酌疮之轻重用之。大约初起不必用细药，出毒后必须加之。

按：为《外台秘要·卷三十》引《古今录验方》治疔肿又方：取磁石捣为粉，酽醋和封之，立拔根出。之衍生方。亦为《本草纲目·卷十四》引《乾坤生意秘韫》治诸般肿毒：用吸铁石三钱，金银藤四两，黄丹八两，香油一斤，如常熬膏，贴之。加生甘草、蒲公英、当归、炙黄芪等。

【临证参考】《本草汇言·卷十二》引《方脉正宗》治痈疽冷毒，并鼠瘘瘰疬：用磁石为极细末，疮破者，干掺少许，干硬者，用磁石三钱配红曲末一两，蜜醋调涂。《回生集·卷下》"拔毒异法"：以极细铁屑将好醋调之，煎二三沸，捞醋中铁屑铺于患处，将上好磁石，即吸铁石一大块，频频吸之，阴证用之其毒自出也。《疡医大全·卷三十四》"散疔膏"治疔疮：磁石研细，以葱头十四根取汁，入蜜少许调匀，敷留一孔。一敷即散，妙不可言。内服托里药。又生磁石一钱，麝香一分，研极细，每用少许膏盖。

91 吸毒仙膏

治诸般痈疽,已破贴之最效。

吸铁石五钱,忍冬藤八两,当归三两,天花粉一两,夏枯草八两,香油五斤,熬成膏,加黄丹二斤收之。疮口一破,即用此膏贴之,既能呼毒,又能吸脓,兼易生肌,神效。

按:为《本草纲目·卷十四》引《乾坤生意秘韫》治诸般肿毒方:吸铁石三钱,金银藤四两,黄丹八两,香油一斤,如常熬膏,贴之。加当归、天花粉、夏枯草。

92 神膏方

专贴发背诸疮疡。

金银花八两,蒲公英八两,木莲藤八两,真麻油三斤,煎至黑,滤去渣,入黄丹十二两,乳香三钱,没药三钱,松香三两,去火毒,摊贴神效。此膏不论阴阳痈毒,皆可贴之,再加后细末药方妙。

【临证参考】《常见病验方》治急性乳腺炎:蒲公英二两,金银花一两,水煎服,以渣敷乳上。又蒲公英、金银花各二两,水煎,乘热淋洗患处。

93 阳疽末药方

冰片一钱,麝香二分,黄柏三钱,白芷二钱,五灵脂二钱,三七根五钱,洋参三钱,各为末,掺入膏药贴之。

94 阴疽末药方

肉桂三钱,冰片三分,人参一钱,丹砂三钱,紫石英三钱,儿茶三钱,五灵脂二钱,各为末,掺于膏内。

95 定痛净脓生肌膏

专治各疮疽痈毒。

当归一两,黄芪一两,生甘草五钱,熟地一两,玄参一两,银花四两,锦地罗二两,麦冬一两,人参一两,蒲公英三两,白芷三钱,白芍五钱,花粉五钱,黄柏五钱,白蔹二钱,生地三钱,牛膝二钱,连翘三钱,丹皮三钱,沙参三钱,柴胡三钱,防己一钱,苍耳子四钱,黄连一钱,葛根三钱,苍术五钱,大黄三钱,红花五钱,桃仁二钱,地榆三钱,夏枯草五钱,白术五钱,麻油六斤,熬数沸,去渣再熬,滴水成珠，入黄丹二斤收之。另加细末药：麝香一钱，冰片二钱，人参五钱，雄黄三钱，轻粉二钱，儿茶三钱，象皮三钱，海螵蛸三钱，乳香三钱，没药三钱，血竭三钱，三七根五钱，龙骨三钱，赤石脂五钱，各为绝细末，掺膏内贴之，奇效。

96 阴阳至圣膏

治阴阳痈疽，用刀去其口边腐肉，即以此膏贴之，即止痛，败脓尽出。

金银花一斤，生地八两，当归三两，川芎二两，黄芪三两，生甘草一两，牛膝一两，丹皮一两，荆芥一两，防风五钱，茜根五钱，人参五钱，玄参五两，麻油五斤，熬至药黑，去滓再熬至滴水成珠，入黄丹二斤，广木香一两，没药一两，乳香一两，血竭一两，象皮五钱，麝香一钱，各为细末，入油中少煎好，藏磁罐内。每膏一个，约重一两，再加后末药。

按：《石室秘录·卷一》名"阴阳至圣丹"，膏药方多麦冬三两，余同。

【临证参考】《外科十三方考·补编》"阴阳起死膏"治十大恶疮：金银花十七两，生地八两，当归三两，川芎二两，黄芪五两，牛膝两半，丹皮二两，荆芥两半，防风一两，茜根七钱，人参五钱，元参五两，生甘草两半，麻油五斤半，上熬至药黑时去渣，再熬至滴水成珠，另以黄丹二斤，木香两半，没药两半去油，血竭两半，象皮七钱，麝香二钱，各为细末合匀，加入油中搅匀，少煎即好，贮瓷罐内，每膏药一帖重一两足。还遇十大恶疮，不论阴阳，用刀去其口边腐肉，先上"倍子散"，再贴膏药，不必更换，五七日即可痊愈。附倍子散：川倍子一两，人参一钱，冰片一钱，乳香三钱制，贝母二钱，真血竭五钱，三七一两，儿茶一两，藤黄三钱，轻粉一钱。上共研细末，收贮备用。

97 末药方

人参三钱，冰片一钱，乳香三钱，血竭五钱，三七末一两，儿茶一两，川倍子一两，藤黄三钱，贝母二钱，轻粉一钱，各为极细末。此膏与末药共用神奇无比。

按：《石室秘录·卷一》之"阴阳至圣丹末药"，人参为一两，余同。

98 生肌散

治诸疮，生肌。

寒水石一两，碎滑石一两，乌贼骨一两，龙骨一两，定粉五钱，密陀僧五钱，枯矾五钱，干胭脂五钱，各为细末，干掺之。

【方解】石膏（亦名寒水石）、滑石解肌热，龙骨、枯矾善收涩，胭脂活血解毒，螵蛸、陀僧、定粉收湿燥脓，故能敛疮而生肉也。（《医方集解·痈疡之剂》）

按：为《外科精义·卷下》及《活法机要·疮疡证》之"生肌散"。

99 生肌散

真轻粉一两，铅粉一两（炒黄），冰片二分，辰砂四分（水飞），珍珠一钱，共为末，瓷瓶收贮。

按：为《华佗神方·卷五》"治毒疮不收口神方"。

100 补烂丹

枯矾二钱，乳香五分，没药五分，轻粉三分，珍珠三分，黄丹五分，共为细末，掺湿处。如干，用猪油调敷。

【临证参考】《全国中药成药处方集·济南方》"生肌散"治痈疽疮疖，溃后不敛：象皮3钱，乳香1钱，没药1钱，血竭2钱，儿茶3钱，冰片6分，海螵蛸3钱，煅龙骨3钱，煅石决明1两，煅石膏1两，珍珠1钱。上为极细末。将疮口洗净，敷患处，外以药膏覆之。

101 生肌散

治疮口不合。

木香二钱，黄丹五钱，枯矾五钱，轻粉二钱，共为末，猪胆汁拌匀，晒干，再研细，敷患处。

【临证参考】《外科方外奇方·卷二》治疮口不合：木香三钱（不见火），水飞黄丹五钱，枯矾五钱，轻粉二钱，共为细末，用猪胆汁拌匀晒干，再研细掺之神效。《救伤秘旨》"神效生肌散"治金疮化脓，久不收口：木香、轻粉各一钱，黄丹、枯矾各五钱，共为细末，以腊月猪胆汁和匀，仍装入胆内，悬挂一百日，阴干，再研细用。此散去瘀，搜脓生肌。盖先去瘀则肉自生也。

背痈（背发）

102 急消汤

人有背心间先发红瘰，后渐渐红肿，此发背之兆也，最为可畏。古人云：外大如豆，内大如拳；外大如拳，内大如盘。言其外小而内实大也。然而痈疽等毒，必须辨其阴阳：有先阴而变阳者，有先阳而变阴者；有前后俱阳者，有前后俱阴者。阳证虽重而实轻，阴证虽轻而实重；先阴而变阳者生，先阳而变阴者死。病症既殊，将何以辨之？阳证之形，必高突而肿起；阴证之形，必低平而陷下；阳证之色纯红，阴证之色带黑；阳证之初起必痛，阴证之初起必痒；阳证之溃烂，必多其脓；阴证之溃烂，必多其血；阳证之收口，身必轻爽；阴证之收口，身必沉重。至于变阴变阳，亦以此消息断断不差也。倘见红肿而高突，乃阳证之痈也。乘其肉肿初发，毒犹未化，急以散毒之药治之，可随手愈也。发背而至横决者，皆因循失治，以致破败而不可救，阳变阴者多矣。救痈如救火，宜一时扑灭，切勿见为阳证无妨，而轻缓治之也。（以下原文选自《辨证录·卷十三》）

忍冬藤二两，茜草三钱，紫花地丁一两，甘菊花三钱，贝母二钱，黄柏一钱，天花粉三钱，桔梗三钱，生甘草三钱，水煎服。

【方解】既无迅烈之虞，大有和解之妙。

按：《辨证奇闻·卷十四》甘菊花为二钱，余同；《洞天奥旨·卷五》贝母为三钱，无甘草，余同。

【验案选要】

糖尿病合并背痈

李某，男，50岁，患者10天前背部偶感疼痛，可见一肿物，如绿豆大小，未予重视，亦未正规治疗，入院前3天肿胀疼痛较前明显加重，高热39℃。于附近医院就诊，予抗感染治疗，患者症状未见明显好转且逐渐加重。既往糖尿病病史，未服药及使用胰岛素治疗。入院查体：体温39.2℃，神清，精神倦怠，懒言，形体消瘦，心肺未见异常。背部左上象限可见一肿块15厘米×10厘米，边界不清，红肿紫暗，略高于背部，质地硬，按之微软，舌红，苔少，脉滑数。实验室检查：白细胞17.6万，中性粒细胞80.9%。入院诊断：中医诊断：背发、消渴（湿热毒盛型）。西医诊断：背痈、急性化脓性蜂窝组织炎、2型糖尿病。患者消渴多年，素体虚弱，外感湿热毒邪，阻于经脉，使卫气受阻不能畅通，阳气既不得行于外，便壅积于内，郁而化生毒热，热盛则肉腐，肉腐则为脓。治以清热解毒，托里消疮为治疗法则，代表方剂"急消汤"合"透脓散"加减（忍冬藤30克，茜草10克，紫花地丁15克，贝母15克，菊花15克，黄柏10克，天花粉10克，桔梗10克，银花30克，连翘15克，黄芪30克，当归20克，川芎30克，山甲9克，皂刺12

克等）。患者体温39.2℃，常规消毒患处，局部抽脓，可见黄稠脓液，取其做细菌培养，在局麻下行切开排脓术，引出脓液约80毫升，予生肌玉红纱条引流，并予金黄膏箍围患处。患者2天后体温恢复正常，伤口肿胀逐渐消退肉芽逐渐填充，5周后伤口愈合。[孙玉芝.糖尿病合并背痈临床治疗体会.河南中医.2008,28(11)：96]

103 变阳汤

人有背心发瘰，痒甚，已而背如山重，悠悠发红晕，如盘之大，此阴痈初起之形象也，最为可畏，尤非前症阳痈可比。……故救阴痈之症，必须大用补气补血之药，而佐之散郁散毒之品。则正旺而邪自散矣。

人参二两，黄芪二两，金银花半斤（煎汤代水），附子一钱，荆芥（炒黑）三钱，柴胡二钱，白芍一两，天花粉五钱，生甘草五钱，井花水煎汁二碗服，渣再煎，服后阴必变阳而作痛。

按："补中益气汤"加减方。《辨证奇闻·卷十四》《洞天奥旨·卷五》同。

【方解】盖阳毒可用攻毒之剂，而阴毒须用补正之味。用人参、黄芪以补气，气旺则幽阴之毒不敢入心肺之间。而金银花性补，善解阴毒，得参、芪而其功益大，然非得附子则不能直入阴毒之中而又出于阴毒之外。毒深者害深，又益之生甘草以解其余毒。然毒结于背者，气血之壅也，壅极者郁之极也。故加柴胡、荆芥、白芍、天花粉之类消痰通滞，开郁引经，自然气宣而血活，痰散而毒消矣。

【验案选要】

发背

曾治一男性患者，56岁，因左背部初生如粟疮，麻痒作痛，不曾介意，殊不知里有宽谷，里伏如瓜之瓢，某医臆断为"疔疮"，重用苦寒药，通里攻下，犯虚虚之弊。延时十余天，患者神疲纳呆，喘息呻吟不已，查看其疮色晦滞无华，平坦散漫不聚，脓头星罗棋布，欲显而不出，脓点隙中，滋流混浊水样物。舌淡，苔薄白，脉细而缓。此乃正不胜邪，毒滞难化渐陷，不能外泄外达所致。急投补中益气汤加黑大豆。方中人参6克另炖兑服，5剂即应。继服二十余剂，患者脓溃肿消，疮面渐收敛。（《当代中医名家医话·外科卷》欧阳恒治案）

104 转败汤

人有背痈溃烂，洞见肺腑，疮口黑陷，身不能卧，口渴思饮，人以为阳证之败坏也，谁知是阴虚而不能变阳乎。……倘胃气健而能食者，犹可救。倘见食则恶者，断无生意。虽然，能用参、芪、归、熟亦有可生，不可弃之竟不救也。

人参二两，生黄芪一两，熟地二两，肉桂二钱，白术四两，当归一两，金银花四两，麦冬二两，山茱萸一两，远志三钱，北五味子一钱，茯苓三钱，水煎服。一剂而胃气大开者，即可以转败为功也。

【方解】此方补其气血，而更补其肺肾之阴。盖阴生则阳长，阴阳生长则有根，易于接续。而后以金银花解其余毒，则毒散而血生，血生而肉长，肉长而皮合。

按：为"人参养营汤"加减方。《辨证奇闻·卷十四》肉桂为三钱；与《洞天奥旨·卷五》"转败汤"同名异方，多黄芪、远志、北五味子、茯苓，且量较大。

【验案选要】

背疽

洪燕庭姻翁先生年近古稀，从西省至安庆店中，筹画劳神，又以千年健窖烧酒，日饮之。及到扬州，即觉浑身不快，微发寒热，背起白头小疙瘩，四旁淡红晕如碗大。予按：疽发于背最重，此偏对心发，半阴半阳证也。头不高耸，亦不甚痛，脉数而无力。外科洪鲁沂翁欲予用温热之药，予辨之曰："据脉症确属于虚，然近日多饮烧酒，其性猛烈，又见在胁痛、苔黄、溺赤、脉数。乃血虚气弱，非关寒邪阻滞，肉桂等不可轻投。今只宜托里和营，保无它虑。"拟用炙黄芪、白术、当归、川芎、甘草、茯苓、金银花、白芷，服后患处渐红肿作痛，及溃脓水清稀。知高年元气大惫，非重用参、芪，不能奏绩，易用人参、黄芪、白术、当归、白芍、熟地、炙甘草、茯神、枣仁。即以此出入，脓转稠黏，腐化新生。不两月而全愈。（《赤崖医案·广陵医案摘录》）

中搭手

潘，左。中搭手溃破，得脓不多，四围肿硬疼痛，已见减轻，宜和营托毒。

生黄芪五钱，生草节八分，云茯苓三钱，全当归二钱，紫丹参二钱，生苡仁四钱，大贝母三钱，忍冬藤三钱，飞滑石三钱，丝瓜络二钱，杜赤豆一两。（《丁甘仁医案续编》）

105 生肤散

人有背痈将愈，而疮口不收，百药敷之，绝无一验，人以为余毒之未尽也，孰知是阴虚而不能济阳。夫痈疽，初起则毒盛，变脓则毒衰，脓尽则毒化矣。疮口不收，乃阴气之虚，而非毒气之旺。世人不知治法，尚以败毒之药攻之，是已虚而益虚也，欲其肌肉之长，何可得乎。然亦有用补法而仍未效者，但用阳分之品以补其阳，而不用阴分之药以补其阴也。独阴不长，而独阳亦不生。痈疽至脓血已尽，则阴必大虚，止补其阳，则阳旺阴虚，阴不能交于阳矣。阳有济阴之心，阴无济阳之力，所以愈补阳而阴愈虚，而疮口愈难合也。治法必须大补其阴，使阴精盛满，自能灌注于疮口之中，不用生肌外敷之药而疮口之肉内生矣。

麦冬一两，熟地二两，山茱萸一两，人参五钱，肉桂一钱，当归一两，忍冬藤一两，白术五分，水煎服。

【方解】此方补阴之药多于补阳，使阴胜阳也。然补阳仍是补阴之助，以其能入阴之中，交于阳之内也。忍冬藤非特解余剩之毒，取其能领诸药至于疮口之间也。

按：白术五分，于理不通，当为五钱。《辨证奇闻·卷十四》"生肤散"忍冬藤为二两，枣皮为三两，白术为五钱，肉桂为三钱。《洞天奥旨·卷五》名"转败汤"，白术为五钱。

【临证参考】"生肤散"治复发性口疮：太子参15～30克，麦冬15～30克，当归10～15克，山茱萸10～20克，熟地15～30克，忍冬30克，肉桂2～3克，白术10～15克，日1剂。水煎2次，服药期间禁刺激性食物。根据复发性口疮的致病特点，其病程缠绵，体内必有蕴积热毒之邪，损伤胃气，销铄阴津，虚火上越，热灼肉腐。故其证情既有气阴两虚，又有热毒之邪，采用具有益气养阴，甘寒清热，引火归元的生肤散治疗，适其证因。[郑跃进.生肤散治疗复发性口疮45例.福建中医药.1990,21（3）：58]

【验案选要】

发背

一少年患中发背，初背中一点疼痛，寒热往来，请外科医治，外用寒凉药刷，内服通利之剂，以致胃气受伤，血气愈凝，渐见肿大如盘，坚硬如石，麻木不痛，拭之清冷，身内烦躁。余外用生姜四两，葱白一两，酒酿糟捶烂敷；内用鹿茸二两，熟地四两，黄芪二两，当归六两，银花八两，服二剂，毒内始痛，外则焮热。服至三剂，脓出肿消痛止。又加玄参四两，服三剂，外用乌云散盖膏而愈。（《外科真诠·胡先生医案》）

106 寒变回生汤

人有背疽长肉，疽口已平，忽然开裂流血，人以为疽口之肉未坚也，谁知是色欲恼怒之不谨耳。大凡疽痈之症，最忌色欲，次忌恼怒。……此时必须急补气血，万不可仍治其毒。盖前毒未尽，断难收口，复至腐烂，新肉不坚，而自涌决裂也。况发背新愈之后，其精神气血尽为空虚，若交合泄精，遂至变害非常，舍补气血，又安求再活乎？即补气血以些小之剂，欲收危乱之功，大厦倾颓，岂一木能支哉。故又须大剂救之，而后可方用：

人参四两，黄芪三两，当归二两，北五味子二钱，麦冬二两，肉桂三钱，白术二两，山茱萸五钱，忍冬藤二两，茯苓一两，水煎服。

【方解】此救疽疡坏症仙丹，不止疗发背愈后犯色之败腐也。人疑泄精以致决裂，宜用熟地以大补之，何故反置而不用？以熟地补阴最缓，而症犯甚急，所以舍熟地之不可用。此方服数剂之后，各宜减半，惟多加熟地，留为善后之计耳。

按："人参养营汤"加减方。《洞天奥旨·卷五》同。《辨证奇闻·卷十四》茯苓为二两，与《洞天奥旨》方名皆为"定变回生汤"。

【验案选要】

发背

一乡人患发背，上距风府，下连肾俞，通块肿起，肌肉青冷，坚硬如铁，饮食俱废，不省人事，医犹用解毒药。予诊之，六部细数，气血大亏，毒将内陷矣，急用养荣汤加附子、炮姜，三大剂而胃气开，十剂而坚硬者散去十之八九，只留左边如茶钟大，焮红作痛。予戒之曰，切莫箍药及刀针，气血温和，毒当自出，箍则反迟，非时而刺，收口难矣。彼以不任痛，竟受刺出血。予曰，当倍前药急服，以收口为度，仍戒以节嗜欲慎饮食，兼服还少丹、八味丸等药而愈。（《医宗己任编·卷四》）

107 助阳消毒汤

人有夏月生背痈，疽口不起，脉大而无力，发热作渴，自汗盗汗，用参、芪大补之剂，益加手足逆冷，大便不实，喘促呕吐，人以为火毒太盛也，谁知是元气大虚，补不足以济之。……此阴寒之气正甚，而微阳之品力不能胜耳。非加附子辛热之品，又何能斩关入阵以祛荡其阴邪哉。方用：人参半斤，黄芪一两，当归四两，白术四两,陈皮一两,附子五钱,水煎膏,作二次服,诸症退,连服数剂,疮起而溃,乃减半。又用数剂而愈。

按:《辨证奇闻·卷十四》《洞天奥旨·卷五》黄芪皆为一斤,当从。

【验案选要】

发背

罗。发背溃腐,关节之间能分界限,幸甚,脉迟,治以温托。

熟附子、潞党参、生黄芪、甘杞子、生甘草、广陈皮、鹿角霜、生白芍、小青皮、川石斛、白桔梗、角针。(《莲舫秘旨》)

搭手

姜某,上搭手破口,脓水出,薄而无力,口散漫不敛,疮形平塌,其色灰暗,面色苍白。元神虚损,湿亦未化。

地丁草30克,当归9克,生黄芪30克,炒冬术9克,党参9克,大生地9克,红花9克,桃仁9克,甘草3克,淡附子3克。

外洗方:白芷9克,蜂房9克,苏木9克,苍术9克,赤芍9克,归尾9克,防风3克,蚤休9克,川芎9克,羌活9克,猪肉皮30克

二诊:药后见效,疮色转润,疮口渐敛。(《范文甫专辑》)

108 十全大补汤大剂

人有背生痈疽,溃脓之后,或发热,或恶寒,或作痛,或脓多,或流清水,自汗盗汗,脓成而不溃,口烂而不收,人以为毒气之未尽也,谁知五脏亏损,血气大虚之故。……法当全补,不宜偏补夫一脏,致有偏胜之虞也。方用十全大补汤最妙,以其合气血而两补之耳。然而用之往往不效者,非方之不佳,乃用方之不得其法耳。夫背痈何等之症,岂用寻常细小之剂所能补之?必须多加分两,大剂煎饮,庶几有济。

人参一两,黄芪二两,白芍五钱,肉桂二钱,川芎三钱,熟地二两,当归一两,白术五钱,茯苓五钱,生甘草三钱,水煎服。

【方解】盖败毒之药,非寒凉之品,即消耗之味也。消耗则损人真气,寒凉则伤人胃气。真气损则邪气反盛,胃气伤则谷气全无,又何能生长肌肉哉。惟十全大补汤专助真气以益胃气,故能全效耳。且此方不特治背痈之已溃,即疮疡已溃者皆宜用之。

按：《辨证奇闻·卷十四》同。

【验案选要】

背疽

昆庠王子大，背患疽，年余疮口少许不敛，色黯陷下，面色萎黄，形气怯弱，脉浮缓而涩，此脾肺气虚也，用十全大补汤，加附子少许，数剂而元气渐复；却去附子，又三十余剂全愈。（《外科枢要·卷一》）

搭背

一老人搭背，溃后见代脉，此脓腐去多，元气不相接续之故，与十全大补十日，外脉如常，疮口已敛，忽双足痿软，不能动，仍进大补法，二旬如旧。（《医门补要·卷下》）

109 神散阳痈汤

治背疽阳痈初起。（以下原文选自《洞天奥旨·卷五》）

天花粉五钱，生甘草五钱，茯苓五钱，车前子五钱，管仲五钱，羌活二钱，黄芩三钱，紫菀三钱，生地一两，柴胡一钱，水煎服。

按：管仲，一名番白叶，首出《滇南本草》。

【临证参考】《本草纲目·卷二十七》治无名肿毒：翻白草根五七个，煎酒服之。又，治疔毒初起，不拘已成、未成：用翻白草十株，酒煎服，出汗即愈。

110 锦庇汤

治阴痈初起。

黄芪三两，肉桂三钱，生甘草一两，荆芥（炒）三钱，天花粉三钱，贝母二钱，锦地罗五钱，茯苓一两，水煎服。

111 收肌饮

治同前（转败汤）。

熟地二两，白术二两，山茱萸一两，人参一两，当归一两，生甘草三钱，甘菊花三钱，肉桂三钱，天花粉二钱，水煎服，一连四剂，疮口自合。必须节守房事一月，否则无功。

按："八珍汤"化裁方。

112 补缝饮

治背痈愈后开裂。

人参二两，白芍五钱，当归一两，白术（炒）二两，麦冬一两，肉桂二钱，附子一钱，熟地二两，北五味三钱，山药五钱，水煎服。

按："十全大补汤"加减方。

【验案选要】

发背

留都郑中翰，仲夏患发背，已半月。疮头十余枚，皆如粟许，漫肿坚硬，根如大盘，背重如负石，即隔蒜灸五十余壮，其背顿轻，彼因轻愈，不守禁忌，三日后大作，疮不起发，但苦作痛。用活命饮四剂，势少退。用香砂六君子汤四剂，饮食少进。彼恃知医，自用败毒药二剂，饮食益少，口流涎沫，若不自知，此脾虚之甚也。每用托里药加参芪各三钱，彼密自拣去大半，后虽用大补药加姜桂亦不应。遂令其子，以参、芪各一斤，归、术各半斤，干姜、桂、附各一两，煎膏一罐，三日饮进，涎顿止，腐顿溃，食顿进，再用托里健脾药，腐肉自脱而愈。（《景岳全书·卷四十六》）

阴搭背

一老人生阴搭背，僵硬如盘，痛不可耐，先捣蒜头铺患上，加艾绒灸之，使温通血脉，转为阳，内服阳八味（按：肾气丸）加黄芪、党参，扶助正气，三日后烙以火针，随插药捻，又三日，硬悉化腐渐脱，百日外始完口。（《医门补要·卷下》）

113 起陷神丹（同方异名）

治症同"助阳消毒汤"。

人参二两，白芍五钱，当归一两，麦冬一两，白术二两，肉桂二钱，附子一钱，熟地二两，北五味三钱，山药五钱，水煎服。

按：与"补缝饮"同方异名。

114 归花汤

治痈疽发背初起。

金银花半斤，水十碗，煎二碗，入当归二两，同煎一碗，一气服之。不拘阴阳之毒，饮之立愈。但过四五日，则减半效，然亦无性命之忧。对口与无名溃毒亦可用，或略小其剂可也。

【验案选要】

背发

一壮年患正发背，初起寒热往来，请内科调治，十余日渐觉背中麻痒红晕，若宽尺余，焮热汗大，昏闷不醒，睛光现赤。余用白术一斤，玄参十二两，银花八两，黄芩三钱，当归四两，花粉一两，甘草一钱，连服四剂。外用半提丹盖膏，口平后，内服八珍汤，外用海螵蛸末掺，紫草皮油摊膏盖，其毒色鲜水干。又将玉红膏盖，周围用老鼠皮煅末，加冰片少许掺上而愈。（《外科真诠·胡先生医案》）

泥丸发（脑疽）

泥丸宫在头顶之上，痈疽发于此处，九死一生。其状如火燎浆泡，大如钱形，色似葡萄之紫，其疮口不一，或如碎粟。倘四围坚硬，疮顶色红赤不黑，尚可医疗，乃阳痈而非阴也；倘色紫而黑黯无光，神情闷乱，不知人事者，乃阴痈而必死也。必须于五日之前，又大剂煎饮，尚有生机。倘五日后救之，则生死未可定也。（《洞天奥旨·卷五》）

115 五圣汤

世有生痈疽于头顶者，始名脑疽，若对口偏口，俱非真正脑疽也。此疽九死一生，然治之得法，俱可救也。大约生此疽者，皆肾火之沸腾也。……故往往有更变形容，改换声音，疮形紫黑，烦躁口干，随饮随渴，甚至脑骨俱腐，片片脱下，其野狼狈之状有不可以言语形容者，又将何以救之耶？此症须问其饮食如何，倘饮食知味，即可用药。（《辨证录·卷十三》）

金银花半斤，玄参三两，黄芪四两，麦冬三两，人参二两，水煎服。连服四剂，其痈疽渐愈。改用十全大补汤重四两，与之服四剂。又改为八味地黄汤淡其酣饮，可获全愈矣。

按：《辨证奇闻·卷十四》同。《洞天奥旨·卷五》金银花为半斤，即八两，余同；用法有异：用水十大碗，将金银花煎汤六碗，再煎前药至二碗。一日服二次，连服四日。

用四剂，其痛渐愈，改用十全大补汤，重四两与之；又服四剂，又改用八味地黄汤，恣其酣饮，可获全愈。此等治法，乃九死一生之法也。然含此法，惟蔓花汤乎。

【验案选要】

脑疽

陈某，男性，60岁。半月前，脑后发际右侧生疔，当时并未介意。五天后，肿痛日渐剧增，在某医院治疗时，肌肉注射青霉素未效。就诊时，肿势蔓延，疮顶将溃脓栓未脱，状如蜂窝。自述剧烈疼痛，昼夜不解，精神萎靡，纳谷不香，大便干结，三日未行，脉虚数，舌质红，苔薄黄。证属毒热壅滞，当以托里消毒散加减。

黄芪、银花各15克，当归、玄参、连翘、浙贝母、麻仁各10克，枯芩、皂刺各6克，砂仁2.4克（后下），另加服犀黄丸，每日两次，每次3克。局部用提脓散药线，插入脓栓引流，外盖鲫鱼膏，周围敷消炎膏。

二诊：五天后脓毒大泄，脓液稠厚，疮形红活，在其边缘新肉隐现，精神转佳。惟其夜间汗多，唇干舌燥，脉象虚细，此乃阴虚明证。治宜扶正育阴，佐以托毒法。

生地、麦冬、玄参、连翘、浮小麦各10克，黄芪15克，甘草3克，红枣3枚。疮面掺用提脓散，外盖黄连膏，每日换一次。

三诊：又过五天，汗止，疮面剪去腐肉甚多，肿势已消，有部分新肉生长。但由于年高精亏，以致虚火上炎，致使发生口舌冲破生疮，故予清心、降火、滋阴法。

生地、玄参、石斛、银花、连翘、竹叶各10克，麦冬6克，甘草、通草各3克。另用绿袍散，吹拂在口舌生疮处，每日四次。疮面有脓部位点提脓散，其他部位撒九一丹，盖黄连膏，每日换药一次。

四诊：四天后腐肉尽脱，新肉红活如珠，口舌破烂已趋见好，均属佳兆。治宜扶正托毒兼以清解法。

银花、黄芪各12克，党参、当归、茯苓、苡仁各10克，白术6克，黄芩、甘草各3克。局部用九一丹外盖黄连膏，每天换药一次。

按上方治疗28天后，内症和疮面俱平。（《单苍桂外科经验》）

脑疽毒陷

马某，男，60岁。1973年10月初诊。项后发际处生一疽，经治不愈，并继续扩大，一个月后不能起床活动，痈肿范围上到右项，下至大椎，两耳后皆肿近腮，痈肿中心有直径4厘米溃疡面，脓汁较少，凡肿部皆呈极硬状。精神萎靡，昏迷嗜睡，不觉疼痛。胃纳不佳，二便正常，面色油样发黄，口干不渴，苔白，脉来弦数无力。治以益气清解、托里消毒：人参、白术、甘草、川芎、桔梗各15克，茯苓、当归、白芍各20克，白芷、皂刺、肉桂各10克，金银花、黄芪各25克。疮疡周围外涂冲和膏，在溃疡疮面敷玉红膏。经用上述方法处置一周后，疮面四周肿胀消退，在枕骨节下至大椎及两侧耳后出现深裂口，裂口周围肌肉脱落，最后大面积脱掉，腐肉、筋膜、血管及肌肉暴露于外。考虑病久体虚，内服方药黄芪改为50克。按上述方法治疗二个月，疮面收口长平，痊愈。（《老中医医案选》梁恒新治案）

116 十全大补汤

方略。

【验案选要】

脑疽

某，脑疽溃烂见骨，饮食不贪，用大剂内托兼以透解，十日内不致神昏，或可挽回。

洋参三钱，枣仁三钱，金银花二两，荆芥二钱，羌活二钱，焦神曲三钱，木香七分，川芎三钱，乳香（炙）五分，冬术一两半，当归五钱，生甘草三钱，赤苓三钱，黄芪三两，另用生谷芽二两，煎汤代水。（《外科集腋》）

117 八味地黄汤

方略。

118 蔓花汤

治脑疽初发。

川芎一两，玄参二两，金银花二两，山茱萸一两，麦冬一两，贝母三钱，蔓荆子二钱，水三大碗，煎服之即消。

脑后发

脑后乃玉枕、风府之穴道也。玉枕为督脉之关。盖督脉有三关，玉枕其一也。督脉由命门而上至玉枕，乃河车之路也，透过玉枕始达泥丸。此处生痈，虽少轻于顶，然是阴非阳，则与顶发无殊。故治疗亦可通用，如五圣散、蔓花汤大剂吞服，无不可救，不比顶发于泥丸者，十死而一生也。故可以治顶发者同治之也。

119 三星汤

治阳证对口，其形高突红肿，服之即消。

金银花二两，蒲公英一两，生甘草三钱，水三碗，煎八分，服二服即消。阳证已破者，必三服，脓尽肉生。

【临证参考】《外科真诠》认为，脑疽、对口，生于项后发际，大者为脑疽，小者为对口。有正有偏，正者属督脉经，偏者属太阳膀胱经。正者易治，偏者难治，其软肉与喉相近也。二症阳毒居多，阴毒少有。阳毒内服三星汤加玄参、首乌。初起畏寒者，加防风、前胡，外用洪宝膏敷，溃后用乌云散盖膏。

三星汤加味：蒲公英五钱，金银花三钱，生甘草一钱，何首乌五钱，玄参二钱，炒山甲二片。有寒热头痛加防风一钱，前胡一钱。

【验案选要】

偏脑疽

一少年患偏脑疽，请内科诊视中，用芪、术峻补之剂，疼痛愈甚，颈项坚硬而歪，毒口开而无脓。余用生地四两，赤芍二两，前胡六钱，银花八两，甘草一钱，煎服四剂，脓出如泉，毒口空如坑，即用乌云散盖膏。复用玄参四两，银花二两，香附一钱，鹿茸钱半，生芪一钱，甘草一钱，煎服四剂，痊愈。此毒被医者过用芪、术，将毒锢蔽，毒火愈炽，必先用生地、赤芍等解其毒火，方能奏效。此毒本是膀胱积热湿毒上壅，然多生于肾水亏损之人，后必用玄参、鹿茸滋其肾水，方能收功。（《外科真诠·胡先生医案》）

120 圣神汤

治阴证对口，或生于偏旁，无数小疮，先痒后痛，随至溃烂，肿不甚高突，色必黑黯，身体沉重，困倦欲卧，呻吟无力，此方救之。

人参一两，生黄芪一两，当归一两，金银花二两，白芥子三钱，肉桂一钱，白术（炒）一两，水煎服。

【验案选要】

脑疽

葛，左。脑疽腐溃，根脚虽收，腐肉未脱，气虚不能托毒外出，痰湿蕴结不化，宜益气和营，化湿托毒。

生黄芪六钱，全当归二钱，生甘草六分，抱茯神三钱，炙远志一钱，苦桔梗一钱，大贝母三钱，炙僵蚕三钱，鹿角霜三钱，香白芷四分，紫丹参二钱，琥珀蜡矾丸一钱，吞服。另用：全当归三钱，大川芎一钱五分，生草节一钱五分，石菖蒲一钱五分，鲜猪脚爪一枚劈碎，煎汤洗之。外用九黄丹、补天丹、黑虎丹、阳和膏。（《丁甘仁医案续编》）

121 三花汤

治对口初起。

当归二两，川芎一两，生甘草五钱，天花粉三钱，紫花地丁一两，甘菊花五钱，水煎服。

【临证参考】《常见病验方》治疗疮痈疖：紫花地丁、菊花各一两，水煎服。

对口发（对口痈）

对口发者，发于风府、哑门之穴也。正对于前唇口，故以对口名之，乃督脉之火毒也。于二三日前而早用大剂，于补血补气之中，益之散毒散火之药，以急治之也。

122 加味三星汤

治阳疽。

金银花二两，蒲公英一两，生甘草三钱，玄参一两，水数碗，煎八分服，二服即消。阳证已破者，三服脓尽生肉。

按："三星汤"加玄参。

【临证参考】《良朋汇集经验神方·卷五》治对口：望江南花（又名丁豆）、生大黄、蒲公英、当归、紫花地丁各二钱，金银花三钱，芒硝、柴胡各一钱，水酒各一碗，煎一碗，食后服。二次去硝并大黄，加桔梗一钱，食前服。二剂患可愈。《汤头歌诀》治脑疽阳证中用"加味三星汤"治脑疽发背,根盘收束,色红微热,毒易化脓,脓液畅流,腐肉易脱之顺症:玄参、制首乌、蒲公英、银花、甘草、炙甲片、炒前胡、炒防风,头疼身热作寒不甚,前胡、防风可省用。

【验案选要】

对口

案1:陈。对疽初起,根坚未化,脓未透泄,其势日张,现在寒热日作,急宜清解。

鲜首乌,元参,丹皮,连翘,银花,黑山栀,枳壳,夏枯草。(《谦益斋外科医案》)

案2:对口,由七情发者宜补,六淫发者宜散宜发。素有湿,与热相搏,致发偏脑疽。溃久脓多,而硬不消,当以清化。

南沙参,丹皮,苡米,连翘,大贝,甘草,银花,赤芍,藕,功劳叶。

对口,脓已渐清,肿亦渐消,似可收敛,仍以前法加减。

前方加当归,去功劳叶。(《马培之外科医案》)

123 加减圣神汤

治阴疽。

人参一两,生黄芪一两,当归五钱,金银花三两,白芥子三钱,附子一钱。

按:"圣神汤"去肉桂、白术,加附子。

124 加味三花汤

治对口初起。

当归二两,川芎一两,天花粉三钱,紫花地丁一两,甘菊花五钱,水煎服。

按:"三花汤"去生甘草。

125 治对口初起方 *

生甜菜一把,捣,加酒酿少许,同敷疮口,干即易之,亦颇效。然可治阳证也,若阴证难痊。

126 三星汤

人有对口之后,忽生小疮,先痒后痛,随至溃烂,人以为至凶之痛也,然而

痈生于对口者犹轻，而生于偏旁不胜对口者尤重。（以下原文为《辨证录·卷十三》）

金银花二两，蒲公英一两，生甘草三钱，水煎服。阳证已破者，仍以此方治之，不三服必脓尽肉生。若阴证大溃者，此方不可复投，改用七圣汤（方见下）。

按：《辨证奇闻·卷十四》《洞天奥旨·卷五》同。

【验案选要】

对口痈

一老年媚妇患对口痈，初起右边发粟米子一颗，渐次坚硬木肿，寒热昏沉。请人医治，愈加疼痛，面目皆红肿，其毒状若狗咬，横直烂开数寸。余外用青黛散盖膏，周围敷乌龙膏以退其红肿，内服三星汤加玄参二剂，面颈皆消，疼痛亦止，只是唇面色赤，时发昏晕。后用生黄连八钱煎汤，当午时服之即愈。其毒腐尚未退尽，仍外用青黛散盖膏，内服乌蒂散加茯苓补脾等药数剂，腐去脓干，只是毒口消大，未能收束。复用红粉丹吹上盖膏，膏上用棉花绒铺之，用巾缚紧，日夜谨慎，勿致脱落，数日合口收功而愈。此妇因过食鸡肉，燥其肝火，以致毒火上攻，必用黄连泻其火毒，方能有效。（《外科真诠·胡先生医案》）

127 七圣汤

阴证大溃者，此（上方）不可复投，改用：

人参一两，生黄芪一两，当归一两，金银花二两，白术一两，生甘草三钱，肉桂一钱，水煎服。

【方解】此方治各处痈毒凡低陷而不能收口者，无不神效，不止治对口之阴毒善收功也。诚以阳证可以凉泻，而阴证必须温补故耳。

按："神效托里散"加人参、白术、肉桂。《辨证奇闻·卷十四》"七圣汤"有白芥子三钱，无生甘草。

【验案选要】

偏对口

李姓妇，四十岁，患偏对口，月余，迎余往治。见肿势甚大，上至巅顶，下连至脊，坚硬如石，绝无溃意。告伊曰："正对口属督脉为阳，自下行上，易于肿溃；偏对口属膀胱为阴，由上行下，月余不溃者，纯阴无阳也。有人患此，先将生死置于度外，不误治法，亦有得生者。倘不得治法，服败毒之药，如冰上加霜，不知急令阴变为阳，未有不毙命者。"遂用黄芪托里汤加减，服五剂，疮根日收，焮肿日消，正疮渐长，又生大疼，时轻时重。原方又服五剂，浮肿消净，以指按之，遂按遂起，脓已收矣。用尖刀挑开，红白脓出两碗余，即时轻爽。外上红升丹，每日两次，又服黄芪汤七八剂，渐渐痊愈。外科一门，不明脏腑经络，阴阳表里，寒热虚实，全恃上药、膏药，有不误人命者，余不信也。

黄芪汤：当归12克，黄芪12克，白芷10克，川芎10克，金银花10克，茯苓10克，白术10克，乳香10克，没药6克，防风6克，油桂6克，炮姜6克，广陈皮10克，川羌活6克，炙甘草6克，水煎服。（《湖岳村叟医案》）

耳后耳下发（耳前发）

128 护耳散毒汤

耳后发者，发于左右耳畔，乃角孙、颅息二穴之上下也。发则耳聋、嗌肿、项痛，手之小指、肩肘俱因之而疼，盖手少阳三焦经之火毒也。（以下原文为《洞天奥旨·卷五》）

治左右耳后阴阳疽痈。

金银花二两，当归一两，麦冬一两，蒲公英三钱，甘草三钱，桔梗二钱，半夏二钱，川芎五钱，水煎服。

加减：如是阴虚，色紫黑者，加人参五钱，生黄芪二两。

129 顾耳汤

耳前发者，发于两耳之前，乃悬厘、客主人之穴也。虽曰耳发，实生于耳之外，非生于耳之中。

治耳前初发恶疽。

柴胡二钱，白芍二两，金银花二两，熟地二两，当归一两，天花粉五钱，生甘草三钱，水数碗，煎一碗半，饥服。若十日之后，此方救之亦可生。然脾胃一坏，恐难救矣。

鬓疽（鬓发）

130 理鬓汤

人有两鬓之中忽然生疽，红肿高突数寸，头面眼鼻俱浮，其状不堪，异乎平常相貌，此阳毒也。（《辨证录·卷十三》）

金银花三两，白芷二钱，川芎一两，当归一两，夏枯草三钱，水煎服。

【方解】此方用金银花、夏枯草以解火毒，用白芷、川芎以引入两鬓太阳之间，则金银花、夏枯草更得施其祛逐之功。又妙在当归之补气血，阴阳双益，正足而邪自难变。

按：《辨证奇闻·卷十五》《洞天奥旨·卷五》同。

131 蒿草饮

治鬓疽。（以下原文选自《洞天奥旨·卷五》）

青蒿一两，玄参一两，生地一两，川芎一两，夏枯草一两，细辛一钱，蔓荆子一钱，水煎服。

【验案选要】

鬓疽

侍御朱南皋患鬓疽，肿痛发热，日晡尤甚。此肝胆二经血虚火燥。用四物加元参、柴胡、桔梗、炙草而愈。（《外科枢要·卷二》）

脸发

脸发者，发于面上左右，四白、巨髎之穴也。有生于鼻柱上者，虽属于肺，亦风热也。倘初起之时，色似葡萄，其形渐大，或生子母之疮，八九日即有亡者。可见此疮亦宜急治，补阴以济阳，内托而兼化毒，实善治之法也。

132 护颜汤

治脸旁鼻外生疽。

玄参一两，当归一两，金银花二两，瓜蒌半个，生地一两，石膏三钱，白芷二钱，半夏二钱，黄芩二钱，水六碗，煎一碗服。

目锐眦下发

目锐眦下发者,发于瞳子髎左右之穴也。倘是阳非阴,则疮口必肿有脓而痛。倘不痛而作痒,口中大渴,心中闷乱,疮口虽破,有血无脓,颜色青黑,疮作蛀孔状,血出不止,此阴疽也。阳主生而阴主死,然早治之亦可救也。

133 二甘散

治瞳子髎穴生阳疽。

黄连二钱,龙胆三钱,葳蕤二钱,白芍五钱,天麻二钱,荆芥二钱,甘菊花三钱,甘草三钱,忍冬一两,水煎服,食后服。急治可散。

134 葳蕤金银散

治目锐眦下生阴疽。

葳蕤二两,芍药二两,当归一两,金银花二两,人参五钱,肉桂一钱,玄参五钱,麦冬五钱,车前子三钱,熟地一两,水数碗,煎一碗急服。早治则危可变为生。

颐发

颐发者,发于颊车、大迎之穴也。或发于右边,或发于左边,或左右两边同发。单发似轻,双发似重。然而双发而软者,虽重而反轻。单发而硬者,虽轻而反重。盖软则尚可饮食,硬则牙关紧闭,食物难进也。

135 连翘野菊散

治颐生痈初起。

连翘五钱,野菊三钱,瓜蒌二钱,石膏三钱,地榆三钱,当归五钱,甘草二钱,玄参一两,金银花二两,水煎服。

【临证参考】《鲟溪秘传简验方》治发颐:青黛五分,生甘草二钱,金银花五钱,瓜蒌半个,酒一钟,煎服。

唇发（唇疮 唇疔）

唇发者,唇上生疮毒也。或生于口角之旁,或生于上下唇之际,不必问其大小，总皆脾胃之火毒也。治宜急而不宜缓，治之早则易散，治之迟则难瘥。……至于茧唇，治法少轻，其形似茧，然亦脾之病也。干燥开裂，白皮皱揭，宛如蚕茧。始起小瘤如豆大，随消随生，渐渐肿大，合而为一。原有寸许，或如杨梅，或如芝菌，虽本于七情六气，总因肾水枯而脾火炽也。用归脾养荣治于内，以金银烙于外，亦易愈也。此症妇人多生之，用"四物汤"、"逍遥散"合治为佳，外先以"苋茶散"搽之，后以"生肌散"掺之，自瘥。

136 甑汗方

治唇疮。

以甑上滴下汗敷之，累效如神。

按：为《医学纲目·卷二十》引《初虞氏》方。

【临证参考】《圣济总录·卷一百八十》"柏皮散"治小儿燕口疮：用黄柏皮为末，甑汗调，涂敷疮上瘥。

137 治唇疮方

白荷花瓣贴之，神效。如开裂出血者，即止。

【验案选要】

唇疮

一人唇上生疮，以白荷花瓣贴之。（《丹溪治法心要·卷六》）

138 护吻散

治唇吻生疮毒。

紫花地丁一两，麦冬一两，玄参一两，夏枯草一两，生甘草三钱，水煎服。

【验案选要】

唇疔

马，男。唇疔九日，唇上结硬，唇角已溃脓，左口角尚结硬，腮左亦红肿木硬，牙关开阖不利，幸无寒热头重之患，脉滑数。热毒结于肺胃而来，亟为清解泄化，祈其脓畅肿消。

紫花地丁四钱，人中黄一钱五分，金银花四钱，连翘三钱，炒僵蚕二钱，大力子四钱（炒），白桔梗一钱五分，京赤芍二钱，薄荷一钱，南花粉四钱，半枝莲五钱。

二诊：唇疔脓出肿消，鼻左余硬尚未化尽，幸胃纳渐复。当再清胃热，以消余坚。

南花粉四钱，白芷片八分，连翘三钱，白桔梗一钱五分，京赤芍二钱，生甘草八分，大力子四钱（炒），乌玄参四钱，大贝母四钱，生竹茹一钱五分，灯心十茎。（《贺季衡医案》）

139 归脾养荣汤

治茧唇。

当归，川芎，白芍，生地，茯苓，陈皮，柴胡，甘草，麦冬，升麻，山栀子，桔梗，黄芪，白术，防风，牡丹皮，黄柏，知母。妇女加泽兰，香附，玄胡索，水煎服。

【验案选要】

唇风

某。阴虚血少，肝胃热升，唇口破裂作痛，头眩。当拟养阴，兼以清降。

南沙参，麦冬，丹皮，知母。甘草，怀山药，小生地，蔗汁，玉露霜（天花粉之水飞者）。（《外科集腋》）

唇肿

端木。旧有便血，屡次举发，唇肿不消胃火上升，湿热入营，拟清胃汤加减。

小生地三钱，熟石膏三钱，川升麻三分，生甘草八分，薄荷叶八分，天花粉三钱，生赤芍二钱，大贝母三钱，甘菊花三钱，活芦根一尺，杜赤豆一两，苦桔梗一钱。（《丁甘仁医案续编》）

140 苋茶散

外治唇茧。先用烙铁艾火内燃烧通红，烫患处五六次，后敷此药。

苋菜（阴干，烧灰）三钱，铜青二钱，枯矾二钱，轻粉一钱，雄黄一钱，鸡内金二钱，麝香二分，孩儿茶二钱，为细末，麻油调搽。明日再用甘草煎汤洗净，再烙，以平为度，后用"生肌散"。

按：《青囊秘传·散门》录此方，名"茧唇散"。

【临证参考】《验方新编·卷一》治口唇赤肿发痒或破烂流水：铜青五钱，宫粉三钱，明矾一钱半，冰片一分，黄连二两，共熬膏敷。临用加麝香一厘，冰片五厘。

141 生肌散

花蕊石(醋煅)二钱，孩儿茶二钱，鸡内金二钱，飞丹(煅，水飞)一钱，乳香二钱，血竭二钱，红绒灰一钱，黄连一钱，为细末，加冰片一分，干即掺之。

142 治唇裂生疮方 *

治唇裂生疮。(《洞天奥旨·卷十六》)

瓦花，生姜，入盐少许，捣涂。

按：《本草纲目·卷二十一》引《摘玄方》。

【临证参考】《验方新编·卷一》治唇破生疮：瓦松、生姜汁，捣融入盐少许，敷之。

143 救唇汤

人之唇上生疔疮者，或在口角之旁，或在上下唇之际，不必论其大小，大约皆脾胃之火毒也。治法宜急泄其火毒，而又不可损伤脾胃之气。(《辨证录·卷十三》)

紫花地丁一两，金银花一两，白果二十个，桔梗三钱，生甘草三钱，知母一钱，水煎服。

【方解】此方治头面上之疔疮俱可获效，而治口唇之疔更能神验。此方有白果、桔梗善走唇口，引金银花、紫花地丁至于生疮之处，一概尽去其毒也。

按：《辨证奇闻·卷十四》同。

【验案选要】

面疔

笔者于1942年时，在左眉近鼻梁处生一面疔，痒极红肿，心烦难忍，初起如小粒大、色微黄。当即嚼黄豆，无腥味，乃知面疔；急服救唇汤，外敷二味拔毒散，茶水调涂，数剂而愈。

救唇汤方：紫花地丁1两，金银花1两，白果20个，桔梗、生甘草、知母各3钱。水煎服。(《华廷芳医案选》)

唇疔

王某，男，10岁，北庄公社蚕扬大队人。于1976年3月10日因上唇右侧生疮3天，局部红肿热痛，发冷发热一天而入院治疗。体温：39.5℃，血检：白细胞21500，中性粒细胞88%，入院诊断为唇痈，败血症。经用抗生素药物治疗2天，不见明显好转，邀余会诊。余视之，上唇及整个左半脸明显红肿，右口角上方有高粱粒大一溃疡面，疼痛呻吟，神志尚清。脉浮洪而数。处方：地丁30克，银花30克，白果仁12克，桔梗9克，知母3克，生甘草6克。水煎服。3月13日二诊，患者服上药一剂后疼止，肿消大半，体温降至37.8℃，继以原方服之。3月14日三诊，患者服二剂药后肿已全消，体温34℃，带原方一剂出院，以固疗效。疮生左右口角为锁口，生于上下为唇疔，皆为脾胃郁热上攻于口所致，治疗仍以清热解毒。余二十多年来用此方治疗唇疔、锁口疔近百例，无一不愈。一般1～2剂疼止肿消，多则3剂。唇疔、锁口疔乃是常见之病，用西药效低价昂，不如此方价廉易于掌握。[尹旭君.唇疔.山东中医学院学报.1980（1）：52]

肩臑发

肩臑发者，发于肺俞魄户之间。《灵枢》曰疵疽，俗名之搭肩也。此处属手足太阳之经，有疮无串者易治，有串者难治。无串而左右同发者，与发于背之正中者，不相上下也。（以下原文选自《洞天奥旨·卷五》）

144 红消散

治肩臑生阳痈。

红内消三钱，秦艽二钱，苍耳子三钱，紫花地丁五钱，石苇二钱，天花粉三钱，天门冬三钱，羌活二钱，炙甘草三钱，当归一两，水煎服。初发者，二剂即消。已溃者，不可服。

按：红内消，即何首乌之赤者。《外科精要·卷上》治痈疽毒疮：红内消用水砂器煎熟，入酒与药相半，再煎数沸去，时时服之，焙为末，酒糊丸桐子大，每服三十九，空心温酒下，为常服之，盖力轻故也。药产建昌者良。

【临证参考】《医学入门·卷五》"红内消散"治毒气入里，腹胀则死：红内消、当归、茄片（或茄蒂亦好）、甘草、羌活、黄芩各五钱，麝香五分，为末。每二钱，生地黄煎汤调服。《青囊秘传·散门》"内消散"：何首乌，内服可消痈疽。

145 治阴散毒汤

治肩生痈已溃阴证。

生黄芪一两，当归一两，熟地二两，金银花三两，生甘草三钱，附子一钱，水煎服，连用数剂。倘口健思食、夜卧能安即生，否则死也。

按："回疮金银花散"加当归、熟地、附子。

【验案选要】

肩痈

福泉黄吏部，肩患毒，发热恶寒，大渴烦躁，似有余之证，其脉虽大而无力，却属不足，用当归补血治之。(《外科发挥·卷三》)

肾俞发（腰疽　腰下发）

肾俞发者，发于腰之上，命门之旁，乃膀胱之经穴也。然其穴逼近肾堂，虽膀胱之部位，实即肾之部位也。

146 补肾祛毒散

治肾俞生痈。

忍冬藤四两，熟地三两，豨莶三钱，天花粉二钱，草乌头二钱，肉桂二钱，水煎汁一碗，空腹服。

【验案选要】

腰疽

府庠彭碧溪患腰疽，服寒凉败毒之药，色黯不痛，疮头如铺黍，背重不能安寝，耳聩目白，面色无神，小便频涩，作渴迷闷，气粗短促，脉浮数，重按如无。余先用滋肾水之药一剂，少顷便利渴止，背即轻爽；乃砭去瘀血，以艾半斤许，明灸患处；外敷乌金膏，内服参、芪、归、术、肉桂等药。至数剂，元气稍复。自疑肉桂辛热，一日不用，手足并冷，大便不禁。仍加肉桂及补骨脂二钱，肉豆蔻一钱，大便如常，其肉渐溃；更用当归膏以生肌肉，八珍汤以补气血而愈。(《外科枢要·卷二》)

肾俞痈

史，松江。肾俞痈，灸后肿收痛减，大有消意。此当坎位，地冷多寒，自宜温补。

肉桂、延胡、茯苓、青盐、熟地、枸杞、杜仲。(《外证医案汇编》)

147 两治汤

人有腰眼之间，忽长疽毒，疼痛呼号，似乎阳证，然腰肾乃至阴之地，未可作阳疽治之，若竟作阳证治，大不宜也。此症虽本于过忍其精，欲泄不泄以成斯毒，似乎纯是阴分之过，但腰间虽不远于内肾，火发而毒成，则阴中有阳，未可纯以阴证治之，必须合阴阳并治之，化其毒则毒去如扫。倘不补阴而竟治其毒，则肾气愈伤而毒难速化。即补阴而不补阳，则阴无阳不生，毒且深藏于肾宫而不得外泄矣。(《辨证录·卷十三》)

白术、杜仲、当归一两，银花三两，防己一钱，豨莶草三钱，水煎服。

按：《辨证奇闻·卷十五》同，《洞天奥旨·卷五》同，名"两治散"。

【方解】此方用白术、杜仲以利其腰脐，气通而毒自难结也。又得金银花、当归补中有散，而防己、豨莶直入肾宫，以祛其湿热之毒。阴阳无偏胜之虞，邪正有解纷之妙。

【临证参考】《外科真诠》治肾俞发，生于膀胱经肾俞穴，在腰骨两旁陷肉处，有单有双。单者由酒色湿热而来；双者由房劳怒火而发。疮形高肿红活者吉，平塌坚硬者险。初宜内服归化汤(当归一两，银花二两，白术一两，杜仲一两，豨莶草三钱，防己一钱)，外敷乌龙膏。《汤头歌诀》"归花汤"治肝肾阴虚，风湿之邪阻痹而成的肾俞发，初起局部酸痛，逐渐结肿，皮色如常：防己、银花、炒白术、杜仲、炒当归、豨莶草、怀山药、山茱萸、生地、茯苓、丹皮、炒泽泻。

【验案选要】

肾俞虚痰

想尊翁自去年先见音低，恶寒，继而腰痛内热，显由阳虚而及于阴。阴阳俱虚，湿邪乘虚下注，营气不调，遂成斯症耳。盖肾俞为少阴本穴，关系甚大，此处生疽，岂可不深虑乎？幸而疮形未见黑色，高肿渐增，将欲酿脓之象，可无霉烂之虞。姑仿陈远公"两治散"参入补托一法，俾其速溃为要。理之是否，候琴翁裁之。东洋参、豨莶草、防己、白芍、白术、当归、炙甲片、生黄芪、甘草、茯苓、银花、杜仲、龟鹿二仙胶。方用人参以为君，大举一身之阳；取杜仲以为臣，专利二肾之气。佐归芍以盐炒，即能守命门真阴；使苓莶得防己，便可驱肾宫湿热。

甲片共黄芪，托邪甚速；银花同甘草，解毒最纯。庶几阳无偏胜之虞，邪正有解纷之妙。更用龟鹿二仙，以有情生有形也。(《爱庐医案》)

148 九灵汤

腰下发者，发于两腰之下，乃膀胱中脊之腧穴也。初起时，发热焮痛，百节疼痛，昏沉不知人。倘有脓无血，此正足以敌邪，水足以济火也，无难治疗。如无脓出，血水流而不收口者，此无阴之兆也，必大补其精而内托之，始有生机，否则难治。(《洞天奥旨·卷五》)

治腰眼生疽疼痛。

熟地二两，山茱萸一两，白术二两，防己一钱，紫花地丁一两，荆芥(炒黑)三钱，生地五钱，丹皮五钱，生甘草三钱，水数碗，煎一碗服。

【验案选要】

腰疽

茅家埠翁嘉润患腰疽，愈而复发者五年，费用不赀，诸疡医治之不效。盛少云嘱其求治于孟英。切其脉，弦细以数。曰：子之幸也。此内损证，外科恶(乌)知乎？与大剂甘润滋填之药，匝月而愈，至今不发。(《王氏医案·卷一》)

胸乳上发（胸发）

胸乳上发者，发于彧中、神藏、灵墟等穴也，其穴俱属足少阴肾经。其症多心悬若饥，饥不欲食，舌干咽肿，乃心热而不能下交于肾，以致肾经之气遏抑于外，故生痈疡于胸乳之上偏也。有生于左者，有生于右者，甚则左右俱生，皆肾水不能济心火也。必须大补其水，而佐之内疏心火之药，则水生而火毒易散也。(以下原文选自《洞天奥旨·卷六》)

149 十州散

治胸乳上生痈。

人参二钱，熟地二两，山茱萸三钱，生甘草二钱，远志二钱，麦冬一两，金银花一两，茯神三钱，黄连一钱，蒲公英四钱，水五碗，煎服八分，连服数剂自散。

150 柑仁散

治妇人里外吹乳。

柑子核一岁一粒,阴阳瓦焙干枯,为末,陈酒热,送下即盖被,出汗而愈。

【临证参考】治乳痈初起未溃,橘核(略炒)五钱,黄酒煎,去渣温服,不能饮酒者,用水煎,少加黄酒。王锡印等治疗急性乳腺炎早期局部红肿热痛者,橘核、丝瓜络各 30 克,水煎 2 次,分 2 次服,每日 1 剂。本方对脓肿已形成者无效。

胸发

胸发者,发于玉堂、膻中、中庭、鸠尾之四穴也。又有发于胸者,名曰井疽。此症初起如豆,肉色不变,必须早治。若不早治,下入于腹,必至死矣。

151 救心败邪汤

治正胸生疽。

人参一两,茯苓五钱,麦冬五钱,熟地一两,山药一两,芡实一两,甘菊花五钱,芍药五钱,忍冬藤二两,远志三钱,天花粉二钱,王不留行三钱,水数碗,煎一碗,一气饮之。火毒不结而散矣,二剂必愈。倘已溃烂,必须多服始愈。

【验案选要】

胸发痰

气血并亏,胸发虚痰,溃久不敛,形衰神怯,拟以补托养营。

潞党参,粉归身,云茯苓,麦冬肉,广陈皮,十制黄芪,粉丹皮。(《高氏医案》)

额发

额发者,发于额上攒竹之穴也。初发之时,必然头痛,憎寒恶热,项似拔,腰如折,正显太阳之症。然太阳膀胱与少阴肾经为表里之脏腑也,发太阳之火,即顾少阴之水,则膀胱不燥,内有滋润,自易发汗,汗出而火毒随之而尽散于表矣。

152 藤葛散

治额上生痈。

忍冬藤二两，麻黄一钱，茯神三钱，香附子二钱，白芷二钱，当归一两，川芎一两，蒲公英五钱，干葛三钱，天花粉三钱，水数碗，煎一碗，食后服。初发者，二剂即散。如阴虚之人，此方不可用，另用"转败汤"。

按："转败汤"见背痈。

【验案选要】

额疽

某。额疽肿溃，顽腐不脱，夹感外风，面目肿亮，脉数内热。先宜清解。

薄荷，牛蒡，甘草，芦根，桑叶，山栀，竹叶，菊花，枯芩，花粉，连翘，大贝母，知母，丹皮。（《玉壶仙馆外科医案》）

肝痈（两胁双发）

153 化肝消毒汤

人有素多恼怒，容易动气，一旦两胁胀满，发寒发热，既而胁痛之极，手按痛处不可忍，人以为肝火之盛也，谁知是肝叶生疮耳。……然痈生于内，何从而见。然内不可见而外即可辨也。凡生痈者，胁在左而不在右，左胁之皮必现红紫色，而舌必现青色，以此辨证，断断无瘥。治之法，必平肝为主而佐之泻火去毒之药，万不可因循时日，令其溃烂而不可救也。（以下原文选自《辨证录·卷十三》）

白芍三两，当归三两，炒栀子五钱，生甘草三钱，金银花五两，水煎汁一碗，饮之。

【方解】此方用当归、白芍直入肝中以滋肝血，则肝血骤生，易解肝血之燥。又得甘草以缓其急，栀子清火，金银花解毒，安得不取效之捷哉。盖是火毒既盛，肝血大亏，用此方而不如此大剂煎饮，亦自徒然。倘执以肝火之旺而非是肝痈之成，单用归、芍以治胁痛，断不能取效也。

按：《洞天奥旨·卷六》同；《辨证奇闻·卷十四》银花为五钱，余同。与《石室秘录·卷一》"救肝败毒至圣丹"用药同，但炒栀子为五钱、金银花为十两，余同，方见后。

【临证参考】《广笔记·卷三》治胁痈：金银花五钱，贝母二钱，皂角刺一钱五分，连翘一钱五分，穿山甲三钱，赤芍药三钱，白芷一钱五分，地榆五钱，甘草节一钱，当归二钱，夏枯草一两，煎汁和药复煎，鼠粘子一钱五分，紫花地丁一两，生甘菊花根二两。捣汁，和药同服。《中医验方汇选》治肝痈，其症表现为右胁期门穴处肿疼，呼吸困难，不能侧卧等，治以白芍七钱，栀子三钱炒炭，蒲公英二两，青皮二钱，当归五钱，丹皮三钱，没药二钱，枳壳二钱，金银花五钱，甘草五钱，浙贝母二钱，茯苓四钱，水煎服，每日两次。

【验案选要】

肝痈

案1：洪某，男性，35岁，1954年12月。壮年，体质瘦弱，面色黄青，腹膨如盂，作痛甚剧，身发热，口味苦干，不大便已六日，纳食呆板，气逆满闷，不时有上冲泛恶之感，烦躁不安，夜不能眠，西医诊断为肝脓疡，考之《内经》，"期门隐隐痛者肝疽，其上肉微起者肝痈，"又云："肝痈而胠满，卧则惊，不得小便。"今验是症与肝痈相似，尝忆《冷庐医话》有化肝消毒汤方，今拟用之。杭白芍三两，当归一两五钱，黑山栀五钱，生甘草三钱，粉丹皮五钱，嘱服一剂。复诊：肝痈，昨拟化肝消毒汤，极合，腹痛大减，热势亦大退，尚有余热未消，得下黑色粪便三次，异臭难闻，神情安适，已能入睡，药既有效，仍当踵前制为是。杭白芍二两，当归一两，银花一两五钱，黑山栀四钱，生甘草三钱，粉丹皮四钱，嘱服二剂。三诊：服上方，腹痛止，热退清，又下黑色粪便四五行，冲逆现象，已不再起，仍拟前意而小其制：杭白芍八钱，当归五钱，银花五钱，黑山栀三钱，粉丹皮三钱，生甘草二钱，嘱服三剂。

注：本案患者壮年形瘦，面色青黄，木强土弱，肝气横暴无制，气血为之稽留，泣而不通，郁而生热，大热不止，热甚则肉腐，而成痈脓矣。吾师据《内经》论证，断为肝痈，方用化肝消毒汤加味，泄肝活血，解毒泻火，故十余剂后始得痊愈。[邹云翔，黄新吾．困学斋医案．江苏中医．1962（7）：34－35]

案2：李某，男，15岁。初诊右期门穴处有小茶碗口大一块，肿硬隐痛，以手按之，疼更甚，发烧发冷，食欲不振，侧卧则惊。据其症状，诊断为肝痈。病因由于怒气冲肝，肝血瘀滞而患此症。根据清肝解热消肿的治疗方针，制定本方（见下）。患者服一剂痛止，二剂肿消，三剂症状消失而渐愈。

清肝汤：白芍七钱，栀子三钱（炒炭），蒲公英二两，青皮二钱，当归五钱，丹皮三钱，没药二钱，枳壳二钱，金银花五钱，甘草五钱，浙贝母二钱，茯苓四钱，水煎服，每日两次。（《中医验方汇选·胸胁痛》）

154 宣郁化毒汤

人有左胁间疼痛非常，手按之更甚，人以为胁痛，而不知非胁痛也，此乃肝经之痈耳。夫肝经生痈，多得之恼怒，予前条已畅论之矣。然而肝痈不止恼怒能生，而忧郁亦未尝不生痈也。惟因恼怒而得之者，其痛骤；因忧郁而得之者，其痛缓。当初痛之时，用逍遥散大剂煎饮，痛立止，又何至成痈也。因失于速治，而肝中郁气苦不能宣，而血因之结矣。血结不通，遂化脓而成痈，其势似乎稍缓，然肝性最急，痈成而毒发其骤也。世有胁痛数日而死者，正因生痈毒败而死，非胁痛而即能死人，可不急救治之乎。

柴胡二钱，白芍一两，香附二钱，薄荷二钱，当归一两，陈皮一钱，枳壳一钱，天花粉三钱，生甘草三钱，金银花一两，水煎服。愈后用"四物汤"大剂调治。

按：《辨证奇闻·卷十四》《洞天奥旨·卷六》同。

【验案选要】

胁痈

某。胁痈硬肿，皮色微红，内兼寒热，势难全消：

归尾三钱，柴胡一钱，连翘二钱，赤芍一钱半，青陈皮各一钱，甘草节一钱，桃仁泥二钱，炙甲片一钱，全瓜蒌三钱，银花三钱，炙乳没各一钱，茅根四钱，葱白三个，陈酒一两。（《费伯雄医案》）

肝脓肿

韩某，40 来岁，广灵县人。邀诊见，患者双手捂着肝区部位满地转，坐不下，卧不了。嘱其解开扣子，看到肝区下有一鼓鼓的东西，用手触之，疼痛拒按，触其身体温度很热，自述肝区痛甚，满腹憋胀，有寒热往来（上午寒下午热），口苦，脉弦大，处以：金银花 210 克，生白芍 30 克，元参 30 克，桃仁 10 克，甘草 9 克，柴胡 9 克，服两付。头付服完疼痛就减轻了，寒热往来亦消失。服完两付后，第四天其家人接我去看病，患者的精神面貌已很好了，吃饭也较前好转，其肝区的鼓硬之物也消了，用手触之也不觉疼了，腹部也不胀了。从得病始八九天，病就好了。（《门纯德中医临证要录》）

155 锦草汤

治胁上生痈，并治肝痈。（以下原文选自《洞天奥旨·卷六》）

白芍一两，当归一两，炒栀子三钱，生甘草五钱，锦地罗一两，水煎服。

按：为"救肝败毒至圣丹"去银花，加锦地罗，各药用量较小。

156 金银平怒散

治胁痛生痈。

金银花二两，白芍五钱，当归一两，柴胡一钱，白芥子三钱，生甘草三钱，炒栀子三钱，丹皮三钱，水煎服。

按："为"救肝败毒至圣丹"加柴胡、白芥子、丹皮。

157 救肝败毒至圣丹

论肝痈（以下原文选自《石室秘录·卷一·内治法》）

白芍三两，当归三两，炒栀子三钱，生甘草三钱，金银花十两，水十碗，煎取四碗，分二碗泡前药，再加水二碗同煎；渣又加水二碗，同金银花汁两碗，煎一碗服。

按："芍药甘草汤"加当归、炒栀子、金银花。

【验案选要】

细菌性肝脓疡

李某，男，15 岁。1971 年 7 月 23 日入院，持续高热，右上腹肿块，胀痛，呕吐，汗出 10 天。右上腹胀痛难忍，每于深吸气、咳嗽时加剧，呕吐为胃内容物或胆汁，汗多。检查：体温 39.2 ℃，精神不振，皮下可见散在小出血点，巩膜及皮肤黄染，右肋下及右上腹部压痛，腹膜无刺激症状，肝大右肋下 7 厘米，剑突下 5 厘米，中等硬度，压痛明显，右锁骨中线第 4 肋间叩击痛，腹水征阳性。化验：白细胞 21500，嗜中性粒细胞 0.92，血沉 30，血培养为金黄色葡萄球菌。肝功能：黄疸指数 20 单位，多项指标异常。超声波定位行脓肿穿刺，抽出深黄色黏稠脓液 15 毫升，培养出金黄色葡萄球菌。8 月 5 日又抽出腹腔积液。诊断：多发性细菌性肝脓肿、败血症，经西医治疗，高热不退，症状加重。8 月 10 日转中医诊治，其舌润存津如渍，脉滑数，汗出高热不衰，脉证合参，实为肝郁化火，气机阻滞，湿热蕴结，身黄汗出乃毒热外熏，气逆血瘀肿痛，毒滞成疡，形夺为其假象，当先疏利通里搜塞，拟救肝败毒汤，量从其重，加片姜黄、山甲，时加山慈菇、丹参、薏米、刘寄奴等，金银花逐渐减至 120 克。上方共服 10 剂体温降至正常，腹水消退，肝肋下 3 厘米，剑突下 2 厘米，质软，轻压痛。肝功能：黄疸指数 8 单位，余指标好转。白细胞 11800，中性粒细胞 0.70，脉虚数，舌质红存津，虽热退，肝收，而体力、食欲未复，乃君火外浮。宗叶氏法炙甘草汤加减：红参、炙甘草各 15 克，桂心 1.5 克,干姜 3 克,寸冬 12 克,生地 18 克,薏仁、阿胶(烊化)各 9 克,生牡蛎 24 克(先煎 20 分钟),大枣 10 枚。药煎好时放白酒少许。服 3 剂后,饮食渐增,汗止,症状消失。化验检查皆正常,临床治愈出院,随访 2 年健壮。

附方:救肝败毒至圣丹、化肝消毒汤加减:银花 180 ~ 300 克,夜明砂 20 ~ 30 克(包煎),赤芍 12 ~ 24 克,生牡蛎 20 ~ 30 克,苦丁香 1 ~ 3 个,焦栀子 6 ~ 12 克,两头尖 10 ~ 15 克(打碎),当归 10 ~ 15 克。煎服或鼻饲,每次 250 ~ 400 毫升。初期 4 ~ 6 小时一次。腹腔积液加刘寄奴、丹参、山甲,黄胆加片姜黄、川楝,恶心呕吐加法夏、陈皮,汗出表解加青蒿、银柴胡。[刘沛然 . 救肝败毒汤治疗细菌性肝脓疡 33 例 . 辽宁中医杂志 .1987(11):18]

流注发

流注发者,即子母之发也。先发于背后,流串散走于四肢,或来或去,无有一定之部位。此等疮疡,多是阳证。(以下原文选自《洞天奥旨·卷六》)

158 截邪遏流汤

治子母流注疮毒。

升麻一钱,当归五钱,黄芩二钱,瓜蒌二钱,金银花一两,炙甘草二钱,连翘三钱,秦艽二钱,苍耳一钱,马兰根一钱,牛膝一钱,牵牛一钱,水三碗,煎八分,半饥服。

【验案选要】

流注

吴某,男,24 岁。初为右肩生一疖肿,自行挤破出脓,一周后,左大腿、臀部、髋关节、左肩部等处起肿块,疼痛,曾注射青霉素、链霉素无效。检查:体温 37.9℃,脉搏 100 次 / 分,血压 100/70 毫米汞柱。左肩部、左臀至髋关节、左大腿各有肿块一处,其范围分别为 4 厘米 ×4 厘米、8 厘米 ×8 厘米、6 厘米 ×6 厘米,压痛明显,不潮红,无波动感。血检:血色素 11.3 克,红细胞 375 万,白细胞 13800,中性粒细胞 0.8。尿检:白细胞 0 ~ 2,蛋白极微。辨证施治:多处漫肿,坚硬疼痛,自汗怕冷,发热不高,大便自调,小溲黄赤,苔黄腻尖红,脉弦数。证属湿热火邪入于营分,余毒流注多处,致使气血凝滞,有"热胜肉腐为脓"之虑,治宜凉血活血,清热利湿。内服:生地 30 克,赤芍 15 克,丹参 12 克,川牛膝 12 克,紫花地丁 30 克，半枝莲 30 克，银花 9 克，黄芩 9 克，黄柏 9 克，制苍术 9 克。另给红霉素 0.3 克，1 日 4 次。外敷金黄膏。二诊：肿块渐消，疼痛减轻，低热不清，苔薄，脉数。血培养：变形杆菌生长，对青霉素、四环素族、红霉素不敏感，对庆大霉素、卡那霉素中度敏感。停用红霉素，拟和营活血、清热化湿法为治。内服：当归 9 克，丹参 12 克，赤芍 15 克，虎杖 15 克，川牛膝 12 克，苍术 9 克，黄柏 9 克，蒲公英 30 克，制大黄 9 克，丝瓜络 4.5 克。继续外敷金黄膏。三诊：左肩及左大腿肿块消退，左臀部肿块扩大，中间轻微波动感，有脓不多，其他正常。内服：前方加"新消片"每次 5 片，1 日 1 次。外用：金黄膏、红灵丹。以后继用前方加减，治疗一个半月，痊愈出院。[马绍尧，陆德铭 . 顾伯华老中医治疗流注的经验（附 40 例分析）. 广西中医药 .1981（5）：1-3]

环项发

环项发者，发于颈也，环颈围项，无一空隙地完肤，甚则痛大赤黑，俗名落头痈，《灵枢》所言夭疽也。必须急泻其火。

159 释项饮

治环项生痈疮。

白芷一钱，葛根一钱，柴胡一钱，川芎三钱，桔梗三钱，生甘草二钱，山豆根一钱，麦冬三钱，天冬三钱，紫苏一钱五分，紫花地丁五钱，天花粉三钱，蒲公英五钱，水数碗，煎一碗服。必须此方早治为妙。

囊痈（便毒 骑马痈）

160 逐邪至神丹

人有阴囊左右而生痈毒者，名曰便毒。生于囊之下，粪门谷道之前，名曰囊痈。三处相较，便毒易治，而囊痈最难疗也。治之法必须大补其虚，而佐之化毒之味，以毒因虚而成，不治虚可得乎。（以下原文选自《辨证录·卷十三》）

金银花四两，蒲公英二两，人参一两，当归二两，生甘草一两，大黄五钱，天花粉二钱，水煎服。

按：《辨证奇闻·卷十四》《洞天奥旨·卷六》同；《石室秘录·卷二》当归为一两，余同。

【方解】此方用金银花四两，用蒲公英二两，佐之参、归、大黄之大料，未免过于霸气。然大虚之病，又用大黄祛逐，似乎非宜。谁知毒正盛，乘其初起之时，正未甚衰，大补泻火之为得乎。倘因循失治，或畏缩而不敢治，及至流脓出血，正气萧索，始用参、芪补气，往往有用至数斤而尚未能复元。何不早用于化毒之中，正又无伤而毒又易散哉。此因势利导之法，又不可不知也。

【临证参考】《寿世保元·卷九》"追毒散" 治便毒：当归尾、赤芍、白芷、金银花、天花粉各一钱，白僵蚕（炒）六枚，木鳖子十个，穿山甲二片，大黄三钱，芒硝二钱，一方加五灵脂更妙。上锉一剂，好酒煎，露一宿，五更热服，厚盖发汗，利一二行即愈。其硝黄待群药煎将熟方入，再二沸用之。一方，加射干，去芒硝。方中以当归、银花配大黄。以人参配大黄，如《赤水玄珠·卷三十》"止痛玄妙饮" 治便毒肿硬，不消不溃，疼痛无已，此方一服，立能止痛：人参五钱，大黄五钱，酒水各一盅，煎至一盅，入乳香、没药末各一钱，空心食前服。以甘草配大黄，如《疑难急症简方·卷四》治骑马痈，俗名粪老鼠，未成脓者：用甘草、熟大黄各三钱，酒煎，空心服一剂，愈。已成脓及色白者，勿服，等。临证可据辨证，灵活配伍。

161 救腐汤

人有饮烧酒入房，精不得泄，至夜半寒热烦渴，小便淋赤，痰涎涌盛，明日囊肿腹㽲痛，又明日囊处悉腐，玉茎下面贴囊者亦腐，人以为酒毒也，谁知是肝火得酒毒湿而肆虐乎？治法解酒毒而益补气补血之品，则湿热解而腐肉可长矣。

人参一两，当归一两，黄芪二两，白术一两，茯苓五钱，黄柏三钱，薏仁五钱，泽泻三钱，白芍一两，葛根三钱，炒黑栀子三钱，水煎服。

按：《辨证奇闻·卷十四》当归为二两，余同。

【方解】酒毒成于拂抑，平肝泄火，利湿解毒宜也。何以又用参、芪、归、术以大补其气血耶。大凡气血盛者，力能胜酒，纵酣饮而无碍。服火酒而腐，必成于火酒之毒，亦其气血之衰，力不能胜酒，所以两火相合，遂至焚身外腐。苟不急补其气血，则酒毒难消，而腐肉又何以速长哉。

162 八仙丹

治囊痈。（以下原文选自《洞天奥旨·卷六》）

大黄二钱，金银花四两，当归尾一两，玄参二两，柴胡三钱，炒栀子三钱，黄柏三钱，贝母三钱，水煎服。若已出毒，此方不可用矣。

【验案选要】

囊痈

宋左。始因湿火下注而成囊痈，今虽得脓收口，晚时少腹阴囊微有胀闷，此系余邪未清。用补中泄邪。

柴胡三分，大生地五钱，炒丹皮一钱，茯苓三钱，炒泽泻一钱，炒青皮一钱，萸肉一钱，新会皮一钱，炒山药三钱，黑山栀五分。（《外科集腋》）

163 张真人传

治便毒方。

大黄一两，当归一两，金银花二两，蒲公英一两，水五碗，煎八分，空腹服。

按：为"逐邪至神丹"去人参、生甘草、天花粉。

【临证参考】《寿世保元·卷九》"神异散"鱼口便毒：金银花、天花粉、木鳖子各二钱，甘草三分，连翘、黄芩各八分，山栀子七分，穿山甲（炙）二片，皂角刺三钱，木香五分，大黄三钱，上锉一剂，酒水煎，空心服。《广笔记·卷三》治便毒：棉地榆四两，粉甘草一两，金银花一两，白芷三钱，皂角刺二钱五分，水二盅，煎一盅，空心温服。

【验案选要】

便毒

一老年玉茎根侧患毒，形如桂圆，疼痛色赤，拭之绵软。余外用白降点头盖膏，内服银花四两，当归一两，赤芍三钱，前胡一钱，延胡二钱，茯苓五钱，黄连一钱，小茴五分，甘草五分，煎服二剂。次日起膏，即现一小口，无脓流血，徐用五云线盖膏，内服补脾药数剂，后用白药收功。（《外科真诠·胡先生医案》）

164 鬼真君传

治骑马痈初起。

金银花八两，煎水两碗，入大黄一两，车前子五钱，当归一两，牛膝三钱，地榆五钱，生甘草五钱，煎半碗，空腹服之，服即睡，睡醒病如失，不睡熟亦不妨，过一日微泻而愈。

按："五神汤"去茯苓、紫花地丁，加大黄、地榆、甘草。

【验案选要】

跨马痈

谈公武患跨马痈，外势不肿，毒内攻，脓多，疮口甚小，突出如指大一块，触之痛不可忍。多饮寒剂，外敷凉药，毒内攻，胃气俱损。铭菊尽去围药，洗净疮口，但用一膏药以护其风，用大剂黄芪、山药、怀生地、白芷、牛膝、米仁、金银花，杂以健脾药。十余剂，脓尽；再数剂，肉长突出者平矣。后服六味丸斤许，精神始复。（《广笔记·卷三》）

对脐发

对脐发者，发于背下命门之穴也。命门之穴，正与脐对。治之得法，转有生机，不比肾俞之生毒也。倘出血流清水，心神恍惚，睡中见鬼，谵语，大发渴者，俱无真水之恶症也，难于治疗耳。（以下原文选自《洞天奥旨·卷六》）

165 散火援命汤

治命门生疽。

金银花五两，豨莶五钱，熟地一两，白术一两，黄柏三钱，车前子三钱，水十碗，先煎金银花，取水四碗。先将二碗汁，煎前药一碗，空腹饮之，少顷，再将前汁二碗，又煎药渣，煎水一碗再服，一连二服。如治初发之疽，即毒散而愈。倘已溃败流清水，此方不可复用。改煎"援命救绝汤"。

【临证参考】《外科真诠》治下发背者生于腰中，一名对脐发，其形平漫如龟。初起形如粟米，焮痛麻痒，周身拘急，寒热往来，因循数日，突然大肿，总由阴虚火盛，或醇酒厚味，或郁怒房劳，或丹石热毒所致，宜按阴阳虚实治之。阳毒初起，外用洪宝膏刷，内服加减消毒散；溃后外用乌云散盖膏；腐重者点白降丹些微于上，仍用乌云散盖之，内服托里散收功。

加减消毒散：蒲公英、金银花、玄参、赤芍、连翘、炒山甲、皂角刺、前胡、防风、香附、生甘草。

托里散：生黄芪、当归、白芍、续断、云苓、香附子、枸杞、甲珠、银花、甘草、桂圆。

166 援命救绝汤

治命门溃痈。

人参三两，白术四两，肉桂三钱，附子一钱，山茱萸一两，北五味三钱，金银花三两，茯神三钱，水十碗，煎汁一碗服之。变善则生，变恶则死。

尻发

尻发者，《灵枢》名曰锐疽。其状赤坚，发于尾闾之间也，此穴乃督脉之经穴。此处生疽，虽是太阳膀胱之火毒起发于外，亦缘少阴水气虚耗，不能制之于内也。不能制火而督脉之路干燥，故火升于闾间，而水不能由尾闾而上溉，故生锐疽。锐者，言其火毒之甚猛也，痛最难忍，艰于得脓，正无水之验也。宜大补肾水，而加托里之药，少益之乳香、没药，以排脓止痛，庶几有瘳乎。

167 制火润尻散

治尻上锐疽。

金银花二两，玄参二两，苦参五钱，生甘草三钱，熟地八钱，山茱萸三钱，白芥子三钱，茯苓三钱，乳香一钱，没药一钱，水煎服。

【临证参考】《汤头歌诀》治鹳口疽，初形如鱼肚，色赤坚痛，尚未化脓者用"制火润尻汤"：玄参、制乳香、制没药、银花、牡丹皮、甘草、川贝母、茯苓、生地、苦参。

【验案选要】

鹳口疽（在尻骨之下，粪门之上）

案1：钱右。据述鹳口疽，肿溃流脓，脉细。最防淹缠不已。

归尾二钱，忍冬藤四钱，生米仁四钱，陈皮一钱，赤芍三钱，连翘三钱，赤苓三钱，甘草节三分，土贝四钱去心，丹皮三钱五分，泽泻三钱五分。

案2：钱右。鹳口疽，脓泄较少，宜再和营化湿。归身二钱，陈皮一钱，茯苓四钱，忍冬藤四钱，甘草节三分，料豆衣三钱，丝瓜络三钱五分，土贝四钱（去心），生米仁三钱，象牙屑一钱，研冲。（《曹沧州医案》）

手背发（手心发 擎疽）

手背发者,发于中渚、液门之二穴也。此处生疽,即近于腑之谓也,故亦至重。初起之时,令人憎寒发热,及变阴时,或作呕吐,则可危矣。至发于手心者,乃发于劳宫之间也,其经属包络。初发时,红肿高突,变成一疽,疼痛非常,昼夜无间,俗名擎疽也。然火盛由于水衰,不大料滋水,惟小剂灭火,未易救疗。用释擎汤、蕊珠汤重剂煎饮,则未溃者自消,已溃者自生肌而愈。

168 蕊珠汤

治手背生疽。

熟地一两,生地一两,麦冬一两,甘菊花一两,金银花一两,四碗水,煎一碗服,连服四剂。未溃者自消,已溃者亦生肌而愈。

【验案选要】

手发背

王。百工作技多年,其皮必厚,兹因齿咬而伤手背,胀及臂弯,不第火毒走散,即平日所伏之暑湿伏热,必皆因伤而发,发则手腕手背皮厚处,不易成脓外泄,所以寒热交作,痛甚食减,幸气体尚旺,究属外疡极痛之症,愈期必缓,勿忽。

川连,花粉,丹皮,连翘,赤芍,银花,甘草。(《谦益斋外科医案》)

169 释擎汤

人有手心之中,忽然红肿高突,变成一疽,疼痛非常,昼夜无间,世人所谓擎疽也。治法必须大用补水之剂,而少佐解毒之味。(《辨证录·卷十三》)

玄参二两,生地一两,金银花二两,当归一两,紫花地丁五钱,贝母二钱,水数碗,煎八分服,渣再煎服。一剂轻,二剂痛止。已溃者,再服四剂;未溃者,再服一剂,无不全愈。

按:"清金消毒汤"去甘草、麦冬、白芍,加生地、紫花地丁、贝母;《辨证奇闻·卷十五》《洞天奥旨·卷六》同。

【临证参考】《中医临床家·胡天雄》认为手部生毒,阳证多,阴证少。无论已溃未溃,其脉多洪滑,治法只宜凉血解毒。用"释擎汤"治手部诸毒,确有殊效,惟用量偶有出入耳。

【验案选要】

托盘疔

托盘疔已溃，肿痛未减，脘闷作恶，脉数，舌红。当化毒排脓。

南花粉四钱，地丁草四钱，上银花五钱，京赤芍二钱，连翘三钱，藿香一钱五分，半夏曲二钱，生甘草五分，左金丸七分，桑枝四钱。（《贺季衡医案》）

足背发（足跟疽　足心发）

足背发者，发于冲阳、陷谷、内庭之间，乃足阳明胃经穴也。……足跟生疽，又名兔啮，属足太阳申脉，阴阳二跷发源之所，皆由脏腑积热也。又足心发毒者，名穿枚疽，由于肾虚，以补肾为要。（《洞天奥旨·卷六》）

170 青紫饮

治足背生痈疽，疼痛高突。

牛膝三钱，青蒿三钱，紫花地丁一两，玄参五钱，蔷薇根五钱，当归五钱，炙甘草二钱，茯苓二钱，水三碗，煎一碗，空腹，连服数剂必消。此方初起、已溃俱效。

按："五神汤"去金银花、车前子，加青蒿、玄参、蔷薇根、当归、炙甘草。

【临证参考】《外科真诠》足背发一名足跗发，以属三阳，而偏在胆胃二经居多，证由湿热凝结而成。初起高肿焮痛者，宜内服五神汤加青蒿二钱、甘草一钱，外用火酒蜜调洪宝膏敷，溃后用太极黑铅膏刷。

【验案选要】

足发背

王。足发背，伤于湿者下先受之，足骭红肿胀木，防成足发背。急当清化之。

三妙丸，丹皮，茯苓皮，泽泻，鲜生地，赤芍，川草薢，防己，桑白皮，冬瓜皮，生米仁。（《曹沧州医案》）

肺痈　肺痿

171 全肺汤

人有胸膈间作痛，咳嗽时更加痛极，手按痛处，尤增气急，人以为肺经生痈也，谁知是肺热生痈耳。夫肺为娇脏，药食之所不到者也，故治肺甚难。肺热害肺，即可成痈，将何法疗之？疗之法，似宜救火以泻肺。肺药不可入，而肺为脾之子，脾经未尝不受药也，补其脾经之土，则土能生金也。平其肝经之木，则金不能克木矣。清其心经之火，则火不能刑金也。三经皆有益于肺，无损于金，则肺气得养，而后以消毒之品直解其肝中之邪，何难于不收乎。（以下原文选自《辨证录·卷十三》）

元参三两，生甘草五钱，金银花五两，天花粉三钱，茯苓三钱，白芍三钱，麦冬二两，水煎服。

按："清金消毒汤"去当归，加天花粉、茯苓；《辨证奇闻·卷十四》《洞天奥旨·卷六》同。

【临证参考】《经验广集·卷四》"肺痈煎"治肺痈初起，咳痰腥气，两胁疼痛，初起即消，日久即内生：玄参半斤，天冬四两，桔梗二两，甘草一两，水十碗煎至二碗，再用蒲公英、金银花各五钱再煎一碗，饭后徐徐服。

【验案选要】

肺痈

案1：阎某，女，10岁。患儿10天前即见咳嗽，吐痰带脓血，经用青霉素、链霉素等药物治疗无好转，继而出现吐脓痰，臭秽异常，壮热口渴，精神萎靡，食欲不振，时有恶心，舌红苔黄薄，脉滑数。胸透示右肺脓腔，有液平。拟用清热解毒、消痈排脓、滋阴生津法。自拟小儿肺痈汤：玄参15克，银花、公英、地丁、败酱草、桔梗、天冬、麦冬、花粉各10克，冬瓜仁、薏苡仁各18克，芦根10克。水煎服，日1剂。服药3剂，热减而精神好，仍吐臭秽脓痰，食欲增。原方继服10剂，诸症递减，唯有轻咳，吐少量黄痰，胸透示脓腔已消失。嘱继服5剂，以巩固疗效。

案2：徐某，男，7岁。患儿半月前始见不规则发热恶寒，伴咳嗽、胸痛，继而出现吐脓痰，面红，舌苔薄黄，脉浮数。胸透示右肺痈脓，右中肺有半团形液平。遂予小儿肺痈汤5剂，痰中脓血渐少。继服5剂，胸透示液平消失，但仍未完全吸收。再服6剂，诸症尽除。方中，除玄参、天冬、麦冬专于滋阴外，花粉、芦根、桔梗于消痈排脓之中，又兼生津止渴，银花、公英、地丁、败酱草等清热解毒之品，清热而不伤阴津。

[成守用.小儿肺痈勿忘滋阴.山东中医杂志.1987（5）：46]

172 完肺饮（散）

人有胸膈作痛，咳嗽不止，吐痰更觉疼甚，手按痛处不可忍，咽喉之间，先闻腥臭之气，随吐脓血，此肺痈不独已成，而且已破矣。于补气之中而行其攻散之方，而行其攻散之法，则毒易化而正气无伤。

人参一两，元参二两，蒲公英五钱，金银花二两，天花粉三钱，生甘草三钱，桔梗三钱，黄芩一钱，水煎服。

按：《辨证奇闻·卷十四》《洞天奥旨·卷六》同，名"完肺散"。

【方解】此方补胃中之气，即泻胃中之火。胃气旺，肺气不能衰，胃火衰，肺火不能旺，所以能败毒而又能生肉耳。其诸药亦能入肺，不单走于胃，然而入胃者十之八，入肺者十之二，仍是治胃益肺之药也。

【临证参考】《救生集·卷四》"治肺痈奇验方"治凡人肺痈初起时，咳而两胸即疼者是也，即宜急服此方：元参半斤，天冬四两，桔梗二两，炙甘草一两，水十碗，煎至二碗，再用蒲公英五钱，金银花五钱，再煎一碗，食后饱服之。《经验广集·卷四》治肺痈未成即散，已成即溃，已溃即愈：桔梗、黄芪、银花、白及各二钱，甘草、贝母、陈皮各钱半，苡仁五钱，甜葶苈（炒）八分，姜一片，水煎，食后徐徐服。《常见病验方》治肺痈：蒲公英八两，金银花五两，白术四两，将上药用水淹药煎出味，然后去渣浓煎，一日三次，每服三茶匙，饭后开水送下。又治肺痈咳吐脓血：白及一两，蒲公英、银花各五钱，糯米一两，水煎，一日早、晚两次服。

173 枝桑清肺丹

世有膏粱子弟，多食浓味，燔熬烹炙煎炒之物，时时吞嚼，或美酝香醪，乘兴酣饮，遂至咽干舌燥，吐痰唾血，喘急膈痛，不得安卧，人以为肺经火炽也，谁知是肺痈已成耳。治之法，化毒之中，益之养肺之法，降火之内，济之补肾之方。

桑叶五钱，紫菀二钱，犀角屑五分，生甘草二钱，款冬花一钱，百合三钱，杏仁七粒，阿胶三钱，贝母三钱，金银花一两，熟地一两，人参三钱，水煎，将犀角磨末冲服。

按：为《外科正宗·卷二》"紫菀茸汤"去半夏、蒲黄，加金银花、熟地；《辨证奇闻·卷十四》《洞天奥旨·卷十五》同。

【验案选要】

肺痈

案1：一男子因劳伤咳嗽不止，至夜身热尤甚，日久咯吐脓血，诊之脉弦而数，此虚火假症也。先以童子小便日饮三四次，又服紫菀茸汤数剂，至夜身热不发，又间服金鲤汤月余而渐瘳，此非童便之功而阴火岂能得退，尝治疮疡虚热不退者，用此极效。

案2：一男子生平好饮，口干作渴，致肺壅热成痈，咳吐脓痰，喘满难卧。以葶苈散二服，而喘定易睡；又以紫菀茸汤加干葛、天花粉十余服而脓痰渐少；早以加减八味丸，午用清金宁肺丸间服之，两月而愈。

（《外科正宗·卷二》）

案3：沈左。外感风温，内蕴湿热，熏蒸于肺，肺脏生痈，咳嗽胸膺牵痛，痰臭脓血，身热口干，脉滑数，苔黄，重症也。急拟辛凉清温，而化痰瘀。薄荷叶八分，冬桑叶二钱，粉丹皮二钱，桃仁一钱，生甘草八分，桔梗一钱，银花五钱，连翘壳三钱，光杏仁三钱，象贝母三钱，生苡仁五钱，冬瓜子四钱，活芦根（去节）二尺，鲜金丝荷叶（去背上白毛）十张，另单方：金丝荷叶一两，去毛打汁，陈酒一两，杏仁粉五钱，川贝粉五钱，炖温服之。前方连服三剂，咳嗽脓血均减，身热亦退大半，原方去桃仁及薄荷叶，加轻马勃八分，通草八分。（《丁甘仁医案》）

174 地罗甘桔玄冬汤

治肺痈胸膈作痛，咳嗽尤痛，手按气急。（以下原文选自《洞天奥旨·卷六》）

玄参二两，麦冬二两，锦地罗一两，生甘草一两，桔梗五钱，贝母五钱，水煎服。

【临证参考】《外科传薪集》"肺痈方"：玄参八钱，麦冬八钱，生甘草一两，银花一两。

【验案选要】

肺痈

程其相兄令眷，咳嗽二旬，先医作伤风治不效。又医作肺寒，以桂枝、干姜、细辛治益甚。又一医作痰火治颇安。最后延余，诊其脉三部皆涩，不浮弦，非风也；不细紧，非寒也；不滑数，非火也；每日寒热汗出，鼻有清涕，咳嗽不能卧，右身不能着席，痰涎甚多，又非虚损。初诊未得病情，即前医痰火颇安之药，姑以应之。及出门后，追思其症，应属肺痈。令人取回前药，问所吐痰涎，气味腥否，彼令侄追至黄师古宅中，答以腥甜。余曰："几误矣！此肺痈将溃也。"易用苡、贝母、甘、桔、桑杏、麦冬、白及、银花、防风。服后臭脓大出，间吐鲜血，脉方现数。因前痈未溃，肺胀大，脉反涩不出，故不数也。病人素阴虚，臭脓去后，便有发热、盗汗等症，易用熟地黄、山药、茯苓、丹皮、紫菀，兼补肾阴，时当酷月，少加人参、五味、合欢皮以救肺金，迨秋气清凉，方获口完咳止。隔年因多食椒姜，其痈复溃，亦如前法治之而愈。(《素圃医案》)

175 清金消毒汤

治肺经痈疡。

元参一两，生甘草一两，金银花八两，当归二两，麦冬一两，白芍三钱，水煎服。

【方解】数品中，惟麦冬乃清肺火之品，余俱入脾、入肝、入心之药，而用之者何也？盖入肝则平木，而不必肺金用力以制之，则肺金得养矣；入脾则脾土能生肺金，而肺金又得养矣；入心经则心火不凌肺金，而肺经又得养矣。虽前药乃治心、治脾、治肝之药，似乎隔一隔二隔三治法，其实乃正治肺金也。(《石室秘录·卷一》)

按：为《石室秘录·卷一》"清金消毒汤"加麦冬一两，或加白芍三钱。又，此方与《石室秘录·卷四》治"人有头角生疮"方（金银花三两，当归二两，生甘草一两，元参三两）同方，用量不同；当为《验方新编》之"四妙勇安汤"祖方。

【验案选要】

肺痈

张某岳父，姓名不详。患咳嗽气喘，早晨恶寒下午发热，出汗很多，医院一直按感冒治疗不效，我初诊时亦按感冒论治。服三付药后，诸症不减。二诊时，考虑其晨恶寒午发热，咳喘较甚，又问"有痰否？痰中有臭味没有？"回答说："前几天咳嗽吐痰没有什么臭味，近日痰已有了臭味，像臭鸡蛋味。"据症疑"肺脓肿（肺痈）"或"大叶性肺炎"。后来患者不恶寒了，体温逐渐升高至39℃。更印证了我的判断，按肺痈进行论治，拟方：银花120克，麦冬30克，川贝9克，甘草9克，当归9克。服此方6剂后，热势即退，共服20余剂后痊愈。需要指出的是，治疗肺痈银花的用量不能小，小则无效。(《门纯德中医临证要录》)

176 玄天散

治肺经痈疡。

玄参八两，天门冬四两，桔梗二两，炙甘草一两，水十五碗，煎二碗，再用蒲公英五钱，金银花五钱，饱食后服之。

按："清金消毒汤"去当归、麦冬、白芍，加天门冬、桔梗、蒲公英。

【临证参考】《常见病验方》治肺痈：玄参半斤，天冬四两，桔梗二两，炙草一两，蒲公英、金银花各五钱，水煎，分两日服用。

177 神效桔梗汤

治咳而胸膈隐痛，两胠肿痛，咽干口燥，烦闷多渴，肺痈，时出浊唾腥臭。(《洞天奥旨·卷十五》)

桔梗二钱，贝母一钱六分，桑白皮一钱六分，当归一钱六分，炒瓜蒌一钱六分，百合一钱六分，杏仁一钱，地骨皮一钱，枳壳一钱五分，玄参一钱五分，青黛一钱五分，紫菀一钱五分，麦门冬一钱五分，甘草六分，水二钟，姜皮五分，煎七分，不拘时，食后服。

加减：如喘，加苏子、莱菔子；肺虚咳，加人参、阿胶；热燥，加黄芩、栀子；有脓血，加合欢皮、白茅根；便闭，加酒煮大黄；心烦、咳痛，加朱砂；咳引咽嗌，倍加桔梗。

按：为《严氏济生方·痈疽疔肿门》"桔梗汤"去薏苡仁、防己、黄芪，加地骨皮、玄参、青黛、紫菀、麦冬。

【临证参考】《灵验良方汇编·卷二》治肺痈：贝母(去心)、紫菀(去毛)、桔梗一钱五分，甘草、杏仁(去皮尖)各七分，水盅半，煎七分，食远服。或共研为末，白汤调服三钱。

【验案选要】

肺痈

案1：一男子咳嗽，两胁胀满，咽干口燥，咳唾腥臭。以桔梗汤四剂而唾脓，以排脓散数服而止，乃以补阴托里之剂而瘳。(《外科发挥·卷四》)

案2：一义官仲冬时督工河道，不常迎风呼唤，致肺受伤，后发此症。初起寒热交作，咳嗽声重，气急生痰，请内医治之，越治越重。后予视，诊其脉浮而数，面光而泽，此肺痈也。视其痰果有脓意相粘，以桔梗汤二服，咳嗽稍止；以排脓散四服，其脓渐多，惟胸膈疼痛不减，脉亦滞芤，此胸中有瘀血也。以四顺散加红花、牡丹皮二服，吐出紫血碗许，随后膈痛渐止；又以金鲤汤兼人参、五味子汤间服，月余而愈。

宁肺桔梗汤：桔梗、贝母、当归、栝蒌仁、黄芪、枳壳、甘草节、桑白皮、防己、百合、苡仁各八分，五味子、甜葶苈、地骨皮、知母、杏仁各五分，水二钟，姜三片，煎八分，不拘时服。咳甚加百合；身热加柴胡、黄芩；大便不利加蜜炙大黄一钱；小便涩滞加灯心、木通；烦躁兼血加白茅根，痛甚加人参、白芷。（《外科正宗·卷二》）

案3：韦，嗽重痰腥，胸背隐痛，脉数有力，已成肺痈。此肺受风寒，蕴邪壅热，宜疏痰导热，则呼吸自利，不至胀痛喘急，而腥痰渐少。桔梗汤三服，兼用陈腌卤汁一杯温服，愈。（《类证治裁·卷二》）

178 救肺败毒至圣丹

治肺痈。（《石室秘录·卷一·内治法》）

元参三两，麦冬三两，生甘草五钱，金银花十两，先用水十碗，煎汤四碗，取二碗浸前药，加水二碗，又煎之，煎一碗服之，二剂即愈。其余汤二碗，再煎二煎。

按："清金消毒汤"去当归、白芍，各药用量较大。

【临证参考】《常见病验方》治肺痈：金银花五两，生甘草一两，水两碗，煎至一碗，再入酒五钱，煎数沸，分三次服。

179 二参草花汤 *

肺中生痈，必须开刀，有不可内消者……煎药。（《石室秘录·卷三·缚治法》）

金银花一两，元参五钱，人参三钱，甘草三钱，足矣。可用四剂，不必再用。

按："清金消毒汤"去当归、麦冬、白芍，加人参；"救肺败毒至圣丹"麦冬改人参。

【临证参考】《疑难病诊治探幽》"沙参养肺汤"治肺痈：太子参、生黄芪、沙参、麦冬、生地、鱼腥草、败酱草、白及、薏苡仁、冬瓜子、桔梗、连翘、金银花、川贝、甘草。

180 养肺去痿汤

人有久嗽之后，肺受损伤，皮肤黄瘦，咽嗌雌哑，自汗盗汗，卧眠不得，口吐稠痰，腥臭难闻，而毛悴色憔，嗽之时必忍气须臾，轻轻吐痰，始觉膈上不痛，否则必大痛不已，气息奄奄，全无振兴之状，人以为肺中生痈也，谁知是肺痿而生疮耳。（《辨证录·卷十三》）

金银花三钱，生甘草五钱，生地二钱，麦冬三钱，紫菀五钱，百部五分，百合二钱，款冬花三分，天门冬一钱，贝母三分，白薇三分，水煎服。

【方解】是方不寒不热，养肺气于垂绝之时，保肺叶于将痿之顷，实有奇功。

按：《辨证奇闻·卷十四》生甘草、紫菀为五分，余同；《洞天奥旨·卷六》无天冬，生甘草、紫菀为五分，余同。

【临证参考】《惠直堂经验方·卷三》"岐伯养肺去痿汤"治肺痿久嗽，皮肤黄瘦，毛悴色憔，膈上作痛，气息奄奄：金银花三钱，生甘草五分，生地二钱，麦冬三钱，紫菀五分，百合二个，款冬，水煎服。《黄澹翁医案·卷三》治肺痈：肥知母、大贝母、大麦冬、明天冬、粉甘草、甜桔梗，加瓜蒌皮、枯黄芩、化橘红、净银花，引用鲜荸二钱。《四科简效方·甲集》治肺痿频吐涎沫烦躁而不渴者：天门冬（捣取汁）一斗，醇酒一斗，饴糖一升，紫菀末四合，盛铜器内，隔汤煮至可丸，每服杏子大一枚，日三。《常见病验方》治肺痿咳嗽：生麦冬五钱，饴糖一两，紫菀三钱，水煎常服。

【验案选要】

肺痿

吴。咳逆舌绛，脉见弦数无神，肺阴大伤，咳痰秽浊腥臭，不独肺痈重候也。仲景不云乎，肺数脉虚者，为肺痿，痈犹可也，痿则难治。

紫菀，桑皮，麦冬，桔梗，川贝，蒌仁，杏仁，知母，黄芪，百合，防己，茅根，忍冬藤。（《谦益斋外科医案》）

181 起痿延生丹

治肺痿损伤，焦瘦气促。（以下原文选自《洞天奥旨·卷十五》）

麦冬五钱，百部五分，款冬花五分，白薇五分，生甘草一钱，天门冬一钱，生地一钱，天花粉一钱，桔梗一钱，玄参三钱，山豆根三分，水煎服，渐轻则生，否则不救。

【临证参考】《常见病验方》治肺痿咳嗽：川贝五钱，百部一两，款冬花五钱，共研细末，用饴糖半斤拌和，每次一匙，一日三次。

【验案选要】

肺痿

吕。肺火受刑，则卫气不密，故多汗而咳嗽，若再淹缠，恐成肺痿。

元参，地骨皮，薏苡仁，白薇，蛤壳，杏仁，川贝母，芦根。(《谦益斋外科医案》)

182 千金煮肺汤

治肺痿，咳吐脓血，或自汗呕吐，消渴，大小便不利等症。

猪肺一具，不用吹的，洗净血膜，入药扎定。青黛(即福建靛花末)二钱，川芎三钱，红枣九枚。共入肺内扎定，下锅煮熟，患者自己食之二三次，以尽为度，至重不过一二具，肺痿自安。

按：《外科启玄·卷十二》川芎为川蜜，于方义符，当从。

【临证参考】《随息居饮食谱》：猪肺，甘平，补肺，止虚嗽。治肺痿、咳血、上消诸证。用须灌洗极净，煮熟，尽去筋膜，再煮糜化食，或和米煮粥，或同苡仁末为羹，皆可。《经验广集·卷四》治肺痿：健猪肺煮烂，蘸末(白及)，空心，仰卧淡食即愈。

【验案选要】

肺痈

郭某，因咳嗽，胸痛，饮食不进，每日吐痰盆许，其气腥臭难闻，坐不能支，睡不能下卧已1年有余。曾往郴州、长沙等医院均确诊为肺痈，因治疗无效而改用本方(见下)治疗。服药1剂，胸满顿减，全身轻快，并思饮食。连服10余剂，痊愈。并嘱忌酒色，多休息，至今10余年未见复发。

附方：苍耳全草(不用苍耳子)21~30克，山楂9克，诃子9~25克，猪倒肺(即猪肺尖部的两个小叉)1副(无猪肺，可用鸡心、肺、肫代之)。用法：加水1000毫升，煎取500毫升，再加水50毫升，煎至30毫升，去渣分2~3次服，服时加食盐少许。体质虚弱或久病羸瘦者用龙眼肉或荔枝蒸汤，入冰糖烊化合服。[周萍.介绍民间治"肺痈"秘方.江苏中医.1963(8)：29]

肠痈（大肠痈　小肠痈）

183 清肠汤

人有腹中痛甚，手不可按，而右足屈而不伸，人以为腹中火盛而存食也，谁知是大肠生痈耳。大凡腹痛而足不能伸者，俱是肠内生痈耳。惟大肠生痈，亦实有其故，无不成于火，火盛而不散，则郁结而成痈矣。然而火之有余，实本于水之不足，水衰则火旺，火旺而无制，乃养成其毒而不可解。然则治之法，又何必治火哉，壮水以治火，则毒气自消。（以下原文选自《辨证录·卷十三》）

金银花三两，当归二两，地榆一两，麦冬一两，元参一两，生甘草三钱，薏仁五钱，黄芩二钱，水煎服。

【方解】此方纯阴之物，而又是活血解毒之品，虽泻火，实滋阴也。所以相济而相成，取效故神耳。倘不益阴以润肠，而惟攻毒以降火，则大肠先损，又何胜火毒之凌铄哉。

按：为"救肠败毒至圣丹"加麦冬、元参、生甘草、黄芩，用量不同。《辨证奇闻·卷十四》《洞天奥旨·卷六》同。

【临证参考】《外科真诠》治大肠痈，初起发热恶风，自汗，身皮甲错，天枢穴隐痛微肿，按之腹内急痛，大便坠胀，右足屈而不伸者，大肠痈也，宜服清肠汤三四剂。清肠汤：银花三两，当归二两，地榆二两，麦冬一两，玄参一两，米仁一两，槐花三钱，黄芩二钱，甘草三钱。《中医临床家·胡天雄》治肠痈：银花、当归各二两，地榆、牛膝各一两，甘草三钱，乳没各三钱。前五味清水煎取汁一碗，调服乳没三钱，余渣再煎一碗，又调乳没三钱服之。大约早服头煎，晚服二煎。

【验案选要】

大肠痈

无锡鹅子岸陆秉安，患流注……。连服十五剂（按：阳和汤加减方），虽行走如常，而面色未转。旬日后忽觉少腹板痛，右足难伸。余曰：余毒未清，又生大肠痈矣。宜急治之，遂服：金银花三两，当归二两，地榆、麦冬、元参、苡仁各一两，甘草三钱，生黄芩二钱。三剂愈。（《过氏近诊医案》）

肠痈

吴桥县胡家圈李某之妻，25岁。患右下腹部肿硬剧疼，右腿不能伸，发高热

40℃。经当地中医用破血药桃仁、红花、三棱、元胡等治疗，病势益剧。后治清肠饮方(按：陈士铎原方)，一剂痛减，仍以原方加入血竭五分，再服一剂，疼止热退，三剂痊愈。(《中医验方汇选》)

妊娠期肠痈

王某，女，27岁，城市居民。1976年3月8日初诊。妊娠已三月余，阵发性右下腹痛。开始时痛不甚剧，发热恶寒，三小时后，痛势剧烈，右腿不能伸直，脉象弦数，舌苔黄腻。治宜清利湿热，行气止痛。方用清肠饮：

当归9克，杭菊18克，生地15克，蒲公英18克，二花20克，枳壳6克，黄芩9克，连翘12克，栀子9克，木香6克，甘草3克，香附18克。

3月10日二诊：服药二剂后，腹痛稍缓，胃纳不好。原方加鸡内金9克，二剂。

3月13日三诊：腹痛消失，食欲较好，再以下药调理：

当归9克，白芍12克，生地12克，白术9克，香附9克，甘草3克，鸡内金9克，服药后，病转痊愈。(《中医医话医案集锦·潘养之》)

184 开胃救亡汤

人有大肠生痈，右足不能伸，腹中痛甚，便出脓血，肛门如刀割，此肠痈已经溃烂也。能食者生，不能食者死。虽然，不能食之中亦有非因火毒之炽而然者，又不可因其不能食而弃之也。大凡生此各种痈疽，俱以有胃气为佳，无胃气，毋论阴毒阳毒多不可救。故治阴疽之病，断以扶胃气为第一法，而少加之败脓祛毒之药，则正气无伤而火毒又散。今大肠痈破，而致饮食不思，则胃气已尽绝，大危之症也。不急补胃，惟治痈，必死之道也。

人参一两，金银花二两，山药一两，生甘草三钱，薏仁一两，玄参一两，白术一两，山羊血(研末)一钱，水煎调服。

【方解】此方全去救胃，而败脓祛毒已在其中。妙在金银花虽治毒而仍滋阴之药，为疮家夺命之物，军乃至仁至勇之师，又得参、术以补助其力，即散毒尤神。山羊血，止血消渴，且善通气，引诸药入痈中解散之，乃乡导之智者也。

按：《辨证奇闻·卷十四》《洞天奥旨·卷六》同。

【临证参考】

山羊血，《本草汇言》：能活血、散血，如跌扑内损，血胀垂绝，或内伤脏腑筋骨膜络，外损血脉破裂，皮肉色变，气将绝者，用一二厘，温酒调化，灌入喉中。

【验案选要】

少腹痈

邑东宋湾宋国选，年近七旬，患少腹痈。迎余往治，病已月余，命似悬丝，后事已备。伊云："自知难愈，只因幼乏子嗣，五十方生一子，现十余岁，老妻五十余，其它无人。倘余不起，留下孤儿寡母，虽有几亩薄田，必不能守，将来不知留流何所。每念及此，肝肠寸断。祈先生大施仁慈，万一得愈，合家不散，德戴二天矣。"余问曰，"出恭如何"？伊云："每逢出恭用力，疮口出血如注，大概约有一茶盅许。"诊其脉幸有力有神，许其可治。遂用十全大补汤服之，外上红升丹，化腐生肌，提脓拔毒，以膏盖之。由此饮食日增，精神日强，疮日渐敛，大便时亦不出血。共服药二十帖，调治月余，诸症全瘳。

党参 12 克，白术 10 克，云苓 10 克，炙甘草 6 克，油桂 10 克，黄芪 15 克，熟地 15 克，当归 10 克，川芎 10 克，白芍 12 克，附子 10 克，炮干姜 10 克，白芷 10 克，陈皮 6 克，山药 10 克，五味子 6 克，没药 6 克，乳香 6 克，金银花 15 克，连翘 10 克，水煎服。（《湖岳村叟医案》）

185 六味地黄汤加味

人有大肠生痈，小腹痛甚，淋漓不已，精神衰少，饮食无味，面色萎黄，四肢无力，自汗盗汗，夜不能卧，人以为火盛生痈也，谁知水衰不能润肠耳。若作久毒治之，鲜不变为死症，必须大补其肾水，而并补其脾胃之气，则脾胃化精，生水更易，枯涸之肠一旦得滂沱之润自然淹足，不必治痈而痈已化，气血足而肌肉生也。

熟地二两，山药八钱，牡丹皮六钱，山茱萸八钱，茯苓三钱，泽泻一钱，人参一两，黄芪五钱，麦冬一两，水煎。

【方解】此方六味以补肾水，加人参、麦冬、黄芪以补脾胃之土，土旺而肺气自旺。肺与大肠为表里，且又为肾之母，自然子母相需，表里相顾。

按："六味地黄汤"加人参、黄芪、麦冬。《辨证奇闻·卷十四》同。

【临证参考】《黄澹翁医案·卷三》治大肠痈：大熟地、干山药、白茯神、熟洋参、五味子、甘草、川续断、牡蛎粉、芡实、金樱子、蜜蜡，獭猪腰，煨烂杵丸。

【验案选要】

肠痈

黄美倩翁令媳汪氏，产后腹痛四月，真州来郡，借居吴天其翁宅就医。诊脉细数而涩,脐下作痛,午后发热,恶寒咳嗽盗汗,俨然虚损也,而经水或红或淡,犹未止。询真州时道治法,或用大黄、红花、桃仁,或用肉桂、炮姜、附子,遍治不效。渐增发热咳嗽,脉症皆属阴虚,但败浊屡月不止,则非积瘀,又腹痛有形,脉不紧,且已用姜、桂、附子而痛不减,则非寒。余拟其为肠痈,未遽用药,令其看腹皮粗糙否?脐中有臭水否?腹内可有水声,大、小二便可坠胀?所下败浊似脓血否?病人答云:"件件皆有"。余曰:"此肠痈,误治无疑也。今已溃,未收口,须两月方愈,不能急效。"病人唯唯,遂以六味地黄汤去泽泻,加人参、苡仁、当归、赤芍、桃仁、肉桂为煎剂,外用六味地黄丸去泽泻,加人参、黄芪,此外科治肠痈七贤散(按:见《外科正宗·卷三》)也,用蜜为丸。如此煎丸并服,一月咳嗽发热先退,又半月,脓血方净,而痛亦止,完口之后,回真州。(《素圃医案》)

少腹痛

某。少腹痛症,有气血凝滞者,有湿热流注小腹者,有寒湿郁结而成者。恙起去夏,少腹板硬,攻冲作痛。少腹乃广肠部位,肝脉游行之所。肝气怫郁,寒邪乘之,肠胃之气化失利,血随气阻,日久正虚,邪凝愈甚,自冬及春,愈形高肿,色红而软,内脓已成,定须补溃。然肠膜受伤,恐粪秽并出,且饮食少进,溲赤便闭,内热舌干脉数,阴伤热郁,倘出脓后胃气不苏,元气不续,深为可虑。若论疡科治法,当补托化毒之剂,然虚不受补,清则碍脾,治当舍外而从内,宜调胃育阴,阴充便自通,胃和而食自进矣。

生首乌、怀山药、柏子仁、茯苓、谷芽、北沙参、广皮、当归、玉竹、毛燕。

二诊:肠痈外溃,已得微脓,且秽从孔出,浊气外泄,大非所宜,脉象虽和,食虽渐进,惟虑正气与浊气并出,有上下交脱之虑。急当原方加白芍、参须、熟地。

三诊:腑气已通,原方加党参、石斛,去柏子仁、生首乌。

四诊:肠痈溃后,脓少气多,肿平一半,脉静身凉,一夜神安熟寐,是属佳兆。黎明之际,外患复增肿痛,卯时虚气滞于大肠,邪正交攻,肠膜损伤,恐难完固。当阴阳并补,兼以护膜,保无更变乃佳。

潞党参、怀山药、炙甘草、象牙屑、茯苓、当归、广皮、玉竹、大熟地、白芍、参须、黄丝绢。(《外科集腋》)

186 两间汤

治大肠痈。(《洞天奥旨·卷十五》)

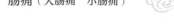

薏苡仁二两，生甘草一两，当归二两，锦地罗一两，紫花地丁五钱，槐米三钱，天花粉三钱，水煎服。

187 泄毒至神汤

人有腹痛口渴，左足屈而不伸，伸则痛甚，手按其痛处更不可忍，人以为肠中生痈也，然而肠中生痈不同，有大小肠之分，屈右足者大肠生痈，屈左足者小肠生痈也。今屈而不伸者即在左足，是痈生于小肠而非生于大肠矣。惟是大肠之痈易治，小肠之痈难医，以大肠可泻而小肠难泻也。虽然，得其法又何不可泻哉。盖大肠可泻其火从糟粕而出，小肠可泻其火从溲溺而泄也。（《以下原文选自《辨证录·卷十三》》

金银花三两，茯苓一两，薏仁一两，生甘草三钱，车前子三钱，刘寄奴三钱，泽泻三钱，肉桂一分，水煎服。

【方解】此方俱利水之药，止一味金银花消毒之味，何以建功之神如此？盖小肠之毒必须内消，而内消之药，舍金银花实无他药可代，以他药消毒皆能损伤正气，而小肠断不可损伤，故必须以金银花为君。但金银花不能入小肠之中，今同茯苓、薏仁、泽泻、车前子之类引入小肠，又加肉桂一分，得其气味引入膀胱，从溲溺而化。又恐火毒太盛，诸药不能迅逐，更加刘寄奴之速祛，甘草之缓调。

按：《辨证奇闻·卷十四》同；《洞天奥旨·卷六》金银花为一两，余同。

【临证参考】《外科真诠》治小肠痈，初起发热恶风，自汗，身皮甲错，关元穴隐痛微肿，按之腹内急痛，小水滞涩，左足屈而不伸者，小肠痈也，宜服泄毒汤（按："泄毒至神汤"加栝楼）五六剂。

【验案选要】

肠痈

肠内痈脓将足，脉细食少。治以托里，冀其外溃为妙。

黄芪、银花、穿山甲、肉桂、当归、赤苓、泽泻、皂角刺、苡仁、广皮、血珀屑。（《王旭高临证医案》）

小肠痈

乡人某，面瘦而色灰白，左脐下板痛，左足屈而不伸，余曰：此小肠痈也。方用金银花三两，茯苓、薏仁各一两，车前子五钱，刘寄奴、泽泻、甘草各三钱，生肉桂一钱,水煎服三剂,则小便大通而愈(小孩患此减半服)。按:小肠痈初起关元穴脐下三寸,隐隐作痛,左足渐不能舒,至小便出脓,甚至脓出脐内,则难救矣。盖肠痈必须内消(无论大小肠),然火毒极盛,非杯水可救,必服大剂方能清散。是证由于肾水不足,水衰火旺,火无制则毒结成痈。银花解毒滋阴,以之为君,不致损伤正气,但不能直入小肠,须与茯苓、车前、泽泻、薏仁并用,方能引入。复加肉桂引入膀胱,俾毒由尿化。甘草性缓,寄奴性急,缓急相调,诸药无扞格之虞矣。(《过氏近诊医案》)

188 内化丹

人有腹痛呼号不已,其痛却在左腹,按之痛不可忍,不许人按,医以为食积在大肠也,谁知是小肠之生痈耳。凡肠痈必屈其足,而今不屈足,似非肠痈之病。然肠痈生于肠内者必屈其足。在大肠者屈右足而不伸,在小肠屈左足而不伸也。若痛生于肠外者,皆不屈足。痛在左则小肠生痈,痛在右则大肠生痈也。至食积燥屎之痛,时而痛,时而不痛。故痛在左,明是小肠之外生痈也。大小肠生痈于肠内尚可破溃,而大小肠生痈于肠外断不可使之破溃者,以肠外无可出之路,皆必死之症也,而小肠更甚,必须急早治之。

金银花四两,当归二两,车前子五钱,生甘草三钱,茯苓一两,薏仁一两,水煎服。

【方解】此方即前方之变方也。但前方以利水之中而行其败毒之法,此方于利水之中补血以败毒之法也。盖痈破利水,则毒随水出,易于祛除;痈未破,不补血以利水,则水泄而血虚,难于消化,同中之异,不可不知也。然此方亦须急早治之则有益,否则痈虽愈而瘀血流于肠外,必有终身腹痛之病也。

按:《辨证奇闻·卷十四》《洞天奥旨·卷六》同。

【验案选要】

小肠痈

李氏。寒热脉数,少腹左偏痛引内,数日一更衣,左足不伸,此小肠痈也。盖小肠火腑,由气血壅滞经隧,发为痈毒。宜先彻其在里瘀热,则痛势缓而痈内消。用大黄三钱、硝石一钱、归尾钱半、赤芍二钱、桃仁一钱。数服痛减,次用乳香、甘草节、金银花、连翘、当归、木瓜、薏米、牛膝,数服而消。(《类证治裁·卷七》)

189 小柴胡汤加味

因其初病之时，辨其小便之有血无血耳。初起痛而足屈，若小便无血，乃是生痈；初起痛而足屈，小便有血，乃是火痛，断不可瘥也。治之法泻其火邪，不必化毒而痛止足伸矣。

柴胡一钱，黄芩三钱，甘草一钱，茯苓五钱，人参二钱，半夏一钱，水煎服。

【方解】小柴胡汤既舒其肝胆之气，则火气上炎，其生既顺而不逆。又得茯苓以清消其水气，水流而血自归经，此方之所以奇耳。

按：《辨证奇闻·卷十四》人参为一钱，余同。

【临证参考】《常见病验方》治肠痈：柴胡三钱，白芍四钱，枳壳三钱，甘草一钱，红藤三钱，水煎服。又可用上药制成散剂服。

【验案选要】

肠痈

王某，女，9岁，学生。1992年11月5日初诊，患者右下腹疼痛拒按伴有发热恶心呕吐1天。检查：右下腹压痛、反跳痛明显，苔黄，脉弦数。诊断为"肠痈"，西医属"急性阑尾炎"。此属饮食不节，食滞中焦，湿热内蕴，导致肠道气滞血瘀，瘀滞热积不散。治以清热解毒，行气止痛。处方：柴胡、黄芩、法夏、生大黄（后下）、川楝子各12克，丹皮、元胡、桃仁各10克，金银花30克，蒲公英20克，甘草3克。文武火煎服，1剂/天，服用3剂后疼痛大减，继服6剂，疼痛消除。[何柏森.小柴胡汤在外科疾病的运用.时珍国医国药.2001,12（3）：252-253]

190 王公汤

治小肠痈。(《洞天奥旨·卷十五》)

王不留行一两，生甘草五钱，蒲公英一两，车前子三钱，水煎服。

【临证参考】《常见病验方》治阑尾炎：黄花地丁（按：蒲公英）一大把，水煎服。

191 三真汤

治大小肠痈。（以下原文选自《洞天奥旨·卷六》）

地榆一斤，水十碗，煎三碗，再用生甘草二两，金银花一两，同煎一碗服。

按："救肠败毒至圣丹"去当归、苡仁，加甘草。

【临证参考】《常见病验方》治阑尾炎：地榆、槐花各一两，半枝莲五钱，甘草八分,鲜生地一两,连根葱二十枝,水煎服。

192 救肠败毒至圣丹

治大小肠痈。

金银花八两,煎水二碗,当归三两,地榆一两,薏仁五钱,水十余碗,煎二碗,同金银花分作二服,上午一服,临睡一服。

【方解】肠痈必须内消,而火邪甚急而甚大,非杯水可救,必须大剂始效。然大剂败毒,恐伤元气,惟金银花败毒而又补阴,故可重用也,若少少用之,反无益。

按:《石室秘录·卷一》同。

【临证参考】《常见病验方》治急性阑尾炎:金银花八两,全当归二两,地榆一两,苡米五钱,先把金银花八两,用水十碗煎至二碗,再将其余三味用水十碗,亦煎至二碗。再以金银花汤分作二份。中午一份,晚上一份。

193 犀归汤

治肠痈,腹濡,内隐隐朽痛,大小便秘涩。(以下原文选自《洞天奥旨·卷十五》)

犀角(真者,锉末)一钱,煎好,后入大黄(酒炒)一钱二分,牡丹皮二钱,桃仁(去皮、尖)二钱,冬瓜仁二钱,薏苡仁五钱,芒硝七分,金银花一两,当归五钱,上咀,一剂,水煎空心服。

按:为仲景"大黄牡丹汤"加味;《外科启玄·卷十二》名"犀角大黄汤"。

【临证参考】《和剂局方·卷八》"小犀角丸"治肠痈、乳痈、发背,一切毒肿,服之化为水:犀角屑三两,防风、当归、人参(各去芦)、川升麻、黄芪(去苗)、甘草(炙)、黄连(去须)、干蓝蓝、黄芩、栀子仁各一两,大黄一两一分(蒸,焙),巴豆二十二枚(去皮、膜、心,炒出油,细研)。上为细末,入巴豆匀,炼蜜搓以为丸,如梧桐子大。每服三丸,温汤下,利三两行,吃冷粥止之。不利,加至四五丸,初服取快利,后渐减丸数,取微溏泄为度,老、小以意加减,肿消及和润乃止。利下黄白水,觉肿处皮皱色变,即是消候。一切肿毒皆内消,神验不可论。《保婴撮要·卷十四》"桃仁汤"治肠痈,腹中痛,烦躁不安,壅痛,大便闭涩,亦有绕脐生疮者:桃仁、大黄(炒)、牡丹皮、芒硝、犀角(锉)、冬瓜仁(研)各二钱,上水煎,入犀角末服。二方皆以犀角为君药,现以牛角代用,用量要大。《常见病验方选编》治急性阑尾炎右下腹痛较重,压痛及反跳痛明显,发热高:银花一两,连翘五钱,丹皮、黄芩、山栀、大黄、广木香、枳壳各三钱，每日二剂，水煎分四次服。无丹皮改赤芍；口渴加天花粉三钱。《中草药土方土法》治肠痈：红藤二两，金银花藤二两，大黄三钱，水煎，加酒少许，一天分二次服。

【验案选要】

小肠痈

李氏。寒热脉数，少腹左偏痛引内，数日一更衣，左足不伸，此小肠痈也。盖小肠火腑，由气血壅滞经隧，发为痈毒。宜先彻其在里瘀热，则痛势缓而痈内消。用大黄三钱，硝石一钱，归尾钱半，赤芍二钱，桃仁一钱。数服痛减，次用乳香、甘草节、金银花、连翘、当归、木瓜、薏米、牛膝，数服而消。（《类证治裁·卷之七》）

大肠痈

访仙桥，某，三十八岁。体本虚弱，湿火又旺，腹痛右半较甚，延今一月，并不寒热，苔白灰干，腰折不直，此大肠痈也。进化瘀导滞法。

当归、生苡仁、粉丹皮、乌药、桃仁、怀牛膝、白芥子、青皮、红花、赤芍、生草节、银花、两头尖。

复诊时未见增损。腰腹之痛如前未减，再宗前方进取。生川军、生草、炙甲片、新会皮、桃仁、赤白芍、银花、通草、白芥子、当归、怀牛膝、象贝母、两头尖，服六剂效。（《巢渭芳医话》）

肠痈

1971年仲秋，余治杨氏女，16岁，患病8日，少腹剧烈疼痛而手不可近，其痛难忍，竟不辨左右轻重。腹胀满，身发热，大便秘结，小便黄赤，舌质紫，苔黄，脉弦数而大，疑属肠痈。以大黄牡丹汤加败酱草30克，蒲公英30克，薏苡仁30克治之。药进2剂，患者便下脓血甚多，腥臭难闻，病亦随之而愈。

同年孟冬，又治伍某，年45岁，患病9日，右下腹疼痛剧烈，腹部胀满，腹皮拘急，按之无积块，右腿屈伸不利，大便时夹脓血，舌苔黄而腻，脉沉数有力。又以大黄牡丹汤加味治之，亦下脓血而愈。（以上《当代中医名家医话·外科卷》熊继柏治案）

194 清肠消毒丹

肠痈之症，此方最妙，但亦治初起之病也。久则内必出毒，更当另用奇方，

以助其溃脓。(《石室秘录·卷一》)

甘草三钱，金银花二两，地榆一两，当归二两，牛膝一两，乳香三钱，没药三钱。水先煎甘草五味，取一碗，调乳香、没药末三钱饮之；渣水再煎一碗，又调乳香、没药末三钱饮之，大约早服头煎，晚服二煎。

按："救肠败毒至圣丹"去苡仁加甘草、牛膝、乳香、没药；"三真汤"加当归、牛膝、乳香、没药。

【临证参考】《本草汇言》治肠痈、肚腹痛、内疽诸证：大蓟根叶、地榆、牛膝、金银花，俱生捣汁，和热酒服良。如无生鲜者，以干叶煎饮亦可。

【验案选要】

肠痈

郝某，男，15岁。1952年11月患肠痈。诉腹部剧痛，泻下紫色瘀血、粪便恶秽腥臭。脉沉涩。用锦草解毒汤方，服一剂后腹痛减轻，身出微汗，泻下之血变鲜红色。服二剂后，周身出汗，腹疼大减，嗓音不哑，大便黄色亦无血迹。以后继照此方连服八剂，历时十余日痊愈。

锦草解毒汤：地锦草一两，陈槐花五钱，白头翁三钱，侧柏炭三钱，地榆炭一钱，祁艾炭一钱，金银花三钱(半生半炒)，山药五钱(半生半炒)，台党参八钱，黑芥穗二钱，粉甘草三钱，茯苓五钱，连翘二钱，菖蒲二钱五分，蒲公英五钱，水煎，分两次空心服。(《中医验方汇选》)

臀痈

臀之上乃足太阳膀胱之所属也。本经多血少气，而臀上尤气之难周到者也，故不生痈则已，一生痈则肉必大疼，以气少不及运动耳。故初起即宜用补气以生血，而佐之化毒去火之品，痈自易散。……倘痈少向胯骨之间，近于环跳、承扶之穴者，又足少阳之部位也。足少阳为少血多气之府，又与足太阳相反，然补中用攻，则二经相同。兼补气血而佐之化毒去火，未尝不共建奇功也。(《洞天奥旨·卷六》)

195 木莲散痈汤

治臀痈。

生黄芪五钱，当归五钱，木莲三个，豨莶一钱，苍耳子一钱，紫花地丁五钱，生地三钱，玄参三钱，牵牛一钱，柴胡一钱，赤芍二钱，水煎服，服二剂即散。如已溃者，此方不可服，照背痈方法治之。

　　按：木莲即薜荔。

　　【临证参考】《外科精要》治一切痈疽初起，不问发于何处：用木莲四十九个，揩去毛，研细，酒解开，温服。功与忍冬草相上下。

　　【验案选要】

　　臀痈

　　吴江宁见源，久居林下，年近古稀，常自逞强健，乘船起岸，每不欲人扶。一日下舟，偶尔失脚堕水，足大股挫气作痛，左胁亦映痛，顺气活血之药，服至数十贴，两处之痛，已愈三月矣。忽于左股内髀枢作痛，彼处医家以此部分乃肝经所络之地，高年肝血不足，虚而作痛，及服四物养血之药，而痛处且肿矣。继而有做湿痰流注，有做肝经久郁，有做昆仑气逆者，疼痛日甚，憎寒作热，甚至不可忍，惟求速死为幸。予诊其脉，六部洪数而左关尺带弦，诸公子悉述前医治疗无效之药，予曰：尊翁此处曾有伤否？诸公子始述前堕水之由。予曰：此必瘀血未尽，留而成毒也。因起视痛处，已有脓在内，亟令延外科商之。诸公子曰：前遍请外科诊治，彼说是内科病。予曰：今已形之外矣。试延之，吾自有用处。外科至，予令以针破之，出脓血数碗，服大料参芪托里散，数十剂而愈。（《陆氏三世医验》）

骨痈（多骨痈）

　　痈生之后，其口不收，腐烂之中，忽长一骨，疼痛难熬，俗以为多骨痈也，谁知乃湿热之毒所化乎。内用五神汤，或九转神丹，利其湿热而又不耗其气血，不必化骨而骨自化。倘必欲奏功甚速，外用飞过密陀僧，桐油调膏摊贴，亦相得益彰，而最效尤捷也。（以下原文选自《洞天奥旨·卷七》）

196 五神汤

统治多骨痈。

茯苓一两，车前子一两，金银花三两，牛膝五钱，紫花地丁一两，水煎服。

　　【方解】此方用茯苓、车前以利水，紫花地丁以清热，又用金银花、牛膝补中散毒。（《辨证录·卷十三》）

按:《辨证奇闻·卷十四》《辨证录·卷十三》同。"五神汤"临证应用广泛,疗效卓著。灵活加减可治各种淋证、股肿、青蛇毒、流火、瓜藤缠、委中毒、急慢性咽炎、急慢性扁桃体肿大、咽部扁桃体化脓、下肢丹毒、带状疱疹、囊痈、血栓性浅静脉炎等多种疾病。

【临证参考】王国柱等治骨科术后感染用五神汤加减方,水煎服,1 天 1 剂,分两次口服。主方组成:茯苓 9 ～ 12 克,车前子 9 ～ 12 克,金银花 10 ～ 15 克,牛膝 10 ～ 15 克,紫花地丁 15 ～ 20 克;加减:气血虚弱者加党参 10 ～ 15 克,生黄芪 10 ～ 15 克,当归 10 ～ 15 克,熟地 10 ～ 15 克,川芎 10 ～ 15 克;疼痛剧烈者加丹参 10 ～ 15 克,乳香 9 ～ 12 克,没药 9 ～ 12 克;热毒炽盛者加野菊花 15 ～ 20 克,蒲公英 15 ～ 20 克,牡丹皮 10 ～ 15 克;脓排不畅者加用穿山甲 10 克,皂角刺 12 克。[王国柱,陈志辉,白娟 . 五神汤配合西药治疗骨科术后感染 63 例 . 陕西中医 .2014（1）: 33–34]

197 九转神丹

治多骨痛。

白矾二钱,茯苓一两,车前子五钱,黄柏三钱,紫花地丁五钱,连翘三钱,牛蒡子三钱,穿山甲一片,萆薢五钱,水煎服。四剂骨消,再用"加味四君子汤"调理。

按:"五神汤"去金银花、牛膝,加白矾、黄柏、连翘、牛蒡、穿山甲、萆薢。

【验案选要】

化脓性骨髓炎伴化脓性髋关节炎

董某,男,12 岁,学生。1987 年 9 月 17 日入院。26 天前左臀及左大腿根部开始疼痛,逐渐加重肿起,髋屈而不能伸,发热,体温波动在 38℃～ 39℃。其家长初以为伤风,服生姜汤无效。到乡卫生所诊为风湿,服消炎痛、安痛定等药只能暂缓疼痛。又经注射青霉素、链霉素、安痛定等药见好转。查:体温 38.9℃。左臀下部及左大腿上段漫肿,皮色如常,压痛,无波动感。左髋屈曲,伸则疼痛,活动障碍。白细胞:15600,中性粒细胞 0.88,淋巴 0.12。X 线摄片:左股骨头、颈、大小转子及股骨上段广泛虫蚀样骨质破坏,层状骨膜反应,左髋关节面破坏,边缘毛糙。诊断:左股骨急性化脓性骨髓炎伴化脓性髋关节炎。证属毒热蕴结骨髓关节,气血壅滞。治以清解骨髓关节瘟热,活血消肿。处方:白矾 4 克,败酱草、板蓝根、银花、生地、连翘、赤芍各 20 克,秦艽 15 克,地龙 8 克,川牛膝 10 克。

水煎服，每日 1 剂。5 剂后发热减退，肿胀消半，疼痛好转。继服 15 剂肿消痛止。嘱其做屈髋运动，于上方加杜仲、骨碎补各 15 克。服 15 剂后可以下床少量活动，继服 30 剂活动如常。复查血象正常，影像检查好转。带药 20 剂出院。1989 年 5 月摄片，骨质修复，髋关节面光滑。[秦国进.外科疾病应用白矾治验举偶.中医药学报.1991（6）：35-36]

198 加味四君子汤

人参五钱，茯苓一两，生甘草二钱，金银花一两，牛膝五钱，炒白术一两，水煎服。以疮口生满日为度。

【验案选要】

多骨疽

一女人左口上牙根突肿如栗，坚硬如石不痛，此多骨疽也。药亦不效，后三年始痛，破流臭脓，后出多骨，形如小鳖；肿仍不退，此骨未尽，稍入又出小骨二块，枯色棱，其肿方退。以四君子汤加升麻、陈皮，外以甘草煎汤漱口，生肌散日搽三次而收敛。

生肌散：治磨骨脱出，肌肉生迟、不能收敛者，用此搽之：石膏、轻粉、赤石脂各一两，黄丹（飞）二钱，龙骨、血竭、乳香、潮脑各三钱，上为细末，先用甘草、当归、白芷各一钱，煎汤洗净患处，用此干掺，软油纸盖扎，二日一洗一换。（《外科正宗·卷三》）

199 密陀僧散

外用飞过密陀僧，桐油调膏摊贴。

按：出《本草纲目·卷八》引《寿域神方》：骨疽出骨，一名多骨疮，不时出细骨……故有多骨之名。以密陀僧末，桐油调匀，摊贴之，即愈。

【验案选要】

慢性化脓性骨髓炎

李某，男，12 岁，学生。右小腿溃烂流脓 8 个月。此前有右胫骨中、上段开放性骨折史及高热寒战史。检查：右小腿中、上段前外侧有一窦道，内有脓性分泌物溢出，恶臭，周围皮肤色素沉着，并布满湿疹。X 线检查：右胫骨中、上段骨干增粗变形，皮质增厚、硬化，骨髓腔变窄，内有圆形、椭圆形透亮区，周围见大小不等致密死骨影。诊断：右胫骨中、上段慢性化脓性骨髓炎。治疗：给补液，少量多次输血,全身应用先锋霉素五治疗,清洗伤口,隔日用密冰散外敷。初换 5 次均见敷料上及窦道周围有大量稠厚脓液,腥臭味,其中杂有若干细碎或条状死骨块。2 周后脓液逐渐稀淡。3 周后肉芽红润新鲜,窦道渐愈合。X 线复查,未见死骨影。随访 1 年半无复发。

密冰散:密陀僧 30 克,冰片 0.3 克。先将密陀僧研极细末,再加入冰片,稍研磨后,装入茶色玻璃瓶中密闭保存。另备优质桐油 100 ~ 150 毫升。按外科常规换药方法清洗窦道及其周围。取适量密冰散放在 50 毫升搪瓷杯中,倒入适量桐油,搅拌成糊状,将其敷在窦道口上及其周围,然后依次覆盖高压消毒过的白棉布、牛皮纸,用胶布固定,绷带包扎。脓性分泌物多者,每日外敷 1 次,脓液少的,隔日外敷 1 次。同时全身应用敏感抗生素。待窦道肉芽新鲜、无脓液流出时,按外科常规换药方法处理,直到伤口愈合。[刘芝华 . 密冰散外敷治疗慢性化脓性骨髓炎 33 例 . 中医外治杂志 .2002(6):5]

200 化骨至神丹

多骨疽乃生于大腿之中,多生一骨者是,乃湿热而生者也。(以下原文选自《石室秘录·卷二·下治法》)

当归一两,金银花一两,白芍一两,柴胡一钱,茵陈三钱,龙胆草二钱,白术三钱,生甘草三钱,水煎服即愈。苟或失治,即长一骨,横插于皮间作痛,必须取出此骨始愈。以铁夹钳出之,外用前"生肌方"药膏贴之。

【方解】此方妙在用白芍。盖白芍能平肝木,又能活筋。白芍不特平肝木之火,兼能散肝木之邪,邪去则筋舒,筋舒则似骨非骨者尽化,又加金银花原能去毒,此二味之所以相济也。

【临证参考】《医略存真》:多骨疽症,有疮疡溃久,脓水结成者,有先骨胀,而后破溃出骨者。……考是疽生于胫骨,或于足跗,而臂与头额亦有之。身半以下者,湿兼热也;身半以上者,湿兼痰也。营卫不利,脾气不从,以致湿痰停壅,郁蒸化热,而为腐骨。初起隐痛之时,张仲景(按:陈氏《石室秘录》托名传方老师之一)所谓多骨疽生于湿热。湿热之症,乌可徒用湿补?宜以芎、归、二陈、赤芍、羌活、秦艽、僵蚕、竹茹等消散。在臂者加桂枝、桑枝,兼进指迷茯苓丸;在头者加防风,日久不消加参须、白术扶脾;在下者,胫骨肿痛,宜化骨至神丹加知、柏,以利湿清热;如溃久不敛,骨不出者,始可与肾气、养营等方补托。

附：岐天师化骨神丹：金银花、当归各三钱，白术三钱，茵陈、龙胆草、甘草各一钱，柴胡四分，水煎服。

出多骨方：乌鸡足胫骨一对，实白砒于骨内，黄泥包裹，炭火煅红存性，研末，用米饭为丸如绿豆大，以一丸纳入疮内，直抵多骨上，外以膏盖一夕，其骨自出。

201 消毒散

初生多骨疽之时。

大黄一两，芙蓉叶（晒干为末）一两，麝香三分，冰片三分，五倍子一两，藤黄三钱，生矾三钱，各为末，米醋调成厚糊一样。涂于多骨疽之左右四周，以药围其皮肉，中留一头如豆大，以醋用鹅翎不时扫之，若不扫，任其干围，则无益也，一日夜即内消。疽生于环跳之间，不用此围药，多成多骨疽。故疽一生，无论其有骨无骨，即以此药敷之，神效。其余痈疽疖毒，亦以此药敷之，无不神效。

【临证参考】《古方汇精·卷二》治一切外症初起，红热火症：锦纹大黄十六两，白芷四两，芙蓉叶二两，元参二两，各取净末，研至无声为度，用葱汁黄蜜调敷。

202 雷公传治多骨方 *

亦有治多骨之方，用内消之法最奇效。大凡毒至于环跳之穴者，即多骨疽也。

人参三钱，大黄五钱，蒲公英一两，金银花二两，天花粉三钱，薏仁三两，先用水六碗，煎薏仁取汤三碗。煎前药三碗，分作二次服，二日服两剂即消。

按：《痈医大全·卷二十》名"内消神方"。人参、大黄同用，则人参助大黄以奏功，大黄亦得人参而缓力……惟同用于一时，自然相制相宜，大黄无过攻之虞，而人参无过补之失也（《本草新编·卷三》）。如《辨证录·卷一》《医略十三篇》之"人参大黄汤"，《感证辑要·卷四》称"参黄汤"。而《赤水玄珠·卷三十》之"止痛妙绝饮"以人参、大黄益气解毒，伍乳没活血止痛，以治便毒肿硬，疼痛不已。皆可参考。

【验案选要】

慢性化脓性骨髓炎

张某，男，16岁，学生。1976年4月20日初诊。左腿膝上流脓疼痛二年余。1973年2月先发高热，继则左腿膝上肿胀，汉口某院住院治疗，未愈出院，疮肿溃烂流脓，经久不愈。1976年3月复去该院，诊断为左股骨慢性化脓性骨髓炎，拟手术治疗，病家不愿。查见左腿膝上三寸处肿胀，皮温略高，流出黄黏脓液，腥臭，形体消瘦，面色萎黄。舌质略红，苔黄腻，脉虚数。证属正虚毒盛，腐肉蚀骨。拟托毒消肿，扶正活血，托里消毒散化裁。

黄芪 15 克，赤芍 9 克，归尾 9 克，乳香 9 克，白术 9 克，茯苓 9 克，银花 20 克，白芷 9 克，皂刺 9 克，桔梗 9 克，紫花地丁 15 克，蒲公英 15 克，甘草 3 克，3 剂，日 1 剂。加服蛇蜕大枣丸，外用白降丹药捻。

二诊：4 月 6 日，局部疼痛、红肿减轻。揭去药料，流出黏黄脓液，且有腐肉流出。即以利骨丹药捻着骨。舌红，脉沉细弱。实邪大减，正虚显露，方以人参养营汤加丹参 15 克，连服七剂。

三诊：4 月 15 日，精神明显好转，疮道有新鲜肉芽生长，隔日以桃花散、海浮散交替换药，内服方同上。

共治疗三月，痊愈。(《南郑医案选》张启兴验案)

恶疽

人有四肢之间，或头面之上，忽然生疽，头黑皮紫，疼痛异常，此阳证之毒也，治不得法，亦能杀人。(《辨证录·卷十三》)

203 消疽散

生地三钱，连翘三钱，忍冬藤一两，白芷三钱，夏枯草一两，地榆三钱，天花粉三钱，生甘草二钱，当归一两，水煎服。

【方解】此方通治恶疽之方。凡生疽者，以此方投之，无不神效。盖补血散毒，则血活而毒难留，凉血清火，则血寒而火易散。疽多阳证，所以治无不宜也。

按：《辨证奇闻·卷十四》白芷为二钱，余同。

【临证参考】《青囊秘诀·上卷》"治恶疽方"治恶疽：荆芥三钱，甘草三钱，天花粉三钱，当归一两，玄参一两，金银花八钱，陈皮一钱，蒲公英五钱，牛蒡子二钱，水煎服，若在咽喉者加桔梗三钱；若在下体者加地榆三钱。

臂痈

两臂生痈，乃肩贞、臑俞之穴也。其经属手太阳小肠，似非阴之部位，较颈、对口、背上少轻。然治之不得法，亦能杀人，故亦宜辨其阴阳也。痛而高突者，阳也；痒而平颓者，阴也。阳用"三星汤"，阴用"消痈还阳汤"。……然阳痈可以

汗散，而阴痈必须补散也。（以下原文选自《洞天奥旨·卷七》）

204 三星汤（重方）

见前"脑后发"。

【验案选要】

生疔臂上

梁溪一妇人生疔臂上，服此半日，立出血脓愈。

连翘二钱，白芷二钱，甘菊一两，紫花地丁五钱，白及二钱，粉甘草三钱，金银花五钱，生地三钱，地榆四钱，皂角刺一钱，栝楼根二钱，茜草三钱，鼠粘子一钱。（《广笔记·卷三》）

205 消痈还阳丹

治两臂生痈，变成阴疽。

人参三钱，白术一两，生甘草三钱，天花粉三钱，生黄芪一两，金银花二两，肉桂一钱，当归五钱，乳香末一钱，水煎调服，一剂痒变痛，二剂痛如失，三剂全消。

【方解】此方与"七圣汤"相同，而意气各异，"七圣"治已溃者也，此方治未溃者也。已溃者以生肉为先，未溃者以护肌为主，所以"七圣汤"内无乳香、天花粉者，正以二味之中有拥卫之功耳。（《辨证录·卷十三》）

按：《辨证奇闻·卷十四》《辨证录·卷十三》同。

206 转功汤

治臂痈。

黄芪二两，当归一两，生甘草三钱，肉桂二钱，白术一两，远志五钱，紫花地丁五钱，贝母三钱，水煎服。一剂而疮口反痛，二剂而痛轻，三剂长肉，又用二剂全愈。

膝痈

膝之上不能生痈，膝痈者，生于膝之内外也。膝之内外，经穴各别。膝外生痈者，乃阳关、阳陵泉之穴也，是足少阳胆经之部位，名托疽。膝内生痈者，乃血海、阴陵泉之穴也，是足太阴脾经之部位也。二经虽分，而多气少血则彼此同之。总以补血为主，而佐之补气以败毒，则血旺而毒易散也。

207 全生散

治膝痈不论内外。

生黄芪四钱,当归一两,金银花一两,茯苓三钱,薏仁五钱,牛膝三钱,地榆一钱,白术三钱,草薢三钱,天南星一钱,生地黄五钱,水数碗,煎一碗,空腹服之。

加减:不论已溃未溃俱效。倘是阴证,本方加肉桂一钱,去地榆,多加熟地。

按:本方去茯苓、薏仁、地榆、白术、草薢、天南星、生地黄,加石斛、远志肉为《验方新编》之"四神煎",后世应用广泛。

【临证参考】《验方新编·卷八》"四神煎"治两膝疼痛,名鹤膝风:生黄芪半斤,远志肉、牛膝各三两,石斛四两,用水十碗煎二碗,再入金银花一两,煎一碗,一气服之。服后觉两腿如火之热,即盖暖睡,汗出如雨,待汗散后,缓缓去被,忌风。一服病去大半,再服除根,不论久近皆效。

【验案选要】

鹤膝疽

吴,左。鹤膝疽已久,漫肿疼痛,皮色不变,难于步履。两天本亏,风邪痰湿稽留络道,营卫闭塞不通,姑拟益气祛风,化湿通络。

生黄芪五钱,全当归二钱,西秦艽二钱,怀牛膝二钱,晚蚕沙(包)三钱,海桐皮三钱,木防己二钱,陈木瓜二钱,白茄根二钱,川独活七分,生苡仁四钱,藏红花七分,油松节(切片)二钱,贴阳和膏。

二诊:两天本亏,风邪痰湿稽留络道,营卫闭塞不通,左膝漫肿痹痛,不便步履,防成鹤膝,仍宜益气祛风,化湿通络。

生黄芪四钱,全当归三钱,怀牛膝二钱,西秦艽二钱,云茯苓三钱,生苡仁四钱,木防己二钱,广陈皮一钱,杜红花八分,虎胫骨(炙酥)二钱,松节(切片)二钱。(《丁甘仁医案续编》)

委中毒

秦某,男,28岁。2010年4月26日初诊。前右侧腘窝疼痛3天,小腿伸屈困难,行动不便。就诊时腘窝处肿胀,皮色微红,疼痛,伴发热,体温37.5℃,大便干,小便赤,舌红苔黄腻,脉滑数。中医诊断:委中毒。证属湿热火毒。治宜清热利湿,解毒消肿。予五神汤加味:茯苓30克,车前子30克,金银花30克,牛膝15克,紫花地丁30克,野菊花30克,生黄芪15克,鸡血藤30克,甘草12克,日1剂,水煎分2次服。同时每日外敷芩柏膏。连续治疗3周,肿胀疼痛消失,结节消退。
[韩颐.五神汤中医外科临床验案举隅.河北中医.2010（12）：1817–1818]

208 鹤膝风方 *

鹤膝风治法,则又不然。此又因湿而战,立而行房,水气袭之,故成此疾。(《石室秘录·卷二》)

黄芪八两,肉桂三钱,薏仁四两,茯苓二两,白术二两,防风五钱,水十余碗,煎二碗,分作二服。上午一服,临睡一服,服后以厚被盖之,必出大汗,不可轻去其被,令其汗自干则愈。

【方解】此方妙在用黄芪以补气,盖两足之所以能动而举步者,气以行之也,今鹤膝之病,则人之气虚不能周到,行步自然艰难,今用黄芪半斤,则气旺极矣。又佐之肉桂以通其气,又佐之防风以散其邪,始相恶而相济。又佐之白术、薏仁,以去其寒湿之气。邪气去则正气自固,此功之所以速成也。若以为人不能受,畏而不用,则反害之矣。

【验案选要】

鹤膝风

张幼。膝肿连于委中,此系风寒夹湿,下注肝肾之络,由来一月,惟恐成功出脓之势居多,年幼质弱。拟独活寄生汤意,兼托兼消。

独活一钱,当归三钱,川牛膝二钱,木瓜一钱,防风一钱,左秦艽二钱,苡米四钱,黄芪三钱,连翘壳三钱,洋参一钱,没药六分,焦茅术五分,草薢一钱。(《外科集腋》)

腋痛（附：马刀挟瘿）

腋痈者,发于腋下天池之穴也。天池属手厥阴心包络,是经多血少气。此处发生痈疽,令人寒热大痛,掌热臂急,面赤,俗名挟痈,以手臂挟痈毒而称之也。

若坚而不溃者,为马刀挟瘿,亦须急治,则毒能消化。否则,年深日久,一发而不可疗也。

209 金银黍粘汤

治腋痈、挟痈。

黍粘子一钱,黄连二钱,当归一两,生甘草三钱,天花粉三钱,柴胡一钱五分,连翘二钱,红花一钱,玄参三钱,白芍三钱,金银花一两,水煎服。初起之时,二剂全消,无令其日久溃败也。若已溃败,此方不可服,当看阴阳治之。

【验案选要】

腋乳痈

唐。腋痈已溃,乳痈亦将溃头。非轻症也。

全当归三钱五分,川楝子三钱五分(炒),生芪皮一钱,石决明一钱(煅,先煎),赤芍三钱五分,枸橘三钱五分,忍冬藤四钱,赤苓三钱五分,土贝四钱,皂角针一钱,丝瓜络三钱五分,泽泻三钱五分,蒲公英三钱。(《曹沧州医案》)

腋痈

钟香山,腋痈漫肿无头,疼痛寒热,皮色不变,系肝脾二经气凝血滞而成。投以柴胡清肝汤。

柴胡、连翘、防风、当归、山栀、川芎、黄芩、甘草、瓜蒌仁。(《外证医案汇编》)

210 消坚汤

治马刀挟瘿疮。

当归五钱,白芍五钱,金银花五钱,蒲公英五钱,柴胡二钱,天花粉三钱,炙甘草一钱,全蝎三个(研末),桔梗一钱五分,鼠粘子一钱五分,水煎汁一碗,调全蝎末服。

加减:如日久未破,本方加附子三分。

【验案选要】

腋痰

某。木郁气滞痰凝,颈侧腋下结块硬而色白,此非寻常外症可以清散攻消。法当养营和卫,佐以化坚,耐心服之。

柴胡(盐水炒)三分,当归(盐水炒)二钱,醋炒香附二钱,大贝母二钱,白芍一钱,川楝子(炒)二钱,炙甘草五分,党参三钱,白芥子(炒)一钱,冬术(炒)三钱,甲片一钱,炒神曲一钱,煅牡蛎五钱,姜一片。(《外科集腋》)

马刀疬

马刀疬为疡科恶候,连投解郁清肝,头痛已平,目能启视,似有转机。但午后微恶寒热,痰疬坚肿如故,木郁不达,宜逍遥散合化坚汤主之。

当归、白芍、半夏、香附、白蒺藜、柴胡、陈皮、大贝、牡蛎、橘叶。(《马培之外科医案》)

乳痈

211 和乳汤

人有乳上生肿,先痛后肿,寻常发热,变成疡痈。此症男妇皆有,而妇人居多。盖妇人生子,儿食乳时后偶尔贪睡,儿以口气吹之,使乳内之气闭塞不通,遂至生痛。此时即以解散之药治之,随手而愈。倘因循失治,而乳痈之症成矣。若男子则不然,乃阳明胃火炽盛,不上腾于口舌而中拥于乳房,乃生此病。故乳痈之症,阳病也,不比他痈有阴有阳,所以无容分阴阳为治法,但当别先后为虚实耳。盖乳痈初起多实邪,久经溃烂为正虚也。虽然邪之有余,仍是正之不足,于补中散邪,亦万全之道,正不必分先宜攻而后宜补也。(以下原文选自《辨证录·卷十三》)

贝母三钱,天花粉三钱,蒲公英一两,当归一两,生甘草二钱,穿山甲一片(为末),煎服。

【方解】此方用贝母、天花粉者,消胃中之壅痰也。痰壅而乳房之气不通,化其痰则胃火失其势。而后以蒲公英、穿山甲解其热毒,利其关窍,自然不攻而自散矣。又恐前药过于迅逐,加入当归、甘草补正和解。

按:《辨证奇闻·卷十四》《洞天奥旨·卷七》同。

【临证参考】《外科真诠》初起宜内服和乳汤,有寒热头痛者,加防风一钱、前胡一钱;气虚者,加生黄芪一钱,外用冲和膏刷即可消去。……有患乳痈好后,内结一核,如桃如李,累月不消,宜用和乳汤加附片七分,煎服四六剂即消。和乳汤:蒲公英五钱,银花一钱,当归一钱,川芎七分,青皮七分,香附七分,浙贝母一钱,甲珠一片,桔梗一钱,甘草五分。有寒热头痛者,加防风一钱、前胡一钱;气虚者,加生黄芪一钱,内脓成者,再加皂刺一钱。《良朋汇集经验神方·卷四》治吹乳隔乳:羌活、花粉、青皮、赤芍各一钱,归尾二钱,金银花三钱,穿山甲三片(炒),白芷八分,蒲公英五钱,水二大钟,酒一大钟,温服汗出,屡验。《经验广集·卷三》治乳岩:蒲公英、金银花、穿山甲、橘叶,水酒各一碗,煎半,热服,盖暖,静睡得微汗即愈。以上诸方可据证选用。

【验案选要】

乳痈

案 1：某，怀孕九月，内吹乳痈，肿硬色红，寒热，恐难全散。

全枝归二钱，银花三钱，青陈皮各一钱，甘草节一钱，全瓜蒌三钱，连翘二钱，制香附一钱，炙乳没各六分，炙甲片一钱，柴胡一钱，赤芍一钱，淡黄芩一钱，蒲公英四钱，葱白三个，茅根四钱，陈酒一两。（《费伯雄医案》）

案 2：数年前，余于乡下曾治一妇人，两乳肿大如覆盆，表皮嫩红，手近之如火灼，疼痛难忍，彻夜难眠，恶寒发热。交谈中知其产后 22 天，婴儿夭折，悲伤过度，乃生是病。偶然想起酒善通经脉，又能散热止痛，随令以白酒喷之，病人疼痛大减，并用吸乳器吸出败乳约一碗余。将消瘀膏敷其上，不时用酒喷之，给予清热解毒之剂。方用：蒲公英 20 克，连翘 20 克，野菊花 20 克，天葵 15 克，柴胡 15 克，黄连 15 克，穿山甲 15 克，皂角刺 15 克，麦芽 50 克，甘草 10 克，青皮 15 克，水煎后频服。3 日后复诊，病人已无痛苦，两乳肿块基本回缩，疼痛大减，夜能成寐。随之用逍遥散煎汤调理，7 日后，病人复原。后用此法治数例皆效。（《当代中医名家医话·外科卷》于万涛治案）

212 消化汤

治乳房作痛生痈。

金银花二两，紫背天葵五钱，天花粉三钱，当归一两，生甘草三钱，通草一钱，水煎服。

【临证参考】《经验良方全集·卷二》治乳癖乳岩（不拘老幼）：紫背天葵一味，研末，老酒冲服。渣敷患处，历度立验。

213 化岩汤

人有先生乳痈，虽已收口，后因不慎房事，以致复行溃烂，变成乳岩，现成无数小疮口，如管非管，如漏非漏，竟成蜂窝之状，肉向外生，终年累月而不愈。治法必须大补其气血，以生其精，不必再泄其毒，以其病原无毒之可泄耳。

人参一两，白术二两，黄芪一两，当归一两，忍冬藤一两，茜根二钱，白芥子二钱，茯苓三钱，水煎服。

【方解】此方全去补气血，不去消毒，实为有见。虽忍冬藤乃消毒之药，其性亦补，况同入于补药中，彼亦纯于补矣。惟是失精变岩，似宜补精，乃不补精，而止补气血何也？盖精不可以速生，补精之功甚缓，不若补其气血，转易生精。

按：《辨证奇闻·卷十四》《洞天奥旨·卷七》同。

【临证参考】《外科真诠》治为乳岩初起，内结小核如棋子，积久渐大崩溃，有巉岩之势，即成败症，百无一救。得此症者，于肿核初起时，果能清心涤虑，静养调理，内服和乳汤、归脾汤等药，虽不能愈，亦可延生。若妄行攻伐，是速其危也。此症即俗名石榴翻花发。

【验案选要】

乳疮

王氏。左乳患疮经年，溃烂脓清，赤汁滴沥，脉弦细数，此由恼怒气血郁结，医药迟误，致成疮如岩穴，法在难治，幸年轻，质赋尚壮，宜服归脾汤加丹皮、炒山栀。常以药水葱汤熨洗，搽以茅草灰药，间以神效瓜蒌散，八味逍遥散，日渐见效。嗣用八珍、十全大补等汤，调理年余，计用人参二斤，竟获全愈。（《临证医案笔记》）

乳岩（乳腺癌）

潘某，女，24 岁，农民。1974 年 11 月 5 日初诊。左侧乳房有硬块肿痛 10 月。在某院作病理检查，诊为"乳腺癌"，拒绝手术治疗，病情加重，精神萎靡，不思饮食。形体消瘦，面色苍白，左乳皮色如常，肿物如拳，坚硬如石，触之疼痛，腋下及颈部淋巴结未见肿大。舌质淡红，脉沉细弱。理气养营化痰。香贝养营汤：香附、浙贝、党参、茯苓、陈皮、熟地、川芎、当归、白芍各 9 克，白术、桔梗各 6 克，甘草 3 克，大枣 3 枚，生姜 2 片。水煎服，日一剂，连服五剂。外用芙蓉花酒（见下）涂抹疮面。11 月 11 日，痛减、神好、食加。但疮溃流出淡黄黏液。舌淡红，脉沉细弱。内服方继用。加服张觉人氏金蛇丸（见下）。外用解毒膏（见下）以解毒化瘀消肿。11 月 15 日，肿块部分变软，流出脓血，舌淡白，脉细弱，乃气血衰败，脾肾阳虚。故以《外科正宗》"神功内托散"改汤以湿补托毒：当归 12 克，白术 6 克，黄芪 30 克，党参 9 克，白芍、茯苓、陈皮、附子各 6 克，炮山甲 4.5 克，广木香、甘草、川芎各 3 克，炮姜 3 片，大枣 4 枚。外敷紫霞膏（见下），以除湿祛腐生肌。12 月 6 日，坚持用药一月，疮面修复，肿块消失，一切正常。1979 年 9 月随访，健康无异。

芙蓉花酒：芙蓉花 30 克，白酒 100 毫升，加冰片 3 克。（《南郑医案选·外科》）

附：金蛇丸：金头蜈蚣 15 条（去头足），全蝎 20 个（去头足），炮山甲 20 片，僵蚕 20 条(炒断丝),朱砂 6 克,明雄 6 克,酒军 10 克,共为细末,黄酒、面糊为丸,朱砂、明雄为衣,如桐子大,每服二丸,空腹温黄酒送服,每日三次。

解毒膏:白芷、白蔹、白及、川乌、草乌、黄芩、独活、细辛各一钱五分,荆芥、栀子、连翘、羌活、黄连、阿胶、海藻、山甲、昆布、大黄、木鳖、血余、赤芍、薄荷、牛膝、木瓜、防风、石燕、海带、黄柏、桃枝、柳枝、桑枝、杉枝、天丁、密陀僧各一两,铅粉四两(炒过),黄丹三两,香油八两。上为咀片,将香油入锅熬之,投前药(除血余、黄丹、陀僧、铅粉四味)入内熬枯,去渣滤过,然后下铅粉(先煅过)、血余、陀僧、黄丹,至漆黑、滴水成珠时停火,收入罐内备用。用时以软纸摊贴之。

紫霞膏:铜绿五钱,血竭五钱,乳香五钱,没药五钱,松香一两,蓖麻仁一百粒,轻粉二钱,先将前五味共研细末,投入石臼中,再加蓖麻仁、轻粉,并滴入清油数滴同捣之,约二三千杵时,即可成膏,如不成膏,可再加蓖麻仁数十粒再捣,直捣至臼内膏软如棉,十分融和时为止,收贮备用。(《外科十三方考·卷中》)

214 逍遥散加味

人有左乳内忽大如桃,复又不痛,色亦不赤,身体发热,形渐瘦损,人以为痰气之郁结,孰知肝气之不舒。治法不必治阳明之胃,但治肝而肿自消矣。

柴胡二钱,白芍五钱,当归二钱,陈皮五钱,甘草一钱,白术三钱,茯神三钱,人参一钱,川芎一钱,瓜蒌三钱,半夏三钱,水煎服。

加减:十剂而内消矣。去瓜蒌,再服十剂,不再发。

【方解】逍遥最解肝气之滞,肝气一解,而胃气自舒。况益之瓜蒌、半夏,专能治胸中之积痰,痰去而肿尤易消也。

按:《辨证奇闻·卷十四》当归为三钱,陈皮为五分,余同。

【临证参考】《张志远临证七十年医话录》载:山东济宁孙镜郎兄,与予同窗,为人热情,经验丰富,曾言调理妇科乳痈即乳腺炎症,急性期骨消以蒲公英、瓜蒌、柴胡为方,根据需要再加相应药物,取效较快。

【验案选要】

乳痈

陈某,女,23 岁,农民。初产妇,乳儿 8 周。因婆媳不和,乳汁渐少,排乳不畅,左乳胀痛。查:体温 37.5℃,左乳外下方红肿而硬,皮肤灼热,苔薄黄,脉弦数。证属肝气郁结,胃热蕴滞。治以疏肝清胃,通乳散结。处方:当归 15 克,柴胡 12

克,赤芍 12 克,连翘 12 克,全瓜蒌 15 克,漏芦 10 克,蒲公英 20 克,银花藤 20 克,薄荷 10 克(后下),穿山甲 10 克,青皮 10 克,生甘草 6 克。同时吸出滞留的乳汁。4 剂后热除,排乳通畅,局部红肿减轻。上方去连翘、银花藤、薄荷,加皂角刺 15 克,王不留行 10 克,丝瓜络 6 克,续服 7 剂,临床症状消失。[易晓翔 . 逍遥散临床应用举隅 . 中医药导报 .2007,13（3）: 61]

215 解悬汤

妇人产后,细小两乳又下垂过小腹,痛甚,以为乳痈,孰知胃血之燥也。治法急救其胃气,而益之补血之味。则胃气生而胃不燥,内足以分给于脏腑,又何至外痛而倒悬哉。

人参二两,当归四两,川芎二两,荆芥三钱,益母草三两,麦冬一两,炮姜一钱,水煎服。

【方解】此方人参生胃气于无何有之乡。用当归、川芎于乘危至急之地。用荆芥、益母草分解各脏腑以归其经络。用麦冬、炮姜者,因阳明胃火之燥,未免火动而炎烧,产后不便大用寒凉,故用麦冬微凉之品,少解其火势之烈也。

按:《辨证奇闻·卷十四》益母草为三钱,麦冬为一钱,余同。

【临证参考】《外科心法要诀·卷六》治乳悬,产后瘀血上攻,两乳细长,下垂过腹者,谓之。宜浓煎芎归汤,不时饮之,以其余药熏鼻,则瘀散乳即上升。如不上者,更以蓖麻仁捣,贴顶心,收即去之。芎归饮即佛手散方。

【验案选要】

乳悬

汤某,女,28 岁,工人。1980 年 9 月 29 日初诊:患者于 8 月 18 日在硬麻下剖膜初产一男孩,于 8 月 20 日起,两乳开始增大伸长,初认为是哺乳期正常现象,不加重视。嗣后两乳日渐伸长进脐线,垂胀难忍,遂去医院诊治,迭经多种抗生素、激素等治疗无效,两乳仍然日益增大。来我院外科门诊时,两手托扶乳房,面色不华,两乳肤色苍白,巨大,悬垂过脐,左侧尤甚,青筋怒张,乳头流出清水样乳汁,按之柔软而无肿块,饮食锐减,倦怠乏力,头昏腰痛,苔薄白,舌质淡,脉虚弱。辨证为"乳悬",乃由气血虚弱,乳房筋脉弛纵所致,治拟益气养血为主:炙黄芪 30 克,炒当归 20 克,炒川芎、炒党参各 15 克,炒白术、东白芍、炒柴胡、炒黄芩各 10 克,炙升麻、炙甘草各 6 克,炒陈皮 5 克。5 剂。

另用《外科全生集》所载的外治法作辅助。以当归、川芎各30克，切大片，在患者面前放一桌子，桌下放一只盆，将当归、川芎二药放入盆内慢慢燃烧，令其伏于桌上，口鼻及两乳吸熏其烟，至烟尽为度。并劝患者遵守治疗。10月3日二诊：经治疗后，乳房垂胀感有好转，精神稍振，乳汁较浓，但乳房未见缩小，苔脉如前，于原方中加丹参、神六曲、炒谷麦芽各10克，减去柴胡、黄芩。5剂。10月8日三诊：两乳房已回缩一半，垂胀感已去十之八九，胃纳稍增，肤色转润，青筋遂逐渐消失，乳汁亦浓，精神转佳，唯右乳房有硬块二枚相连，按之有轻压痛，大便坚，苔转薄黄，脉弦数，予原意佐入清热通乳之品。炙黄芪、炒当归各20克，炒川芎、炒白芍、炒党参、路路通、蒲公英、全瓜蒌、火麻仁各10克，炙升麻、木通各6克。5剂。10月15日四诊：右乳房硬块已消，两乳基本回复到常态，肤色红润，青筋消失，胃纳旺，精神佳，二便正常。再拟八珍加黄芪以善其后。7剂。随访病愈上班。[李明.乳悬.浙江中医学院学报.1982（1）：54]

216 龙葱散

治乳吹。（以下原文选自《洞天奥旨·卷十五》）

韭菜地中蚯蚓粪二钱，葱子一钱，共研细末，醋调敷上，干即易之。

按：出《本草纲目·卷七》引《蔺氏经验方》。葱子，又名葱实，葱心，有解毒治疮痈之效。

【临证参考】乳痈初起，局部红肿热痛时，将从田地或菜地里采集的蚯蚓泥研末，用陈醋调敷患处，干则更换，连敷数次肿痛即消。此后余凡遇乳痈初起者皆告以此方，用之者多效。但对已开始化脓者无效。[王安.蚯蚓泥治乳痈.青海医药杂志.1987（4）：41]

217 救乳化毒汤

治乳痈、乳吹初起。

金银花五钱，蒲公英五钱，当归一两，水煎服，二剂即愈。乳吹亦可用，且尤易效，加酒更妙。

按："神效托里散"去甘草。

【临证参考】《冯氏锦囊秘录·卷十九》"锦囊新定消乳痈神方"治乳痈：金银花二两，蒲公英一两，甘草节三钱，没药二钱，归尾六钱，水酒各三碗，煎一碗，食后服，渣再煎，绞汁服。《家用良方·卷五》：蒲公英三钱，金银花三钱，当归三钱，干葛一钱五分，绍酒一大钟，水一大钟同煎，食后服，服后再饮酒，一醉出汗。《增补神效集·卷上》治乳疽乳岩：归尾二钱，赤芍一钱五分，白芷一钱，川贝母一钱（去心），远志一钱，金银花二钱，蒲公英三钱，广木香三分，橘核二钱（炒），大瓜蒌一个（连皮捣碎），乳香五分（去油），没药五分（去油），煎服。

【验案选要】

乳痈

王妇，九月二十三日。乳痈割后，余毒未净，昼心中发热，时作咳嗽，血虚有热，病情夹杂，脉仍弦数，治宜清肝解毒。

生地炭八钱，竹茹二钱，甘草节三钱，金银花四钱，连翘三钱，甘菊花二钱，生栀子三钱，蒲公英四钱，酒黄芩二钱，赤芍药三钱，丹皮二钱，白当归四钱，土茯苓五钱，土贝母三钱。(《孔伯华医集》)

218 英藤汤

治乳痈初起。

蒲公英一两，忍冬藤二两，生甘草二钱，水二钟，煎一钟，食前服。

【临证参考】《疡医大全·卷二十》：蒲公英、金银花、鹿葱花根洗净、防风各三钱，酒水同煎，空心服，出汗自愈。《验方类编》治乳痈初起：乳痈初起，用蒲公英一两、金银花藤二两捣汁和酒热服，以渣敷乳即退。《中草药土方土法》治乳痈：金银花五钱，连翘四钱，蒲公英一两，全瓜蒌七钱，甘草一钱。

【验案选要】

乳痈

案1：某。外吹乳痈，红肿疼痛，发热恶寒，恐难全消，急宜清散。

蒲公英四钱，银花三钱，甘草节一钱，赤芍一钱半，山楂三钱，贝母三钱，细木通一钱，制乳没各一钱，生麦芽三钱，当归二钱，防风一钱，连翘一钱半，白芷一钱，荷房一个，茅根四钱，陈酒一两。(《费伯雄医案》)

案2：余某，女，28岁，广东人，太原重机厂干部。产后一月患乳痈，经某医院手术后，痈已溃破，而脓流不畅，肿痛未消，且乳汁不通，更用青霉素等药治疗罔效。1962年9月由其爱人扶持来诊，面色苍白，不思饮食，精神疲惫，脉数而无力，乃热毒未尽而气血已虚之证，以扶正散毒兼施之方治之，服药四剂后复诊，精神增加，走路自如，乳房红肿已消大半，疼轻脓少，于原方加重金银花为三两，白酒为三两,蒲公英为一两,又因口渴,脓痛未止,另加花粉八钱,白及四钱,连翘五钱,更服六剂,肿消痛止,饮食增加,神健病愈。(《白佐清先生临床经验辑要》)

219 参芪瓜蒌散

治乳痈、乳疽已成者,化脓为水,未成者,即消散,如瘰疬更效。

瓜蒌一个,甘草二钱,当归五钱,没药一钱,乳香一钱(另研),大力子五分,人参三钱,黄芪五钱,水酒各半,煎服。

按:为《妇人大全良方·卷二十三》"神效栝蒌散"加大力子、人参、黄芪。

【临证参考】《经验良方全集·卷二》治乳痈:瓜蒌一个,明乳香二钱,酒煎服。

【验案选要】

乳肿

姻侄启彬妇,睡中压乳,乳汁郁而作肿,作深紫色。倘若一溃,不但人受痛苦,乳中有毒,小儿不可食,小儿不食,乳更郁矣。乃以瓜蒌、半夏、连翘、紫花地丁、桃仁、归尾、木通、漏芦加皂刺二两,并令人呷其郁乳使出,一药而愈。(《景仰山医案》)

乳痈

某。乳块向下,傍夜寒热,胃呆便闭,脉小数,脓尚未成。仍当疏散。

春柴胡、生香附、连翘、酒芩、瓜蒌仁、炙乳没、大力子、皂角针、赤芍、甘草节、大贝母、橘叶。

二诊:昨投疏散,寒热渐轻,乳肿仍然,脉小数,舌黄腻。宿乳停囊,阳明结热。再以消散。

柴胡、牛蒡、赤芍、土贝母、枯芩、连翘、银花、青橘叶、全瓜蒌、天花粉、炙甲片、蒲公英、制香附、甘草。(《玉壶仙馆外科医案》)

220 伯高太师方

治乳痈初起。

白芷二钱,贝母二钱,蒲公英三钱,连翘一钱,金银花一两,水煎服。

【临证参考】《经验良方全集·卷二》"治奶峰神验方":蒲公英、银花各半两,水煎服,一日数剂,即以渣盖患处,良。如吃酒者,以酒煎服。至醉尤佳。此病多由小儿吃奶时睡去,气入乳内所结而成。乳母须留意焉。其形红肿,疼痛无头,兼有寒热往来，以此方治极验。

【验案选要】

乳痈

案1：马某，女，25岁。妊娠九个月，湿热气滞，右乳肿胀坚硬，皮色微红，口干舌燥，头眩，脉滑数。处方：银花15克，黄连4.5克，橘叶6克，青连翘9克，全瓜蒌12克，竹茹9克，浙贝9克，蒲公英9克，桔梗4.5克，枳壳3克，粉甘草4.5克。连服三剂，右乳肿胀消退，坚硬明显变软，再服两剂加黄芩9克，痊愈。(《津门医粹·卷一》丁叔度治案)

案2：张某，女，26岁，干部，1956年6月15日初诊。产后20余天，恶露未净，左乳红肿胀痛，内有硬结，恶寒发热，二便调，体温38.8℃。苔灰白，边尖红，脉弦数。为外吹乳痈。治以清热解毒，软坚消痈，清肝和胃法。拟连翘金贝煎加减。方药：连翘9克，双花藤9克，土贝母9克，蒲公英9克，青皮3克，夏枯草9克，桔梗6克，通草4.5克，白芷4.5克，生甘草3克，水煎服。连服6剂，热退痛止。(《吴少怀医案》)

221 治乳痈初肿方 *

治乳痈初肿。

射干(即扁竹根如僵蚕者)，同萱草根为末，蜜调敷之，神效。

按：出《永类钤方·卷七》。

【临证参考】《济阴纲目·卷十四》治吹乳乳痈：鼠粘子加射干，酒吞下。《疡医大全·卷二十》治乳痈：黄花菜(按：萱草根)、金银花各等分，酒煎服，自消。《常见病验方》治乳痈初起：野黄花根二两，捣烂外敷，或捣烂后用甜酒炒热，摊敷患处。又治乳痈溃烂，日久不愈：萱草根(又名黄花草)适量，雄黄五钱；蒲公英二两，夏枯草五钱，前方捣烂敷乳上；后方用水一碗半煎至半碗，每天一剂。

肚痈

人有生痈于小腹间，断无阳毒之症，以其地属阴之部位也。阴生阴毒，似乎至重，然而纯阴无阳，一用阳药立可成功。(《辨证录·卷十三》)

222 辟寒救腹丹

白术三两，茯苓三钱，肉桂三钱，金银花三两，附子一钱，当归二两，蛇床子五钱，水煎服。

【方解】此方用白术为君者，以白术专利腰脐之气也。腰脐之气利，则下腹之部位尽利矣。而后以金银花、蛇床子祛其毒气，则毒气易消。然恐寒极不能直入，故又加附、桂斩关突围而进也。惟是桂、附、术、床俱是一派干燥之物，邪虽祛除，未免耗血，故用当归阳中之阴，少制其横，则阴寒渐散，而又无阳旺之虞。

按：《辨证奇闻·卷十四》同。

【验案选要】

腹痛

一少年患腹痛，初起左边一块痛硬如石，请内科诊视作石蛊症治，用三棱、莪术大破气分之药，其痛少减，坚实如故。医者见其稍效，复用大黄、丑牛等重下之，渐见饮食日减，寝不能兴，腹上左右皆肿。又请外科诊视，用人参败毒散数剂，渐见腹皮表黑形迹，约有冰盘大，大小便闭，日间作寒，夜间烦重，口燥而不欲饮。余先用附子三两一味，令其煎服，服后发汗，寒热俱退。后用辟寒救腹丹，白术三两，茯苓三钱，银花三两，附子一钱，当归二两，蛇床子五钱，服四剂而愈。

肾囊肿大

一壮年肾囊肿大如斗，原因杨梅结毒，患一鱼口，服药而愈。复上咽喉，医者用硫黄青黛散服之，咽喉渐好，渐见睾丸肿大，疼痛非常，夜梦走泄，盗汗不止，饮食莫进。余先用辟寒救腹丹，连服二十剂，痛汗皆止，睾子消半。复用双补分消丸，连服三单，睾囊肿消如常。后服黑锡丸而愈。此症必服双补分消丸，将睾子之肿消尽，方可进黑锡丸以断其根，否则后必复发。

（《外科真诠·胡先生医案》）

箕门痈

箕门痈生在大腿股内冲门之下、血海穴之上也。此处属足太阴脾经，乃湿热之毒所生。宜内托黄芪柴胡汤加苍术、防己等味治之，外宜敷贴，随症施治。（以下原文选自《洞天奥旨·卷七》）

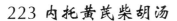

223 内托黄芪柴胡汤

黄芪二钱,柴胡一钱,羌活半钱,连翘一钱三分,肉桂三分,土瓜根(酒制)一钱,生地黄一分,黄柏二分,当归尾七分半,上件㕮咀,作一服,水三盏,酒一盏,同煎至一盏,去渣,热服,宿食消尽服,一服而愈。

按:出《东垣试效方·卷三》,原文有名无方,根据李杲方补。

【验案选要】

股阴疽

程。股阴疽,已成,势在必溃。

生芪皮,归尾,忍冬藤,茯苓,皂角针,赤芍,丝瓜络,生米仁,土贝,连翘,泽泻。(《曹沧州医案》)

张。先起于不能步履,继见大腿内侧患疽色白,溃后敛而反复出脓,此系足三阴亏损,寒痰凝结。有力服药,加以小心调理,非尽归不治,二者有一不能。补养之中,略为疏解。

黄芪四钱,当归三钱,白芥子一钱,银花咸鱼,丹皮八分,川牛膝一钱,茯苓一钱,半夏一钱,怀山药三钱,甲片八分,前胡七分,川石斛三钱,陈皮一钱,生熟谷芽各三钱。

五六剂后去甲片、前胡,加洋参二钱,熟地五钱。(《外科集腋》)

224 蒲柴饮

若生于箕门穴之上,乃冲门穴也,名曰勇疽,赤肿作硬,八日得溃,可刺。如脓黄白色者,乃阳疽也,可治。其疮孔如鸡子大者,俗称鱼口,有单有双,年久不收口,是阳变阴矣,非大补不可。

治箕门痈、勇疽。

柴胡二钱,丹皮三钱,苍术二钱,茯苓三钱,白术五钱,白芍药五钱,蒲公英五钱,天花粉三钱,远志一钱,黄芩一钱,水煎服。

加减:若已溃者,去黄芩,加黄芪五钱,当归五钱。

【验案选要】

股阴疽

杨某,女,34岁。右腹股沟下大腿交界处肿痛,自用单方治疗,已延2月,日渐加重,前来应诊。身体极度消瘦,面黄无华,神疲乏力,发热,右腹股沟下疼痛,日轻夜重，不思饮食，舌淡苔白，脉弦。痛处微肿白色，按之如棉。此病阴疽，已过酿脓期。即刻切开，放出脓液如鱼汤水，淡红臭。显系正气不足。先用解毒养营，化痰排脓：柴胡三钱，公英三钱，连翘三钱，当归三钱，川芎二钱，甘草三钱，半夏三钱，陈皮三钱，茯苓三钱，生姜三片，大枣五枚。3剂，日服1剂。外以提脓丹，贴黑膏药，每日换药一次。服药后热退。再以十全大补汤5剂善后，每日换药，调养而愈。(《朱氏中医世家学验秘传》)

眉疽

眉疽生于眉间，在阳白二穴之分，从眉至额，赤肿焮高。………坚硬如石者可刺，刺之无脓，黄水自出，痛甚，闷乱吐逆者，阳毒兼阴也，治之渐减者生，甚者死。………又曰：眉疽或生于两眉左右，或生于眉心，即攻入眼，或下入太阳，属足太阳膀胱之经，然戊属肝胆为是，最忌无脓、吐逆也。

225 肝胆两擅汤

治眉疽。

龙胆草二钱，柴胡一钱，当归五钱，金银花一两，炙甘草二钱，甘菊二钱，半夏一钱五分，白芍五钱，丹皮三钱，黄葵花一钱五分，白蒺藜二钱，水煎服。一生眉疽速治，数剂即消，久则无效矣。

蠹疽

蠹疽者，疽生于缺盆之穴也。缺盆属足阳明胃经也，胃乃多血多气之腑。缺盆生疽，阳证居多，苟不慎疾，不戒恼怒，不断房劳，必变阴证，不可信为阳证，而妄用消火败毒之药也，俗名历发疽。十日可刺，刺之有脓者，阳疽也；刺之无脓者，阴疽也，俗称之曰石疽。言其如石之坚，刺之不应也。更有一头未已，再生四五头，子母大小不等，又名历疮，其势虽轻，其毒更重，生至心者死，倘有白脓赤肿，疮不黑陷，饮食知味者生，治法总不外补以化毒也。

226 消蠹汤

治蠹疽。

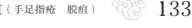

金银花一两，蒲公英五钱，人参一钱，生甘草三钱，玄参五钱，青蒿五钱，天花粉三钱，葛根一钱，生地三钱，水煎一碗服。初起者，二剂即消，宜断欲戒怒，否则祸生不测。

按："化毒救生丹"加人参、青蒿、葛根、生地。

【验案选要】

缺盆痈

吴，患缺盆痈，肿势极甚，中顶红软，内有伏脓，势难消散。

归须，忍冬藤，白蒺藜，白茅根，赤芍，丝瓜络，丹皮，桑枝，土贝，连翘，浙菊。（《曹沧州医案》）

脚疽（手足指疮　脱疽）

人之脚指头忽先发痒，已而作痛，指甲现黑色，第二日脚指俱黑，三日连足面俱黑，黑至脚上胫骨即死，此乃无名肿毒。治法必须大补气血而加之泄毒之味。（以下原文选自《辨证录·卷十三》）

227 顾步汤

牛膝一两，金钗石斛一两，人参三钱，黄芪一两，当归一两，金银花三两，水煎服。若已溃烂，多服数剂，无不愈。

【方解】此方用金银花以解毒，非用牛膝、石斛则不能直达于足指，非用人参、归、芪，亦不能气血流通以散毒也。故用此方治脚疽多效。即是无名肿毒，用此方治之亦可得生。世医有用刀去脚指，亦是治法。然不若用此方，于补中败毒，起死为生，既无痛楚之伤，又有全活之妙也。

按：《辨证奇闻·卷十五》《洞天奥旨·卷七》同；本方去人参、当归加远志肉为《验方新编》治鹤膝风名方"四神煎"。

【临证参考】《尚德俊外科心得录》治血栓闭塞性脉管炎、糖尿病肢体动脉闭塞症、大动脉炎、下肢慢性溃疡等：黄芪、党参、鸡血藤、石斛各30克，当归、丹参、赤芍、牛膝、白术各15克，甘草10克，水煎服。对周围血管病气血两虚型和下肢慢性溃疡久不愈合者颇有疗效。同时应用于周围血管疾病恢复期，作为巩固疗效和防止复发的治疗，临床应用比较广泛。

【验案选要】

血栓闭塞性脉管炎

案1：男,5岁。1979年6月2日初诊：患者右侧半身浮肿60余天,两下肢有凹陷性水肿,右侧膝以下肿胀比左侧明显。抗"O"833,体温37.6℃,口干口苦,饮水较多,大便干结,小便黄赤。舌质红,苔黄腻,脉象细数。我院诊为"右下肢深静脉血栓形成"。运用多种抗生素等治疗,未见效果。余诊"寒凝络痹,气血不能贯注,阳气不能下达,郁久化热,热胜伤阴"。治以"养阴清热解毒活血通络"之剂。方用顾步汤加减：金银花、紫花地丁、蒲公英各30克,野菊花、全当归、玄参、石斛、丹皮、车前子、赤芍、怀牛膝、生甘草、制乳香、制没药各10克,历时3个月的治疗,诸症消失,痊愈。随访至今未见复发。[张树生.顾步汤治疗血栓闭塞性脉管炎.安徽医学.1986（1）：44–45]

案2：张某,女,41岁,农民。因左足疼痛,行走困难,于1970年3月15日初诊。患者于三年前即感左足发凉,偶尔刺痛,近月来疼痛加剧,以三、四趾尤甚,夜间抱膝呻吟,彻夜不眠,步履艰难,间歇性跛行,经某医院诊为血栓闭塞性脉管炎,服四妙勇安汤十余剂,罔效。查患者面色萎黄不华,胸腹未见异常,行走艰难,左足三、四趾发黑坏死,趾甲肥厚粗糙不润,趾背汗毛脱落,趺阳、太蹊脉不能触知,患肢抬高时肤色苍白,下垂后恢复缓慢,患足温度明显低于健侧。舌质淡红,舌苔薄白,脉象沉细。诊为脱疽,证属气虚血弱、络脉闭阻。拟顾步汤方：牛膝30克、金钗石斛30克、黄芪30克、当归30克、东参9克、金银花60克,水煎服,每日1剂,药进2剂,患趾疼痛止,黑色退,继进药12剂,行走恢复正常,后又间断服药7剂,于四月中旬患趾坏死部分脱落。2年后左足第二趾又复变黑,疼痛,又照前方服9剂后,病变复常,至今未再复发。[周鼎新.顾步汤治疗血栓闭塞性脉管炎.中医药研究.1988（1）：31–32]

228 补中益气汤

人有脚腿之上,忽然肿起一块,其色如常,复又不痛,人以为痈疽也,孰知是气虚之故乎。

人参五钱,白术一两,生黄芪一两,当归五钱,柴胡一钱,升麻五钱,陈皮一钱,生甘草二钱,半夏二钱,茯苓三钱,水煎服。

【方解】补中益气汤补气之圣药,非消毒之神剂,何以用之而肿消耶。盖真气夺则虚，邪气盛则实。真气既虚，邪气益盛，不用补气之药，气何以行而肿何以化耶。补中益气汤善能补气，所以即能消肿也。况又益以化痰去湿之品乎？故更易收功耳。

按：《辨证奇闻·卷十五》升麻为五分，余同。

【验案选要】

足疮肿烂

南丰陈姓子，两足生疮，肿如瓜瓠，皮白晕红，溃流黄水，发热则痒，搔破则痛。外科医治，洗敷之药，总是凉皮散血；所服之方，无非解毒滋阴。蔓延数载，体气日薄。延余诊之，六脉迟弱，余曰："此因寒湿浸淫，如木淹泥水之中，渐次腐烂，《经》所谓湿淫足疾，此疮是也。"法宜升阳除湿，阳旺湿去，疮自结痂。若用寒凉泻火，是犹恶湿居下，必致溃烂不已。依方调治，一月而痊。

服方：黄芪（酒炒）三钱，党参（米炒）二钱，白术（土炒）二钱，茯苓二钱，米仁（炒）二钱，白芷八分，破故纸二钱，陈皮六分，寒加附子、肉桂；湿加苍术、煨姜、红枣煎服。

洗方：紫苏叶五钱，白芷五钱，苍术五钱，蛇床子五钱，川椒一钱，艾叶一两，连根葱握，共煎汤，乘热洗之，拭干掺药。

掺药：黄丹（灰炒）一钱，石硫黄四钱，樟脑二钱，白芷一钱，炉甘石（制）二钱，龙骨（煅）一钱，枯矾八分（此味研末另包，时斟酌，痒则加入，痛则减去），共研末掺之。（《尚友堂医案》）

229 消湿散火汤

手足指生疮，有生于指尖之旁也，名曰敦疽。有生于手足指上丫者，名曰伏鼠疽。大约高肿而痛，乃阳证；平肿而痒，乃阴证也。阳证必有脓，阴证必无脓也。有脓者，刺之而愈；无脓者，刺之而转重也。无脓而色红者生，无脓而色黑者死，正不必黑过节也。有一种黑过者，生在手足之指上，名曰脱疽，言必须去其指也。大补气血，益之泻毒之品，往往奏功如响。（以下原文选自《洞天奥旨·卷七》）

治敦疽、鼠伏疽阳证。

生甘草二钱，地榆二钱，茯苓三钱，蓝汁二钱（如无汁，用青黛二钱代之），马齿苋三钱，红花二钱，蒲公英五钱，白术三钱，天花粉三钱，车前子三钱，水煎汁一碗，服即消。阴疽阳疽俱可治。

【临证参考】《外科真诠》治敦疽,初宜服五神汤(按:茯苓、银花、牛膝、车前、紫花地丁)加白菊、甘草,外用大粟饭捣芙蓉叶、菊花叶贴之,后用归芍八味汤调理。此症初、终,禁用灸法。

【验案选要】

脱疽

案1:营枯血燥,指足麻木腐烂,脱疽重症,姑拟养营和血。

大生地,云茯苓,川草薢,粉归身,怀牛膝,泽兰叶,焦茅术,粉丹皮,嫩桑枝。(《高氏医案》)

案2:邓。营阴不足,络失所养,湿火下流,右足指紫黑腐而为脱骨重症,调养得宜,尚可延绵岁月。

大补阴汤:白术,木瓜,归身,苡仁,桑枝,赤苓。(《谦益斋外科医案》)

230 六丁饮

治脚趾生疽。

紫花地丁一两,甘菊花一两,生甘草五钱,牛膝一两,天花粉三钱,水煎服。若已破烂,多服为妙。

【临证参考】《外科真诠》治脱疽:黄芪一两,人参三钱,金钗石斛一两,当归一两,银花三两,牛膝一两,菊花五钱,甘草三钱,蒲公英五钱,紫花地丁一两,口渴者加天花粉三钱。

231 治毒攻手足肿痛欲断方 *

治毒攻手足,肿痛欲断。(《洞天奥旨·卷十六》)

苍耳叶捣汁,渍之,以渣敷之,立效。春用心,夏用叶,秋冬用子。

按:出《千金翼方·卷二十四》:疗身体手足卒肿方,捣苍耳敷之,冬用子,春用心。

【验案选要】

急性软组织感染

张某女,60岁,右食指剧烈疼痛1天,前来我科就诊,用苍耳膏治疗1次后,疼痛基本消失,第二天仅有轻度肿胀和轻微疼痛,再治疗1次痊愈。

附方:夏秋季节取新鲜苍耳叶约2千克,切碎,放入锅内,加水约4千克,煮沸后改文火，再煮约 30 分钟。将苍耳叶捞出过滤，再将药汁继续加热浓缩至 200 毫升左右，以药汁呈膏状为度，放凉，加冰片 0.9 克装瓶，放入冰箱内保存备用，即成苍耳膏。[李洪权．自制苍耳膏治疗急性软组织感染．中医外治杂志.2001，10（5）：47]

232 祛湿消邪散

足疽亦湿热也。(《石室秘录·卷二·下治法》)

金银花一两，蒲公英一两，生甘草三钱，当归一两，薏仁二两，水煎服。一剂即愈。

【方解】盖此方妙在用薏仁为君，盖湿气必下受，而水流必下行，薏仁去湿而利关节之气，金银花去火毒之邪，助之以生甘草，则邪易散而湿易退矣。然而血虚则水气易侵，湿邪易入。今用当归以补其血，血足水无所侵，而湿难以入，故用之合宜，而病可速效也。

按："消散汤"去天花粉，加薏仁。

【验案选要】

脱疽

吴。足大趾属厥阴肝经，太阴脾经由此起。今足大趾干烂，乃肝经血枯，脾经湿热也。延及数月，防成脱疽。兼上唇麻木，亦脾虚风动。殊非易治。

萆薢，当归，牛膝，枸杞子，苡仁，丹参，川断，茯苓，桑枝。(《王旭高临证医案》)

筋疽　痔疽　啮疽

筋疽生于两足后跟，乃昆仑之穴也。痔疽生于足小趾后，乃京骨、金门之穴也。生于昆仑之后，又名足疽。皆属足太阳膀胱之经，是经多血少气。痔疽五六日得溃，有脓黄白色不多者安，如黑色痒甚者难治，以其变阴也。筋疽初起三五日，如虫蚀过，久则生虫，经年不瘥，一名曲疽，又名冷疽，皆阴疮也。用大补气血之药，益之去湿化毒之品，亦有生者，然不能责其近功也。足疽又名啮疽，如初起赤肿有头可刺，乃阳证也，刺之有脓黄白者易瘥；如初起便破，黑烂，即是阴证，最重，久则足堕落，急宜治之，否则不能生也。(以下原文选自《洞天奥旨·卷七》)

233 二紫蒲公汤

治筋疽、瘰疽、足疽之阳证者。

茯苓三钱，薏仁一两，紫花地丁五钱，牛膝三钱，蒲公英五钱，贝母二钱，紫背天葵三钱，当归五钱，生甘草二钱，水煎服。

按："五神汤"去金银花、车前子，加薏仁、蒲公英、贝母、紫背天葵、当归、生甘草。

【验案选要】

足跟疽

恙由折伤，瘀血凝滞，足跟疽外溃两月，肿胀不消，防成多骨，宜养血化毒。

当归，赤芍，大贝，川草薢，苡米，陈皮，泽泻，忍冬藤，生首乌，怀牛膝，甘草，桑枝。（《马培之外科医案》）

234 薢薢金银散

治筋疽、瘰疽、足疽之阴证黑烂者。

黄芪五钱，当归五钱，金银花一两，豨莶草三钱，草薢五钱，茯苓三钱，肉桂一钱，水煎，急服之，亦能生。

【验案选要】

琉璃疽

参军吴元丰女，年十八岁，右足跟生琉璃疽，形如枣栗，自用红灵丹、太乙膏敷贴，拔出清水作痛。此女形肥，体质素禀薄弱，又当近出阁之时，其家畏请外科，恐其妄施针割，致成大患，召余诊治。余审其所流清水，不能成脓，用大剂温补托脓、宣通壅滞之剂，外用白降拔毒散敷之得脓，二三日脓尽，用生肌定痛散敷之而愈。余谙外科，因向年曾为治其虚邪附身殊效，深知为赋禀不厚，气血壅滞，凝注足跟而成。按足跟乃肾经所过之地，依法施治，故获捷效。

高参、黄芪、熟地、当归、安桂、青木香、川芎、白芷、乳没（煅），炙草。

疽疾属于外治，而究其病情，即内外兼理，毫无差错，诚一通百通耳。（《医案偶存》）

足疡

某。患疡于足趾，久而无脓，此气血有亏，况又年近七旬，用药宜以扶正育阴，而兼清解之不伤胃气者。

西洋参二钱，当归五钱，甘草一钱，川石斛三钱，绵黄芪六钱，山药四钱，川

草薢二钱，银花三钱。(《外科集腋》)

中庭疽　井疽

中庭疽生于乳之中央，在膻中之下也。井疽生于鸠尾之穴，又在中庭之下也。二穴皆属任脉之经，任脉乃奇经八脉之一也。任脉发于会阴，而二穴又逼近心与包络。此心与包络之火炎烧，而肾水不足以济之，故久而生疽也。状如大豆，虽宜内托，三四日间若不早治，十日必死，外发出者易痊，内发入者伤膜，主死。

235 薜荔散

治中庭疽、井疽。

人参二钱，茯苓四钱，白果十个，蒲公英五钱，薜荔藤一两，天花粉三钱，山药四钱，黑芝麻三钱，生甘草二钱，连翘二钱，水数碗，煎一碗服。二疽必须急服则易散，毒轻者，二剂即散，重者，四剂始散也。

【临证参考】《华佗神医秘传·卷五》"华佗治井疽神方"：人参一两，茯苓五钱，麦冬五钱，熟地一两，山药一两，芡实一两，甘菊花五钱，芍药五钱，忍冬藤二两，远志三钱，天花粉三两，王不留行三钱，水数碗，煎一碗，一气饮之，二剂必愈。倘已溃烂，必须多服。《外科真诠·胸乳部》治井疽"黄连泻心汤"：人参一钱，黄连五分，熟地一两，白芍二钱，远志一钱，麦冬二钱，茯神二钱，银花五钱，蒲公英二钱，甘草一钱。皆可应用。

【验案选要】

井疽

某。五脏之尊，心为之主，以肾过用，肾水下亏，水不制火，心阳扰动，营不内守，则腰痛咯红，继患井疽。外溃已久，不时嘈杂，气馁中虚，当营卫并培，兼以养心。

党参、茯苓、参须、远志、牡蛎、甜冬术、怀山药、归身、白芍、陈皮、柏子仁、生地、红花。(《马培之外科医案》)

井口疽

孙女。井口疽自溃，疮口深大，时常寒热，胃呆食少，脉弦数，舌红。血热肝旺，兼胃有积热使然，完口不易。

当归二钱，大贝母四钱，粉丹皮二钱，生黄芪三钱，连翘二钱，京赤芍二钱，

中生地五钱,炒苡仁五钱,蒲公英五钱,天花粉四钱,生甘草八分,红枣三个。(《贺季衡医案》)

合阳疽

合阳疽生于腘内委中之下、承筋之上,乃合阳之穴也。合阳属足太阳膀胱之经,因感湿热,蕴结成毒,久而生疽也。初宜托里、除湿、清热,以发其汗,使毒从汗出也。若已成形,发汗又非所宜,当排脓止痛,以生新肉也。(《洞天奥旨·卷七》)

236 二金泻热汤

治腘上生疽。

金钗石斛三钱,茯苓五钱,泽泻二钱,白术二钱,车前子二钱,牛膝一钱,金银花二两,黄柏二钱,生甘草二钱,贝母二钱,防己五分,水数碗,煎一碗,空腹服。

按:腘,同衔,关节连接之处。本方中石斛、牛膝、金银花为治膝风名方"四神煎"重要药物。

【验案选要】

鱼肚痈

鱼肚痈已成,治以攻托。

大豆卷,赤茯苓,左秦艽,川萆薢,怀牛膝,黄防风,制僵蚕,皂角刺,广陈皮,嫩桑枝。(《高氏医案》)

疔疮

人有生疔疮者,一时疼痛非常,亦阳毒也,但初生时,人最难辨。世人以生黄豆令病患嚼,不知辛生之味,便是疔疮,以此辨之不错。其疮头必发黄泡,中或现紫黑之色,更须细看泡中,必有红白一线通出于泡外。大约疔生足上,红线由足而入脐;疔生手上,红线由手而入心;疔生唇面,红线由唇面而至喉。如见此红线之丝,在其红线尽处,用针刺出毒血,则免毒攻心。若现白线之丝,则不必刺也。治法总以消毒泻火为主。(《辨证录·卷十三》)

237 拔疔散

紫花地丁一两，甘菊花一两，水煎服。

加减：若已溃烂，亦用此方，但加当归治之，必须二两。

按：《辨证奇闻·卷十四》《洞天奥旨·卷八》同。

【临证参考】《常见病验方选编》治指头感染早期未化脓，症状较轻者：紫花地丁、野菊花各一两，每日一剂，水煎服。

【验案选要】

疔疮

一女童暑月鬓上生疔，医者用药罔效，极至死地。余诊之其毒未走黄，先用针刺之，徐将白降线插入盖膏，内服紫花地丁四两，黄连五钱，前胡一两，银花八两，赤芍四钱，野菊花兜四两，服四剂肿消根脱。后用当归、川芎、白芍、茯苓、银花、甘草服十余剂而愈。（《外科真诠·胡先生医案》）

蛇头疔

某。蛇头疔，破溃，指节欲脱，急宜清解火毒。

连翘、甘草、黄芩、银花、丹皮、花粉、赤芍、地丁、大贝、菊花。（《外科集腋》）

眼角疔

陈仁寿。眼角疔，顶尖而根脚坚硬。

蒲公英30克，银花9克，苍耳子9克，皂刺6克，归须9克，黄菊花9克，桃仁9克，赤芍9克，紫花地丁15克。（《范文甫专辑》）

238 慈菇汤

统治诸疔。（以下原文选自《洞天奥旨·卷八》）

山慈菇二钱，苍耳子三钱，当归一两，白芷二钱，王不留行三钱，天花粉三钱，水二碗，煎水一碗，加酒一杯再煎，共一杯服之，必出汗而愈。

【临证参考】《本草纲目·卷十三》引《乾坤生意》治痈疽疔肿、恶疮及黄疸：慈菇（连根）、苍耳草等分，捣烂，以好酒一钟，滤汁温服。或干之为末，每酒服三钱。

239 散疔汤

治诸样疔疮。

紫花地丁一两,连翘三钱,夏枯草一两,水煎服。

【临证参考】《广笔记·卷三》治足趾疔毒:生甘菊一两五钱,紫花地丁八钱,金银花藤一两,穿山甲三片(土炒研细),木瓜二钱,牛膝五钱,薏苡仁一两,生地五钱,连翘三钱,白及三钱,夏枯草六两。《常见病验方》治红丝疔(急性淋巴管炎):紫花地丁、夏枯草各一两,连翘三钱,水煎服。

【验案选要】

耳疔

顾博士伯钦内人,左耳患疔,时方孕。仲淳先以白药子末、鸡子清调涂腹上护胎;次以夏枯草、甘菊、贝母、忍冬、地丁之属,大剂饮之。一服痛止,疔立拔,胎亦无恙。(《广笔记·卷三》)

口角疔

崔姓,女,11岁,于1958年8月24日就诊。在口角左边生一疔疮,起小黄疱,大如米粒,木硬红肿,痒极心烦,脉象滑。处方:蒲公英、地丁、双花、连翘、当归、白果、桔梗,水煎服。外以芙蓉叶末为散,蜂蜜调敷患处,每日换敷1次。服药后麻木疼痛减轻,仍以原方服之而愈。(《华廷芳医案选》)

240 仙菊饮

治疗疮痛甚,无论各疔,治之皆验。

菊花根叶共用二两,生甘草为末三钱,将菊花根叶捣汁,取白布绞汁,再用滚水冲在菊花根内,仍用布沥出汁,调生甘草末饮之,入口即愈。

按:《永类钤方·卷七》:疔肿垂死,菊叶一握,捏绞汁一升,入口即活,神效。

【临证参考】《常见病验方》治脚趾生疔:地丁、甘草、白菊花、牛膝各一两,花粉三钱,水煎服。又治红丝疔:白菊花二两,桔梗一两,甘草五钱,蒲公英二两,水煎服。

【验案选要】

手丫疔

某。手丫疔毒破溃,脓多,焮肿殊甚,内兼寒热,食少。宜托毒佐清阳明。

金银花三钱,生甘草八分,云苓二钱,赤芍一钱半,花粉三钱,白芷一钱,柴胡一钱,大贝母三钱,丹皮、丹参各二钱,广皮一钱,省头草一钱,桑枝五钱,生熟谷芽各三钱,红枣三枚,灯心十尺。

又验方：内服白菊花叶捣汁二两，同生甘草、银花、地丁草煎服。

再服消疔泻毒丸：西黄、明矾、巴豆肉、麝香或加蟾酥，再用绿豆粉为丸粟米大，成人吃两丸。（《费伯雄医案》）

面疔

杨某，男，39 岁。1983 年 3 月 18 日诊。患者右太阳穴红肿漫散，头面耳项俱肿，顶端黑色无脓，身热，食减，夜不安眠，疼痛已三天，诊为面疔走窜入络。宜清热、解毒、散结。投菊花 20 克，川贝母、生甘草各 15 克，共为细末，调凉水敷患处，一日一换，同时用野黄菊花 30 克，煎水服。治疗七天痊愈。注：未溃者用本方药粉合凉水调湿全敷疮面，溃者，用湿药粉敷溃顶周围，让溃顶流出 3～5 天清水，续敷便愈。[龙继东 . 菊贝草散治疗面疔 . 四川中医 .1989（11）：35]

241 桑花饮

治各疔。

干桑叶五钱，生甘草三钱，瓜蒌二钱，当归五钱，榆树皮二钱，荆芥二钱，紫花地丁五钱，水煎汁一碗，饥服，服后饮酒，微醉即散。

【临证参考】《疡医准绳·卷二》"救生丹"治诸种疔疮，眼内火光出，昏迷不醒：于三月辰日，采桑叶、荆叶，用竹针穿成孔，用纸裹封固阴干。至端午日研为细末，用蟾酥和为丸，如小豆大。用时再以雄黄，同药一丸，研细，放舌中，汗出效。

242 二仙散

外治一切疔肿恶疮。

生矾、黄丹等分，临时以三棱针刺血，待尽敷之。

按：《卫生宝鉴·卷十三》引太医李管勾方。

【验案选要】

疔疮走黄

1956 年秋，周墅农业社农民马某，右足大趾生疔，未予治疗，至第 3 日突感全身不适，呼吸困难，卧床难起，全家惊惶，即用农船送医院，经中西会诊，断为败血症，急以青霉素及补液治疗，抢救一昼夜，病情有增无减，乃告以无法挽回，促其迅速返家，以免途中生变。及返，农业社社长许某闻讯，旋即赶至吾家商请出诊。抵马家，时已黄昏，见病者神识昏愦，鼻气急，张口抬肩，喉中痰声辘辘，右足大趾肿胀，内侧见粟粒脓头一个，有红筋自疮头沿胫腿入股腹。余度：此乃红丝疔走黄，毒邪内攻脏腑之险症，生命危在旦夕，开方进药恐时间不及，不若以家传验方一试，遂嘱速取家菊嫩头一握捣汁碗许，以明矾30克和匀，徐徐灌之，局部以千捶膏外贴，约半时，患者渐渐清醒，气促痰声亦趋平息，午夜，自行小便二次，索饮米汤。至黎明竟脱险，能啜粥一碗。调理数日，毒归足趾，脓出而愈。此方后又救治数例疔疮走黄患者，病情均较本例为轻，故而明矾均只使用15克，亦收到同样效果。（《当代中医名家医话·外科卷》邓荫南治案）

243 山海丹

专治疔疮恶疮。

海马一对（酒炙黄），穿山甲（土炒）三钱，水银一钱，雄黄三钱，儿茶三钱，麝香一分，黄柏五钱，为末，同水再研，不见水银星为度。遇疮生处，将药并水调涂，即出毒。

【临证参考】《急救仙方·卷八》"海马拔毒散"治疔疮大效，兼治诸恶疮发背：海马一双（炙），穿山甲（黄土炒）、水银、朱砂各二钱，雄黄三钱，轻粉一钱，脑子、麝香各少许。上除水银外，各研为末，打合入水银，再研至无星。针破疮口，点药入内，一日一点。《青囊秘传》"海马散"治痈疽发背，不腐溃者：海马（炙黄）一对，辰砂一钱，雄精三钱，麝香五厘，梅片一分，甲片（黄土炒）一钱，上为细末，另加水银少许，研至不见星为度，外用。

244 秋叶散

治疔毒初起。

丝瓜叶十片，明矾二钱，雄黄二钱，先将丝瓜叶捣极烂，取汁调二味药末，以鹅翎敷疔疮上，随干随润，一日即消。

按：为"二味拔毒散"加丝瓜叶。

【临证参考】《世医得效方·卷十九》治鱼脐疔疮：丝瓜叶、连须葱、韭菜，上同入石钵内，捣烂如泥，以酒和服。滓贴脐下，如病在左手贴左腋下，右手贴右腋，在左足贴左胯，右足贴右胯，如在中则贴心脐，并用布帛包住，候肉下红丝处皆白，则可为安。《外治寿世方·卷三》治指上蛇头疔，又名天蛇头，生各指头，又足指头生者：雄黄、枯矾等分，研末，用麻油或醋调敷。

245 葱矾丸

治各疔肿毒。

雪白矾石(取末)五钱,葱白煨熟,捣和成丸用,当归五钱,甘菊花五钱,煎汤送丸五钱,即愈。孕妇不可服。

按:为《本草纲目·卷十一》引《卫生宝鉴》方;亦为《景岳全书·卷六十四》及《疡科选粹·卷二》方,名"千金化毒丸"。又,"慈矾丸"于义不通,当为"葱矾丸",二字类似,当为传抄之误。

【临证参考】《疡医大全·卷三十四》"消疔简便方"治疔疮及诸恶毒初起,但未成脓者,服之神效,白矾(研)三钱,葱白七茎,上二味同捣极烂,分作七块,每块用热酒一杯送下,服毕用厚被盖之,再进葱白汤一盅。少顷汗出如淋,从容去其覆物,其病如脱。此虽味涩难服,其效甚妙。凡居乡村之处,遇有此证,不及延医,只传此方,服之活人甚众,诚为良便方也。

246 拔回散

专治疔毒,起死回生。

乳香一钱(生研),胆矾一钱(生研),儿茶一钱,冰片一钱,麝香一钱,龙骨一钱,共为细末,瓷器盛之。遇疔疮初起,挑破头,将末入些须,即解。

【临证参考】《外科心法要诀·卷二》"离宫锭子"治疔毒肿毒,一切皮肉不变,漫肿无头,搽之立效:血竭三钱,朱砂二钱,胆矾三钱,京墨一两,蟾酥三钱,麝香一钱五分,上六味为末,凉水调成锭,凉水磨浓涂之。

247 防丁散

治疔疮势不甚横者。

防风一钱,生甘草八分,金银花一钱五分,连翘一钱,紫花地丁一钱五分,天花粉一钱,生地二钱,玄参一钱,赤芍五分,水二碗,煎八分,温服。

【临证参考】《外科真诠》"败毒散"治疔疮:防风一钱,前胡一钱,玄参三钱,蒲公英五钱,生地三钱,银花二钱,山甲一片,赤芍一钱五分,连翘一钱,甘草七分。

【验案选要】

黄鼓疔

黄鼓疔走黄,疔毒散温,肿及胸颈,内热,便闭,防其内陷,拟化疔解毒。

地丁草、银花、赤芍、大贝母、连翘、黄芩、花粉、人中白、元参、薄荷、桔梗、淡竹叶、野菊花头。外搽鲜菊叶汁调拔毒散。

拔毒散：煅石膏五钱，红升一钱半，轻粉一钱半，蓖麻子二钱半（去油），广丹一钱，制乳香一钱，琥珀五分，研末外用。（《马培之外科医案》）

口角疔

蒋先生。口角疔顶溃得脓不多，根脚肿硬疼痛，日晡寒热。心火夹湿热蕴结，血凝毒滞，虑其增剧。急以清解托毒，尚希明正。

甘菊花五钱，地丁草五钱，薄荷叶八分，炙僵蚕三钱，生草节八分，苦桔梗一钱，生赤芍二钱，草河车三钱，金银花三钱，连翘壳三钱，大贝母三钱。外科蟾酥丸三粒（磨下）。（《丁甘仁晚年出诊医案》）

颧疔

王男。左颧疔毒，溃而少脓，迭经寒热，脉滑数，舌黄。风邪湿热交结未透，疏化为先。

紫花地丁五钱，金银花五钱，净连翘三钱，乌玄参四钱，炒僵蚕二钱，白桔梗一钱五分，大贝母四钱，薄荷一钱，京赤芍二钱，生甘草八分，半枝莲五钱。（《贺季衡医案》）

248 化疔汤

生荠簌三两，生甘草三钱，水煎服一碗，顿服之。

按：荠簌，不明何药。《千金翼方·卷二十四》治疔肿又方：取生荠苨根汁一合，去滓，涂不过三度。可参。

249 治疔疮肿毒方 *

治疔疮肿毒。

端午采豨莶草日干，为末，每服半两，热酒调下，汗出即愈，极有效验。

按：出《濒湖集简方》。

【临证参考】《文堂集验方·卷四》治疔疮发背：豨莶草、五叶草（五爪龙）、小蓟、大蒜等分，捣烂，加热酒一碗，榨汁服下，得汗即效。

250 治疔肿初起方 *

治疔肿初起。

王不留行子(为末)五钱,蟾酥三分(为末),水丸如黍米大,每三丸,酒下,汗出即愈。

按:出《濒湖集简方》。

251 蒺藜散

治一切疔毒。

蒺藜子一升,熬捣,以醋和,封头上,拔根。

按:出《千金要方·卷二十二》。

【临证参考】《本草纲目·卷十六》引《乾坤秘韫》治瘰疬疔疮,发背诸肿:紫花地丁根去粗皮,同白蒺藜为末,油和涂神效。治痈疖用鲜蒺藜果或干蒺藜去刺,粉碎为面,加红糖等量,醋调成糊状,将糊剂外敷,纱布或油纸覆盖,包扎固定,药糊干后,再重换。[冯广斌.复方蒺藜泥外敷治疗疖痈.中西医结合杂志.1983,3(1):51]

252 仙方救命汤

治疔疮走黄,打滚将死,眼见火光危症。(以下原文选自《洞天奥旨·卷十五》)

大黄一钱,栀子二钱,牡蛎一钱,金银花一两,连翘一钱,木香一钱,乳香一钱五分,牛蒡子一钱,没药一钱五分,瓜蒌二钱,皂角刺五分,地骨皮二钱,水酒各半,煎服。

【临证参考】《惠直堂经验方·卷三》"仙传化毒饮"治疔疮走黄,发狂将死者:牡蛎、大黄、山栀、金银花、木通、连翘、乳香、没药、牛蒡子、地骨皮、皂角刺、栝蒌仁各九分,气壮者,加朴硝一二钱,水酒各一碗。煎七分服。痛定自愈。《医学衷中参西录》治疔疮:友人朱钵文传一治疔方,大黄、甘草各一两,生牡蛎六钱,栝蒌仁四十粒捣碎,疔在上者川芎三钱作引,在两臂者桂枝尖三钱作引,在下者怀牛膝三钱作引。煎服立愈。身壮实者,大黄可斟酌多用。此亦重用大黄,是以奏效甚捷也。

【验案选要】

虎须疔

陈。虎须疔,误破走黄,头面甚肿,壮热脉数。蒲公英30克,生大黄9克,黄菊花9克,金银花12克,地丁草30克,元明粉9克,苍耳子9克,皂刺9克。

二诊：见效，肿略退，证有减轻，宗原法。昨日方加生石膏30克，知母9克。

三诊：见瘥，疔毒已溃，脓稠黄，热退些。赤芍9克，野菊花9克，皂刺9克，山慈菇9克，地丁草24克，苍耳子9克，半枝莲9克。

四诊：邪热退，肿亦渐消，脓溃是好事。生大黄9克，苍耳子9克，地丁草9克，黄连3克，黄浙菊各9克，知母9克，赤芍9克，皂刺12克，川郁金3克，生甘草3克，雄黄3克。（《范文甫专辑》）

口角疔

愚堂侄女于口角生疔，疼痛异常，心中忙乱。投以清热解毒药不效，脉象沉紧，大便三日未行。恍悟寒温之证，若脉象沉洪者，可用药下之，以其热在里也。今脉象沉紧，夫紧为有毒（非若伤寒之紧脉为寒也），紧而且沉，其毒在里可知。律以寒温脉之沉洪者可下其热，则疔毒脉之沉紧者当亦可下其毒也，况其大便三日未行乎。遂为疏方：大黄、天花粉各一两，皂刺四钱，穿山甲、乳香、没药（皆不去油）各三钱，薄荷叶一钱，全蜈蚣三大条。煎服一剂，大便通下，疼减心安。遂去大黄，又服一剂，全愈。方用大黄通其大便，不必其大便多日未行，凡脉象沉紧，其大便不滑泻者，皆可用。若身体弱者，大黄可以斟酌少用。愚用此方救人多矣，因用之屡建奇效，遂名之为大黄扫毒汤。（《医学衷中参西录》）

托腮疔

西关杨姓妇，二十岁。生一托腮疔，初得寒热大作，呕吐恶心，精神昏愦谵语。迎余往治，见其疔色红紫，以指按之，坚似钉尖，此真疔也。诊其脉，心、肝二部洪数有力，此因肝木太旺，木生心火。经云："诸痛痒疮，皆属于心。"又云可泻者泻其子。遂用犀角黄连汤加减服之，以泻内毒。先服一帖，大解一次，病无增减，再诊脉仍如故。大黄加至36克，大泻二次，寒热已去八九，精神清爽，疼痛尽消，从此消散乌有矣。

犀角黄连汤加减：真犀角6克，黄连10克，金银花30克，连翘15克，生地24克，木通6克，龙胆草6克，川大黄36克，丹皮12克，栀子10克，芒硝10克，黄柏10克，赤芍12克，当归12克，蒲公英10克，地榆12克，甘草6克，水煎服。（《湖岳村叟医案》）

253 紫菊汤

治疔疽肿毒。

生甘菊（连根）一两，地丁三钱，牛蒡子一钱五分，银花五钱，花粉二钱，贝母三钱，白芷一钱五分，生地三钱，白及三钱，连翘二钱五分，茜草五钱，先用夏枯草六两，河水六碗，煎三碗，去渣，不拘时服，加盐水炒黄芪五钱、麦冬五钱，五味子一钱。

按：为《广笔记·卷三》方，名“疔疽一切肿毒神方”。

【验案选要】

掌心疔

李右。掌心疔顶虽溃，未曾得脓，四围肿硬疼痛，湿火蕴结，血凝毒滞，症势非轻。急拟清解托毒。

甘菊花五钱，地丁草三钱，京赤芍二钱，薄荷叶八分，生草节六分，大贝母三钱，炙僵蚕三钱，金银花三钱，连翘壳三钱，草河车一钱五分，丝瓜络二钱，外科蟾酥丸（开水化服，二粒），外用九黄丹、太乙膏，四周用玉露散、菊花露调敷。（《丁甘仁医案·卷八》）

疔毒走黄

唐左。疔毒走黄，从足趾上及于膝，臃肿可畏，倘火毒攻冲入腹，药所难挽。兹以大剂日夜酣饮不辍，三日内得轻减，即有转机，如其加重，便成棘手。

地丁草一两，银花二两，连翘一两，川黄柏一钱，滑石三钱，赤苓四钱，川牛膝三钱，甘菊一两，甘草一钱，大贝母三钱，生矾二钱。

复诊：此方两日四剂，而见大效。

原方加归尾二钱，苡仁五钱，共服八九剂而奏痊。（《外科集腋》）

254 花丁散

治疔疮毒气（入腹，昏闷不食）。

（紫花）地丁一两，蝉蜕一两，贯众一两，丁香二钱，乳香二钱，各为末，每服二钱，空心酒下。

按：为《脉因证治·卷下》“疔疮毒气入腹昏闷不食”方。

【临证参考】《验方新编·卷二十四》“七星剑汤”治疔已走黄，心烦昏愦者：苍耳子（酒炒、去刺）、野菊花、豨莶草、地丁、丁香、半枝莲各三钱，蚤休二钱，麻黄一钱，酒煎服。盖被卧取汗。《常见病验方》治疔疮痈疖：鲜地丁草捣烂敷患处，并用本药一两水煎服。又治上部疔疮：紫花地丁、忍冬藤各一两，白果、知母、桔梗、甘草各三钱,水煎服。

【验案选要】

疗毒走黄

案1:郭万库之妻,上唇人中生一黑疱,即恶心呕吐,余用七星剑成方:苍耳一钱,豨莶草一钱,麻黄一钱,蚤休一钱,半枝莲一钱,蒲公英三钱,紫花地丁三钱,水酒各一盅,煎服立愈。凡遇疗毒,以此法治之,无不效。(《景仰山医案》)

案2:姚某,男,患右手示指疗疮,脓未成熟,肿势未聚,过早切开,复加强力挤压,致疗毒走散,切口无脓,仅有暗红血水,肿势迅速扩散,向上过腕、前臂、肘部,伴有高热寒战和疗毒传肺之症:咳嗽、胸痛、痰红等,舌苔黄腻,舌质红,脉滑数,急拟大剂凉血清营泻火排毒为治,内服:生地黄30克,赤芍9克,牡丹皮9克,水牛角15克,川黄连3克,紫花地丁30克,半枝莲15克,草河车15克,皂角刺12克,鱼腥草30克,黄芩9克。外用:金黄膏二宝丹20克(敷手指部),玉露散水调外敷(手背、前臂部),并配合抗生素静脉滴注,因细菌培养对青霉素、链霉素、四环素、红霉素不敏感而停用。经中药内外治疗近月而愈。(《当代中医名家医话·外科卷》唐汉钧治案)

255 伯高大师传方

治指上生天蛇头疮。(以下原文选自《洞天奥旨·卷十六》)

蜈蚣一条,麝香半分,白芷三钱,共为末,烧烟熏之即愈。

【临证参考】《绛囊撮要·外科》"治指上蛇头疗方":干蜈蚣一条,瓦上焙,酒浆滴七次,焦枯,连瓦放地上,至脆为末,加雄黄一钱,鸡蛋一个,控孔去黄留白,将药末入蛋内,指套蛋中,薄绵纸蘸面糊塞满空处,使不走气,一周时效。痛极者,一日换四五次即效。《不知医必要·卷四》:雄黄八钱,蜈蚣二条,共研末烧烟,熏三两次即愈。《常见病验方》治蛇头疗:蜈蚣一条,研细末,纳入猪胆汁内和匀搽患处。以上各方以直接外敷效果为好。

256 雄黄解毒散

治天蛇毒疗,初起红肿发热,疼痛至心。

雄黄二钱,蟾酥二分(微焙),冰片一分,轻粉五分,为末,新汲水调涂,纸盖,日用三次,极效。

按:为《外科正宗·卷四》"雄黄散"。

【临证参考】《常见病验方》治蛇头疗：雄黄一钱，蟾酥二分，共研末，鸡子一个打一洞，将药放入，将患指插入鸡子内。

【验案选要】

蛇眼疗

李某，男，32岁，工人，2007年3月10日就诊。左手食指指甲两侧红肿作痛5天。5天前不慎外伤患处，继则红肿作痛而来诊。查：患处指甲两侧及甲根四周皆红肿，触之发热。诊断为蛇眼疗。外敷复方雄黄散，1天换药1次，药干则以冷开水润之。第2天复诊，红肿痛大减；继用上药外敷6天，红肿消散而愈。方中明矾、雄黄解毒杀虫，燥湿止痒，合之为验方"二味拔毒散"善治一切风湿诸疮红肿作痛痒者。

复方雄黄散：雄黄25克，冰片5克，轻粉5克，明矾25克，草河车20克，白蔹15克，蟾酥5克。如缺蟾酥，可用生大黄30克代替。上药共研为细末，瓶装密封备用。初起或成脓尚未破溃而见红肿热痛者，用冷开水调本药外涂于红肿热痛之局部患处，1天外涂3次，外用软纸覆盖。症重者，药厚摊于纱布敷料上，贴敷于患处，胶布固定，1日换药1次。药干后则用冷开水润湿敷料。溃后外涂于溃面四周之红肿处，1天3次，仍可外用软纸覆盖或摊于纱布敷料块上，中间留一空洞对准溃面，贴敷于患处。溃面据病情可掺提脓祛腐、生肌收口之八二丹类药。[袁顺保.复方雄黄散外治疮疡的临床体会.中医外治杂志.2008,17（2）：11]

骨羡疮

骨羡疮生于神堂二穴，或膈关、膈俞之穴上也。虽穴属太阳膀胱之经，似乎阳经之病，然而，此疮不发则已，发则未有不痒者也。夫疮之痛乃毒发于阳，疮之痒乃毒发于阴也，痒之极者，阴之极矣。骨羡疮之痒，正患其痒之极也，痒极则不可忍，必抓搔而少已，而无如愈搔而愈痒，愈痒而愈搔，抓搔不已，必至皮肉损破，久而抓搔，乃见骨矣。（以下原文选自《洞天奥旨·卷八》）

257 救崇汤

治骨羡阴疮。

人参五钱，黄芪一两，当归一两，金银花二两，茯苓三钱，贝母三钱，草乌一钱，水数碗，煎一碗半，饥服。

按：与《外科真诠》治骨羡疮"加味补血汤"异名同方，以党参一两代人参五钱；《华佗神医秘传·卷五》方少草乌，余同。本病宜与《石室秘录·卷四·奇治法》治遍身发痒"救割全生汤"（人参一两，当归三两、荆芥三钱）互参。亦背疽、发背之类。

骨毒滞疮

骨毒滞疮，生于两腿之内，箕门之穴也。腿上箕门之穴，原属足太阴脾经也。脾旺则气血流通，虽有火毒，必然易散，即或不散，而生疮亦必轻而易愈。大约轻者必痛，重者必痒。如生疮不痛而发痒，必难治也，一名腿发。十二日可刺，如脓黄赤色可治，清稀腐臭者不治。其疮赤白色，是毒发于骨，本是难治之症，倘毒发于外，十日之内未脓必死。

258 完足汤

治骨毒滞疮。

白术一两，当归一两，金银花二两，牛膝五钱，贝母三钱，水数碗，煎一碗服。连服数剂无脓者难治，有脓可以不死。

骨瘘疮

骨瘘疮生于两胯骨之上，乃环跳之间也。先小后大，筋骨俱疼，痏开流水，水尽则死。如胯相对并有疮肿者，十无一生。勿谓疮不若痏，即可轻视之也。此处生疮，左右俱难侧卧。

按：痏（yìn）为血痕之意。

259 骨瘘疮外用方 *

大马屁勃垫睡，不令磨着。

按：见《本草纲目·卷二十一》引仇远《稗史》"治臁疮不敛方"：葱盐汤洗尽拭干，以马屁勃末傅之即愈。又，骨瘘疮，似于今之褥疮。

【临证参考】《疡医大全·卷三十五》治席疮：马屁勃垫之。陈志英等治褥疮取单味中药马勃适量，研成极细粉末状，经干热灭菌后，留置消毒容器中备用。

治疗时先以生理盐水清洗创面，剪除坏死组织，拭干后，视创面大小，将适量配制好的马勃末直接均匀撒在创面上，厚度约 1 厘米左右，敷盖上消毒纱布，每天应用 4～6 次为宜。李桂荣等治褥疮，用中草药马勃适量，干热灭菌后研成细粉末状，消毒容器备用。消毒创面，用生理盐水纱布湿敷 10 分钟。将马勃细粉撒在创面上，厚度为 0.8～1.2 毫米，无菌纱布外敷，更换 1 次/2 小时。

260 补中益气汤

治骨瘘疮，生于腿上胯骨间。

人参五钱，白术一两，生黄芪一两，当归五钱，柴胡一钱，升麻五分，陈皮一钱，生甘草二钱，半夏二钱，茯苓三钱，水煎服。

261 加味参芪汤 1

治脚腿生疽，或忽然肿起一块不痛者，并治各疮。

黄芪一两，人参五钱，荆芥三钱，当归五钱，天花粉三钱，附子三分，生甘草一钱，牛膝三钱，金银花一两，水煎服，多服自愈。

【验案选要】

穿踝疽

江右。穿踝虽已得脓，而毒漫延上下，腿趾俱肿，惟恐走散入腹，即有昏痉之变，能过十日，毒势归于一处，方可无虞。此时多变幻不定，寒暖饮食，极宜小心。

黄芪六钱，当归五钱，粉丹皮二钱，生地八分，银花一两，赤茯苓三钱，陈皮一钱，黄柏八分，宣木瓜八分，木香五分，槟榔一钱，谷芽五钱。（《外科集腋》）

陈肝疮

陈肝疮，即蚤疽也。生于左右臂上三五处，如疔毒肿痛，痛不可忍，擦挨难忍。如有头，二七日可刺，刺之有脓者生；刺而无脓，身热虚硬，面赤者，二八日便有归阴者；痒甚者，一月后死。然大补气血，亦有变死为生者矣，未可信是死症，而听其必死也。

262 加味参芪汤 2

治两臂生陈肝疮。

黄芪一两,人参五钱,荆芥三钱,当归五钱,天花粉三钱,附子三分,牛膝三钱,金银花一两,白芍药五钱,白术五钱,水煎服数剂,亦不至死。

按:为"加味参芪汤1"去甘草,加白芍、白术。

【验案选要】

蝼蛄串

某。脾虚湿痰流于节络,左肘致发蝼蛄串,肿溃二年,脉虚体弱,身热,舌光,便薄。拟扶土养营,兼以化痰。

当归,茯苓,参须,苡米,山药,象贝,甘草,法半夏,陈皮,於术,竹二青,京赤芍,大红枣。(《外科集腋》)

赤炎疮

赤炎疮,遍身有赤点子,乃手太阴肺经受风热而生者也。肺主皮毛,肺经气有余而血不足,风热在肺,难于抒泄,无血以润之,故留恋于皮毛而不散矣,又名赤炎风。因肺热而心火又侵,则火以助火,血愈耗矣,血耗则肺气更热,此赤点所以更现,或有或无,久而不愈,变为疠风者有之,故治法必须消风退热,而疮自愈也。

263 润肺化炎汤

治赤炎风疮。

桔梗三钱,桑白皮三钱,炙甘草二钱,黄芩二钱,玄参五钱,麦冬三钱,天门冬三钱,贝母二钱,陈皮五分,生地三钱,升麻一钱,水二碗,煎八分,食后服。

加减:倘左寸脉旺大,乃心火也,本方去黄芩,换黄连一钱。

血胤疮(附:腋疬)

血胤疮,生胁肋渊腋之间也。此处本是足少阳胆经所属,胆经属木,木气若舒,何至生此疮乎。胆木之气不舒,则木难摅泄,多生此疮。论理妇女郁多,男子郁少,男之郁易解,女之郁难开。故男生此疮易于散,女生此疮难于痊。往往有结成腋疬,数年不化,忽至肿突崩溃,流黑水而死矣。所以治此疮必须将忧愁顿释,后服药饵为妙。是以治此疮必先用舒胆舒肝之药,而佐之生血生气之品。

264 解郁散毒汤

治血胤疮、腋疬。

白芍四钱，白芥子三钱，香附二钱，郁金二钱，柴胡一钱五分，茯苓二钱，蒲公英三钱，陈皮五分，生甘草一钱，白矾一钱，当归三钱，野菊花根二钱，薏苡仁三钱，乳香末一钱，水数碗，煎一碗，连服八剂自化。

加减：如已溃者，本方倍加当归，少加附子二分，去郁金、野菊花、白矾，加黄芪三钱，白术五钱，多服自愈。

按："逍遥散"化裁方。

【验案选要】

瘰疬

江应宿治休宁吴氏子，年十七，患瘰疬三年矣。疡医用烂药刀砭破取，疮口甫平，即复肿，累累如贯珠，遍体疮疥，两胁肿核如桃。予诊之，微弦而数，即语之曰：肝肾虚热则生病矣，当从本治内消。以柴胡、当归、连翘、黄芩、黄连、牛蒡、三棱、桔梗、花粉、红花十余剂，再与黄连、海藻、昆布、干葛、石膏、山栀、龙胆、连翘、花粉为丸，以清其上，更令空心，服六味地黄丸，以滋化源。未尽一料，疡消疮愈，不复作矣。(《名医类案·卷十》)

腋痰

某。腋结核作痛，势将成脓。

当归，桔梗，净毛菇，大贝母，甘草，僵蚕，穿山甲，赤芍，连翘，六神丸吞服。(《玉壶仙馆外科医案》)

天疱疮

天疱疮，生于头面、遍身手足之间，乃毒结于皮毛，而不入于营卫。论理尚轻，然治之不得法，疼痛难忍，不啻如火烙炎烧矣。此疮乃肺气虚，而火毒结于肺本，是暑热湿蒸之气，因肺气虚而犯之也。其症燎浆白疱，皮破赤沾，小儿生于夏日居多。故治法必须用解暑散火之药。然单散火而不补肺，则火不能去，而气益虚，疮难速愈矣。补气而佐之解暑，则火毒自消，而疮亦易愈。

265 天疱疮外治方 *

外治天疱疮。

丝瓜叶捣烂，调定粉敷之。

【临证参考】《外科方外奇方·卷三》治天疱疮：用丝瓜汁调搽，或叶亦可。《秘方集验·卷下》：用天萝水（按：丝瓜水），调宫粉敷上，立愈。《救生集·卷三》治小儿天疱疮：取丝瓜汁调辰粉频搽之。《鲟溪秘传简验方》治天疱湿疮：用丝瓜汁，调蛤粉，频搽。

266 香薷补气饮

内治天疱疮。

香薷一钱，天花粉一钱，生黄芪一钱，白术二钱，炙甘草一钱，黄芩一钱，茯苓二钱，人参五分，厚朴五分，麦冬二钱，陈皮三分，桔梗一钱五分，水煎服。

【临证参考】《外科真诠》治天疱疮初起，白色燎浆水疱，小如芡实，大如棋子，延及遍身，疼痛难忍。由肺受暑热，秽气伏结而成，故又名肺疽。发于暑热时者，宜内服香薷饮；气虚者，宜合生脉饮服之。

【验案选要】

天疱疮

吴。天疱疮：天疱疮，延发作痒，暑气风热交郁，当清化主之。

桑叶三钱，银花三钱，甘草三分，丹皮三钱，淡竹叶三钱，泽泻三钱，连翘三钱，滑石四钱，鲜芦根一两（去节）。（《陈莘田外科方案》）

267 定粉散

定粉五钱（火煅为末），丝瓜叶（捣汁）半茶钟，轻粉五分（为末），雄黄三钱。将定粉、雄黄、轻粉共研细末，将丝瓜汁调搽疮上。

按："天疱疮外治方"加雄黄、轻粉。

【临证参考】《种福堂公选良方·疮》治天疱疮：黄柏末一钱半，轻粉一钱，雄黄一钱，青黛二钱，滑石一钱，寒水石二钱（火煅），银朱一钱半，辰砂五分，铅粉二钱，侧柏叶末一钱，上为细末，丝瓜叶打汁调搽立效。《外科方外奇方·卷四》治天疱疮：明雄黄五分，川柏三分，研末，陀僧六分，女人扑面粉五分，石膏八分，共为末，丝瓜汁、麻油调搽二三次即愈。

268 仙炉脂

治小儿天疱疮。

香炉盖上烟脂三钱，黄连二钱，青黛二钱，冰片二分，各为细末，鸡子清调，或猪汁调敷。

按：出《华佗神医秘传·卷五》，"猪汁调敷"为"猪胆汁调敷"，当从。

【临证参考】烟脂主要有收湿、敛疮、生肌的作用。如《杨氏家藏方·卷十二》之"敛毒散"：乳香半钱，没药半钱，麝香少许，黄丹1钱，白矾1钱，干烟脂半两。主治一切疮溃脓后，疮口肌肉不生，四向皮紫黑，疼痛赤肿不消等。桐医木烟脂疗法可作参考：用一根如拇指般大的干木材插进火里燃烧，待木材着了火，就将燃火那一端垂直地对着一块光滑的金属平面上如柴刀、镰刀面均可，让其烟气聚积烟脂于金属面上，然后用棉球沾起，涂擦在患者的患处皮肤表面，病情即迅速解除。木烟脂的性能主要是收敛消肿，抗炎止痛，在应用中，对于生于体表痈、疖及钝伤血肿等疾病，可直接擦于隆起的皮肤表面，以覆盖其红区为宜。若为胃肠炎、尿路炎等内部疾病，就涂擦脐部穴位，以覆盖脐一公分为宜。牙痛、扁桃腺肿大就涂擦于双侧下颌淋巴结区的表面皮肤，即可奏效。

瘰疬疮

瘰疬之病甚多，名状不一。初生之时，每现于项腋之间，或牵蔓于胸胁之处。其形之大小，宛如梅核，或动或静，或长或圆，或连或断，及至溃烂，或流水、流脓、流血之各异。未破之先易于医疗，已破之后难于收功。盖未破虽虚，而不至于五脏之损；已溃渐亏，而难救夫七腑之伤。故必须补其虚而救其伤，始为妙法也。其一，治在肝胆；其二，治在脾胃；其三，治在心肾。治肝胆者，其左关之脉必涩，而右关之脉必滑者也。盖肝胆之郁不开，必下克脾胃之土，土气受制，难化水谷，必至生痰以助结，而瘰疬不化矣，治其肝胆，而消化其痰涎，则瘰疬易化矣。治脾胃者，其右关之脉必浮而无力，或滑而有力也。明是脾胃之中，无非痰气之升腾，土气之萧索，不健脾则痰不能消，不健胃则涎不能化，痰涎日盛，瘰疬难开，何能治乎？故必大补脾胃以消化痰涎，然后佐之败毒之味，则病去如扫矣。治心肾者，切其左寸之脉必滑，右尺之脉必涩者也。明是心肾两开，不能既济，而肝胆脾胃各不相应，故痰块不消，瘰串更甚。补其心肾则阴阳和合，而少佐之去毒破坚之味，则取效益速矣。

269 开郁散

治肝胆郁结之瘰疬。

白芍五钱,当归二钱,白芥子三钱,柴胡一钱,炙甘草八分,全蝎三个,白术三钱,茯苓三钱,郁金二钱,香附三钱,天葵草三钱,水煎服。

【验案选要】

瘰疬已溃

瘰疬已溃,脉弦左数,舌心空,倏热乍寒,经闭,症属重极。逍遥散加减治之。

酒炒柴胡七分,白芍一钱五分,香附一钱五分,生地三钱,当归一钱五分,茯神四钱,川贝二钱,绿萼梅一钱五分,丹皮三钱,生牡蛎四钱,昆布一钱。三帖。(《邵氏医案》)

270 培土化毒丹

治脾胃多痰,瘰疬难消。

人参二两,白术十两,茯苓六两,炙甘草一两,紫苏八钱,半夏二两,僵蚕二两,陈皮六钱,白芷七钱,木通一两,金银花十两,天花粉三两,各为末,蜜为丸,饭后吞服三钱,早晚各一服。

【验案选要】

瘰疬

案1:患瘰疬,少痊,年余而溃,脓水淋漓,月经五六十日一至,误服通经丸,展转无痊,午前恶寒,午后发热。余曰:由于忧思郁结,伤脾所致。即用归脾汤作丸。午前以六君子汤送下,午后以逍遥散送下,月余得痊。半载后经行如期,年余而疮亦痊。(《临证医案笔记》)

案2:李某,女,5岁。1992年7月13日初诊。双颌下淋巴结肿大1周。周前发热2天,继而双颌下淋巴结肿大,经静滴青霉素5天热退,但淋巴结肿大如故,伴烦躁汗多,口干喜饮,痊不安,便结1～2天1次。双颌下淋巴结肿大,左侧一枚约3厘米×3厘米,右侧一枚约1.5厘米×2厘米,质硬,触痛明显,舌苔薄白,质红,脉细数。张老拟疏肝消核法治之。服药4剂无效。再诊时,结合患儿素有纳少,神疲,喉间痰鸣之症。考虑为:"脾虚痰浊内生"所致。更拟扶脾化痰,清热消核。药用:南北沙参各15克,苡仁15克,茯神、山药、杭赤芍、二花、连翘、夏枯草各10克,青皮、桔梗各6克,4剂后,左侧瘰疬略缩小,变软,触痛减。

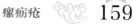

右侧如故。三诊：效不变法，守法化裁：北条参、苡仁各15克，白术、茯苓、山药、桔梗、杭芍、丹皮、夏枯草各10克，青皮6克。5剂后右侧瘰疬消失，左侧如蚕豆大，触痛轻微，食欲增加，余症均好转，续服上方巩固告愈。[张绍莲.张介安从脾胃论治瘰疬的经验简介.陕西中医.1994（5）：218]

271 神龟散

治心肾不交，瘰疬久不愈者。

大龟二个（一雌一雄），远志一两，麦冬三两，山茱萸四两，肉桂一两，白术（炒）五两，苍术二两，熟地十两，玄参十两，茯神四两，何首乌十两（生用），桑椹四两，紫花地丁四两，夏枯草五两，各为细末，将大龟饭锅蒸熟，火焙干为粉同用，蜜为丸，每日早晚，白滚水各于饭后送吞三钱。

【临证参考】《疑难急症简方·卷四》治瘰疬久烂，破烂臭秽：龟甲（酒炙黄），浸酒饮之。《外科方外奇方·卷一》以"龟蜡丹"治一切无名肿毒，封口发背流注，痈疽疔疮等症：血龟板一大个，用下半片，烘热，用白蜡渐渐掺上板自炙枯，放泥地上，出火气，研细，黄酒调服，至醉暖盖取汗即愈。

272 治瘰疬肿硬疼痛久不瘥

猫头、蹄骨一具（酥炙黄，为末），昆布一两五钱，海藻一两五钱（二味酒洗，去盐水，晒干），连翘一两，黄芩一两，金银花一两，穿山甲一两，皂角五钱，枳壳一两，香附一两（用醋煮干），为细末，将玄参煎膏为丸如桐子大，每服七八十丸，一日三服，以姜汁三匙调入，好酒下。

273 消愁破结酿

治瘰疬。

僵蚕（炒）五钱，全蝎五个（不去头、尾、足），白芷一两，白芥子（炒）一两，白术（土炒）二两，附子二分，紫背天葵根八两，先将前六味各为末，将天葵煮汁一碗，同入在黄酒内，用酒二十斤，煮三炷香，三日后，日服三杯，以面红为妙。

【临证参考】《古今医鉴·卷十五》引黄宾江"天葵子丸"治瘰疬：紫背天葵一两半，海藻一两，海带一两，昆布一两，贝母一两，桔梗一两，海螵蛸五钱，为细末，酒糊为丸如梧桐子大，每七十丸。《常见病验方》：全蝎、蜈蚣、僵蚕各五钱，每服三至五分，饭前服，一日两次，玄参六钱煎汤送下。

274 樟脑丹

治疬疮溃烂,牵至胸前、两腋,块如茄子大,或牵至两肩上,四五年不能疗者,皆治之。

樟脑三钱,雄黄三钱,为末。先用荆芥根下一段剪碎,煎沸汤,温洗良久,看烂破处紫黑,以针一刺去血,再洗三四次,然后用樟脑、雄黄末,麻油调扫上,出水,次日再洗再扫,以愈为度。

按:出《本草纲目·卷十四》,《经验选秘·卷三》名"雄脑散"。

【临证参考】《中医验方交流集》:活天龙三条(即壁虎,先风干,再放在瓦上煅存性),雄黄二钱,樟脑一钱,上药研极细末,用麻油调后,以笔蘸药,敷于溃破之疮口。樟脑雄黄依比膏可治各种疮痈及一切无名肿毒,主要有凡士林、鱼石脂、樟脑、雄黄等药。先将凡士林、鱼石脂按等量比例调配,混合均匀,再将樟脑、雄黄二药各研成细粉装瓶备用。适应证:以红、肿、热、痛为主症的一切无名肿毒,诸如痈、疮、疖、疔、肿痛等。使用方法:将依比膏平摊敷料上,约0.3厘米厚,范围应大于疮痈部位,敷贴患处,再用胶布固定即可,每日换药1次,直至痊愈。未成脓期:将依比膏涂于敷料上,再在膏剂中心洒上备用的樟脑粉末。用火柴或火机点燃樟脑粉末,待樟脑溶于依比膏后,迅速将火吹灭,贴于患处即可。临床观察患部肿胀逐渐消散,3~5天后可痊愈,不需服药。成脓期:将依比膏涂于敷料上,如上法将雄黄粉末撒在敷料中,直接贴于患处,胶布固定即可。病程最短时1~3天左右即能破溃排脓,待脓尽收口时,再改用鱼石脂粉末敷贴即愈。溃脓期:直接将鱼石脂粉末涂于敷料上,覆盖有溃脓的患处,直至脓尽收口,临床观察3天左右即愈,且愈后不留疤痕。[张成俊.樟脑雄黄依比膏的临床应用.中国民间疗法.2007,15(5):20]

275 葛真君汤

治瘰疬。(以下原文选自《洞天奥旨·卷十五》)

白芍五两,白芥子五两,香附五两,茯苓五两,陈皮一两,附子三分,桔梗五两,甘草一两,各为末,水打成丸,酒送下五钱。

【验案选要】

瘰核

晋祥兄,颈项瘰核成串。

海藻 9 克，昆布 9 克，皂刺 12 克，象贝 9 克，姜半夏 9 克，淡附子 3 克，生牡蛎 24 克，茯苓 9 克。(《范文甫专辑》)

276 夏枯草膏

治瘰疬、马刀，不问已溃未溃，或日久成漏。

夏枯草六两，水二钟，煎七分，食远温服。虚甚者，则煎汁熬膏服，并涂患处。此物生血，乃治瘰疬之圣药也。其草易得，其功甚多。

按：为《摄生众妙方·卷八》"夏枯草汤"。

【临证参考】《常见病验方》：夏枯草、紫花地丁各一两，各用二钱捣烂包患处；各用八钱煎汤服，每日一剂。又，鲜夏枯草一至二两、甘草二钱，水煎服。药渣捣烂外敷。《应用验方》治结核瘰疬遍满脖项：夏枯草、金银花、蒲公英各五钱，酒水煎，时时当茶服之。

【验案选要】

颈部淋巴结结核

李某，女，26 岁，农民。1991 年 3 月 6 日初诊。患者患颈部淋巴结结核已 8 年，经多方治疗无明显效果。左颈部瘰疬成串，质硬，压痛，有二处已破溃半年未愈，给夏枯草 60 克，日一剂，连用 7 日。瘰疬大部消失，破溃未愈加配白头翁 10 克，陈皮 10 克，日一剂，又进 10 日告愈。

附方：夏枯草 50 克，每日一剂，水煎或沸水浸泡，当茶频服，可加适量白糖。病程长伴破溃不愈反复发作的可加白头翁 10 克，陈皮 10 克，水煎，日一剂。[廖有业.独味夏枯草治疗颈部淋巴结结核 50 例.实用中医内科杂志.1993,7（4）：2]

277 十全大补汤加香附、贝母、远志

治瘰疬、马刀，不问已溃未溃，或日久成漏。……兼以十全大补汤加香附、贝母、远志，尤善。

按：出《摄生众妙方·卷八》"夏枯草汤"条下。

【验案选要】

瘰疬后遍身痒

一妇人瘰疬后，遍身作痒，脉大，按而虚，以十全大补汤加香附治之而愈。大凡溃后，午前痒作气虚，午后痒作血虚。若作风症治之，必死。(《女科摄要·卷上》)

278 昆花汤

治项下肿核，乃痰气不清，郁结而成，日久破坏，以致气血亏短，卒难收口，且连串不已，又名病串。此症最难断根，害人非浅。

南夏枯草三钱，浙贝母二钱，山慈菇一钱，玄参一钱，连翘一钱，牛蒡子一钱，橘红一钱，金银花一钱，海藻一钱，川芎一钱，当归一钱，香附一钱，白芷一钱，甘草五分，昆布三钱，水三碗，煎一碗，空心服。

加减：如破烂日久，不收口者，加黄芪、白术各一钱，茯苓八分，升麻、柴胡各五分。

【临证参考】《秘方传奇·良方普济》治瘰疬痰核：川贝母、天花粉、海带、沉香、广皮、夏枯草、毛慈菇、净连翘、海藻、全蝎、甘草、法半夏、条黄芩、银柴胡、昆布各三钱，共研细末，炼蜜为丸，每服三钱，如小儿减去一钱五分，用夏枯草煎汤送下。又，夏枯草、海藻、昆布、黄连、当归、防风、石膏、干葛各四两，分作三十帖煎服。

【验案选要】

瘰疬

俞。累累：颈项累累如连珠，按之坚，推之不移，最防滋大为患，须作速消散。

归须三钱，海浮石四钱，夏枯草三钱，陈海蜇五钱，淡木瓜三钱五分，昆布三钱五分，白蒺藜四钱，地栗三枚，丝瓜络三钱，海藻三钱，制甲片三钱五分，包。（《曹沧州医案·外疡总门科》）

重台疬

重台疬（按：生颈项，或左或右，初则单生，后重叠见之，名重台疬），内热阴亏，脉弦，治以清养。夏枯草、天虫、光杏仁、小青皮、生甘草、广陈皮、大力子、瓜蒌仁、淡昆布、淡海藻、海浮石、左牡蛎、川贝母、丝瓜络。（《莲舫秘旨》）

279 文武膏

治瘰疬神效。

桑椹黑者二斗，以布袋绞取汁，夏枯草十斤取汁，二味石器中熬成膏子，白汤化下二匙，日三服。

按：为《素问病机气宜保命集·卷下》"文武膏"加夏枯草。

【临证参考】《偏方大全》经验方，治瘰疬，关节不利，便秘等症：鲜桑椹

1000克,糯米500克,酒曲适量。先将桑椹洗净,捣烂,以纱布绞汁,将汁与糯米按常法煮焖成干饭,待凉,加入酒曲,拌匀,发酵成酒酿。每日随量佐餐食用。

280 蜗牛散

治瘰疬溃与未溃。

蜗牛不拘多少,以竹签穿,瓦上晒干,烧存性,为末,入轻粉少许,猪骨髓调,用纸花量疮大小,贴之。

按:为《三因极一病证方论·卷十五》(以下简称《三因方》),及《世医得效方·卷十九》同名方。

【临证参考】《世医得效方·卷十九》治瘰疬未溃又方:带壳蜗牛七个,生取肉,丁香七粒入七壳内,烧存性,与肉同研成膏,用纸花贴之。

281 夏枯草汤

治瘰疬、马刀,不问已溃未溃,或已溃成漏,形瘦,饮食不甘,寒热如疟,渐成劳瘵,并效。

夏枯草二钱,当归三钱,白术三分,茯苓三分,桔梗三分,陈皮三分,生地三分,柴胡三分,甘草三分,贝母三分,香附三分,白芍三分,白芷三分,红花三分,先煎夏枯草,取汁三碗,后煎药七分,卧时,入酒半小钟和服。

按:为《外科正宗·卷二》方。

【临证参考】《广笔记·卷三》治瘰疬:金银花五钱,夏枯草二两,柴胡七分,贝母二钱,土茯苓(色白者)二两,鼠粘子一钱(微炒),鳖虱、胡麻仁二钱(微炒),酸枣仁二钱,栝蒌仁二钱(略炒),陈皮一钱,皂角子一钱,白芍药(酒炒)一钱,当归身二钱,粉甘草一钱,荆芥穗一钱,连翘一钱五分,何首乌五钱,漏芦二钱,水煎,食后服。《灵验良方汇编·卷二》:夏枯草二两,当归三钱,茯苓、桔梗、生地、陈皮、柴胡、白术(炒)、甘草、贝母(去心)、白芍(炒)、香附各一钱,白芷、红花各三分,先将夏枯草,水三碗煎至二碗,去渣,入诸药煎至八分,食后服。二汁照上煎法,临睡进,入酒小和服。《外科心法要诀·卷四》"夏枯草膏"治男妇小儿忧思气郁,瘰疬坚硬,肝旺血燥,骤用迅烈之剂,恐伤脾气,以此膏常服消之:京夏枯草一斤半,当归、白芍(酒炒)、黑参、乌药、浙贝母(去心)、僵蚕(炒)各五钱,昆布、桔梗、陈皮、抚芎、甘草、各三钱,香附(酒炒)一两,红花二钱,前药共入砂锅内,水煎浓汤,布滤去渣。将汤复入砂锅内,慢火熬浓,加红蜜八两,再熬成膏,瓷罐收贮。每用一二匙,滚水冲服。兼戒气怒、鱼腥。亦可用薄纸摊贴,瘰疬自消。

【验案选要】

瘰疬

案1:余某,女,75岁,住湖畈。2009年1月6日初诊。右侧颈部如蚕豆大肿物数枚,皮色不变,推之可动数月。经穿刺化验诊断为淋巴结炎。平素有高血压史,目前控制尚可。舌黯红,苔白少黄,脉稍弦硬。此病瘰疬,乃痰热毒邪与气血搏于少阳经所致。治宜清化痰热散结。玄参10克,大贝母10克,生牡蛎30克,夏枯草20克,全蝎5克,柴胡6克,7剂。发药人谓仅六味药能治好此病乎?患者坚信服之。月后以它病来诊,云服上方,肿物消散而愈。(《朱氏中医世家学验秘传》)

案2:范某,男,13岁,山西大同人。患左侧颌下淋巴结肿大3天,肿大约5厘米,按之稍硬,疼痛,局部微发热,体温38℃,寒热往来。脉浮数。证为热郁少阳,治以清热化结,疏解少阳。

柴胡10克,元参12克,浙贝10克,夏枯草18克,黄芩8克,水煎服,5剂。

剂尽。淋巴结基本消退,体温37℃。微恶寒,脉缓。上方减其量:柴胡8克,元参8克,浙贝6克,夏枯草10克,黄芩6克,3剂,愈。(《医林问道》)

282 瘰疬神膏

治各种瘰疬。

大当归五两,大穿山甲五两,陈皮三两,肉桂一两,木鳖子肉一两,大蜈蚣十条,象皮一两,黄柏五两,黄芩五两,川连一两,白花蛇一两,蕲艾一两,金银花四两,香油三斤,浸半月,夏五日,春秋十日,火熬至黑色,去渣再熬,滴水成珠,加飞过黄丹十两,搅匀再熬,又下乳香、没药、儿茶、血竭、密陀僧,俱为末,各一两,搅匀,候温,入麝香一钱,再搅,入水中一日,去火气,摊贴甚效。

【临证参考】《种福堂选良方·卷二》"燕鼠膏"治瘰疬痰核,痈疽发背肿毒:全蝎(热水浸透,洗三次,晒干,净)二两,白芷、黄连、黄柏、黄芩、当归、山甲各一两,生地、赤芍各五钱,官桂二两,海藻二两五钱(洗三次,晒干),番木鳖五钱(切碎),用麻油一斤四两,浸药五日,熬焦黑色,去滓,将净油秤准,每油二两,用飞净黄丹一两收，滴水不散，先入白占一钱五分，黄占三钱，即下黄丹，再下杭粉一两，用桑枝不住手搅成膏，候冷，入水浸三四日，再用文火熔化，再入没药三钱（去油），阿魏三钱，麝香一钱，血竭二钱，朝南燕窝泥五钱，雄黄一钱，朱砂一钱，两头尖七钱，白升丹四钱，以上各药，为极细末，入膏内搅极匀。用时隔汤熔化摊贴，勿见火。

283 神秘汤

治瘰疬。

橘皮一钱，紫苏一钱，人参二钱，桔梗三钱，桑皮一钱五分，生姜五分，五味子三分，水煎服。

按：为《三因方·卷十三》"神秘汤"加桑皮、生姜。

284 木通汤

治瘰疬。

木通一钱，车前子二钱，猪苓二钱，泽泻二钱，连翘一钱，花粉二钱，金银花一两，瓜蒌子二钱，水二钟，竹叶、灯心煎服。

按：木通，《别录》"散痈肿诸结不消，及金疮、恶疮、踒折、鼽鼻息肉"，《食疗本草》"消鼠瘘"，《海药本草》"主诸瘘疮"，《日华子本草》"治疮疖"，可见其散痈、消结之效，以治瘰疬，当是正法，惜木通此功未得重视、发掘。

285 败毒散瘰汤

治四种瘰串。

人参一钱，当归二钱，厚朴一钱，桔梗二钱，白芷二钱，肉桂五分，防风五分，黄芪三钱，粉草一钱，水酒各半，煎服。

【验案选要】

瘰疬

先天禀薄，后天生气不足，肝阴有亏，致颈项结核，而成痰疬，溃久不敛之累，防成劳瘵。

黄芪，归身，白芍，白术，元参，茯苓，牡蛎，洋参，砂仁。（《谦益斋外科医案》）

286 膏药方

治瘰疬不破者。

沉香，麝香，轻粉，银朱，荔枝肉各等分，入熟鱼胶，捣成膏贴之。专治硬核不消不破，甚效。

【临证参考】《偏方大全》治淋巴结核、赤肿疔疮及小儿疹疮：鲜荔枝10枚，洗净，捣烂如泥，外敷患处，每日更换1次。

287 通治瘰疬方

不分新久、表里、虚实，及诸痰结核。

陈皮一钱，白术一钱，柴胡一钱，桔梗一钱，川芎一钱，当归一钱，连翘一钱，茯苓一钱，香附一钱，夏枯草一钱，黄芩一钱，藿香五分，半夏五分，白芷五分，甘草五分，姜三片，水二钟，煎八分，入酒一小杯，临睡时服。

按：为《外科正宗·卷二》方。

【临证参考】《春脚集·卷二》"加味藿香饮"治颈项肿痛，寒热头眩者，气毒也：藿香、甘草、桔梗、青皮、柴胡、半夏、紫苏、白术、陈皮、茯苓、白芷、厚朴、川芎、香附、夏枯草各等分，为粗末，每服四五钱，水煎服。

288 瘰疬酒药方

治年久瘰疬结核，串生满头，顽硬不穿者。

鹤虱草八两，忍冬藤六两，野蓬蒿四两，野菊花四两，五爪龙三两，马鞭草一两五钱，用老酒十五斤，袋贮药悬于酒内，封口，煮三灶香为度，取起，水顿（注：放置）一伏时，初服尽醉，出汗为效，后随便饮。

按：为《外科正宗·卷二》方。亦见《万病验方·卷十五》治瘰疬"药方"、《灵验良方·卷二》治瘰疬"药酒方"。又，鹤虱草又名天名精。又，五爪龙当为乌蔹莓，《医学正传》名五爪龙草，《草木便方》名母猪藤。

【临证参考】《杏苑生春·卷八》治瘰疬未破：马鞭草全草90克，加麝香少许，和匀，每服二钱，白汤食后调服。《经验广集·卷四》"冬青汁"治鼠瘘：过冬青，即荔枝草，又名天名精，五六枚，同鲫鱼入锅煮熟，去草及鱼，饮汁数次愈。

289 抬头草膏

治瘰疬已破者。

五抬头草不拘多少，清水煮烂，去草，止用汁，熬成膏，去火毒，每膏一个，加麝香二厘，贴上一个，不必再换，其核自出而愈。

按：为《外科启玄·卷十二》方。又，五抬头草，不知为何药，有认为是泽漆，该药确为治瘰疬之效药。另有云五抬头草为毛茛者，亦治瘰疬，方附于后，供参考。但毛茛有毒，多作外用发疱剂（天灸）使用，不宜内服及外用于有皮损破溃者。

【临证参考】《种福堂公选良方·瘰疬》"立消膏"治痰核疬疮：五抬头草汁四五碗，煎至数十滚，用松香半斤，收干汁水，用麻油四两煎熬，滴水成珠，松香收油成膏，用蓖麻子肉三两，千捶成膏。要红加银朱，要绿加铜青，要黄加雄黄各一两。又方：五抬头草，收入瓶内捶烂去渣，取汁亦妙。《医门补要·卷上》认为此病"……推之动者，烙以火针。及已溃烂者，俱常贴五抬头草膏，（方见《青囊集》，一膏贴十日）内服清肝化痰丸，非治数月不痊。推之不动，并串至胸胁者难治。"《常见病验方》治瘰疬：抬头草（即毛茛）一两，红枣二十枚，同煮为丸，如桐子大，每服三丸。又：毛茛不拘量，水煎去渣，再熬成膏，每服一食匙，一日二次。

290 六神全蝎丸

治多年瘰疬，百治不愈，服此药七日全愈。

全蝎三两（焙干，去足钩），白术（炒）三两，半夏一两，白芍四两，茯苓四两，炙甘草五钱，共为末，油核桃肉捣为丸，绿豆大，每日二服，清晨服一钱五分，晚服一钱五分，火酒送下，看人大小，加减服之。

按：火酒，《本草纲目》为烧酒。

【临证参考】全蝎治瘰疬，历代不少记载。《惠直堂经验方·卷三》治瘰疬初起：全蝎炒为末，每服二三分，滚水调下，渐次自消甚效。《疑难急症简方·卷四》治瘰疬：全蝎（去钩，酒洗净焙末）一两，黑枣去核四两，共捣成丸，分数次服。按：定每服四钱。又：治多年瘰疬，全蝎三两（去钩足），焙末，捣油核桃为丸，绿豆大，日服两次，早晚各六分，烧酒送服。《常见病验方》：全蝎一个（制），鸡蛋一个，将蛋开一小孔，把全蝎放入蛋内，用纸封好，放饭上蒸熟，食时去蛋壳和全蝎，食一个月。又方：全蝎五十对、枳壳五钱，研末为丸，如梧子大，朱砂为衣，每服一钱，连服四、五十天。《贵州名医名方选析》治淋巴结核：淡全蝎3克，漂去盐分，烘干后为末。威宁黄梨1个，切皮去核，将全蝎粉置梨中蒸熟食之，每天一次。皆为不可多得的简易良方。金峰以六神全蝎丸(全蝎焙干去足 3 克,炒白术 12 克,法半夏 9 克,白芍 15 克,茯苓 12 克,炙甘草 3 克)治乳腺增生,辨证加减:肝郁痰凝者临床除肿块外常见心烦易怒、失眠梦多、情绪急躁、乳房胀痛、舌苔薄白、脉弦滑。治以基本方加柴胡 6 克、薄荷 6 克(后下)、瓜蒌 12 克、贝母 9 克、南星 9 克、生牡蛎 30 克(先煎)。冲任失调者临床除肿块外常见月经不调、腰酸乏力、经水少而色淡,或闭经、舌苔白、质淡红,脉弦细或沉细。治以基本方加仙茅 9 克、仙灵脾 9 克、熟地 15 克、当归 12 克、川芎 6 克。为该方的拓展应用。

【验案选要】

瘰疬

张某,女,24 岁,高村人。颈项瘰疬近半年,不痛,皮色如常,按之坚硬,推之可动,大者如杏核,小者如黄豆,颗颗成串。地区医院诊断为淋巴结核,服抗结核药三月无效。患者形瘦神疲,头眩少寐,五心烦热,颧赤盗汗,舌红无苔,脉弦细数。证属阴虚火旺,邪毒内结。治当滋阴降火,解毒散结。

全虫 15 克,蜈蚣 5 条,甲珠 15 克,土元 15 克,露蜂房 15 克,上药研细,分20 包,早晚各 1 包,用归芍地黄汤(当归 10 克,白芍 15 克,生地 24 克,山萸 12 克,丹皮 10 克,茯苓 10 克,泽泻 10 克)送服。散药未尽,瘰疬全消。(《临证实验录》)

291 黄白僵蚕散

治瘰疬疮破,久不收口。

人参三钱,黄芪五钱,当归三钱,厚朴一钱,桔梗一钱五分,白芷一钱,僵蚕一钱,水煎服。

【临证参考】《不知医必要·外科》"僵蚕散"治项下瘰疬:白僵蚕(炒)一两五钱,研细末,每服五分,白汤下,日三服,十日愈。

292 喉间瘰串敷方 *

治喉间瘰串。(以下原文选自《石室秘录·卷二·上治法》)

白芍一两,柴胡五钱,香附一两,白术五钱,金银花三两,瓦草一钱(瓦葱亦可),青苔一钱(干者止可用三分),人参五钱,白芥子二钱,各为末。人有病瘰串者,用米醋调,掺痰核之上。如已破者,不可用醋调,用麻油调之。

加减:加白矾三钱,麝香三分。

293 消串神丹

柴胡五分，白芍五钱，当归五钱，半夏一钱，白芥子三钱，甘草一钱，桔梗三钱，水煎服。用前药外治，以此汤内治，尤易见功。

【验案选要】

瘰疬

案1：肝火瘰疬颈项，发热，脉数，遍体经络掣痛，宜逍遥散加减之。

当归，薄荷，南沙参，连翘，粉甘草，赤芍，僵蚕，丹皮，柴胡，大贝，夏枯草。（《马培之外科医案》）

案2：李某，女31岁。下颌部生一肿块已四年，疼痛肿胀约两月余，在某医院诊断为下颌淋巴结核，并发寒性脓肿及感染，曾用异烟肼、链霉素等治疗，未见明显效果，且感身乏无力，体重逐渐下降，后转来我院求治，查见：面黄苔白脉细，右下颌有一淋巴结，约4厘米×4厘米×3厘米大小，与表皮少许粘连，且有波动。当时诊断为瘰疬。以内外兼治：内服消瘰疬丸，每日二钱，小金丹，每日两粒，并用汤药逍遥散加夏枯草、香附、浙贝等；外贴千捶膏。治疗两月后症情缓解，以后就停服汤药，外用药及丸药仍继续用。治疗九个月后肿大之淋巴结及寒性脓肿完全消散。体重增加六市斤。

附：内消瘰疬丸：当归、川芎、白芍、夏枯草、胆草、葛根、黄芩、三棱、莪术、黄连、桔梗、升麻、广皮、花粉、连翘。（《中医外科证治经验》）

294 化瘰仙丹

瘰串乃鼠食之物，人不知食之，多生此病。然亦有郁气者，乃易成而不愈也。

白芍三两，白芥子三两，紫背天葵三两，香附三两，茯苓三两，当归三两，人参五钱，蒲公英一两，柴胡五钱，白术五钱，砂仁二钱，各为末，米饭为丸，如细米一半大。每日白滚水送下三钱，日三服。

【验案选要】

瘰疬

一妇人，患瘰，延至胸腋，脓水淋漓，日久五心烦热，肢体疼痛，头目昏重，心忪颊赤，口干咽燥，发热盗汗，食少嗜卧，月水不调，脐腹作疼。谓非疮故，乃血虚而然也。服逍遥散，月余少可。更服八珍汤加丹皮、香附，又月余而经通。再加黄芪、白术，两月余而愈。（《外科理例·卷三》）

295 消串丹

人有生痰块于颈项，坚硬如石，久则变成瘰疬，流脓流血，一块未消，一块复长，未几又溃，或耳下，或缺盆，或肩上下，有流出患走之状，故名鼠疮，又名串疮，言其如鼠之能穿也。必须以开郁为主。（以下原文选自《辨证录·卷十三》）

白芍一两，白术一两，柴胡二钱，天花粉三钱，茯苓五钱，陈皮一钱，附子一片，甘草一钱，蒲公英三钱，紫背天葵五钱，水煎服。愈后可服"六君子汤"，以为善后之计，断不再发。

【方解】此方妙在蒲公英与紫背天葵为消串之神药，然非佐之以白芍、柴胡则肝木不平，非辅之以白术、茯苓则脾胃之土不健，何以胜攻痰破块之烈哉，惟有攻有补，则调济咸宜。得附子之力，以引群药直捣中坚。

按：《辨证奇闻·卷十五》名"消串汤"。

【临证参考】《一盘珠·卷五》"加味逍遥散"治女子月经不调，而成瘰疬者：当归、白术、白芍、白苓、柴胡、香附、丹皮、甘草、薄荷、黄芩、夏枯草、天葵。酒、水各半，煎服。经闭，加红花、三棱。

【验案选要】

瘰疬

瘰疬已溃，脉弦左数，舌心空，倏热午寒，经闭，症属重极。逍遥散加减治之。

酒柴胡七分，白芍一钱五分，香附一钱五分，生地三钱，当归一钱五分，茯神四钱，川贝二钱，绿萼梅一钱五分，丹皮三钱，生牡蛎四钱，昆布一钱。三帖。（《邵氏医案》）

296 六君子汤

方略。

【验案选要】

瘰疬

某。肝郁夹痰，颈右失荣坚肿已轻，延今五月，胸背颈项攀痛，肝脾两伤，气血并枯。姑拟益气养荣。

当归身，党参，冬术，白芍，川芎，陈皮，清半夏，炙甘草，炙生地，佩兰，红枣，煨姜。（《外科集腋》）

297 转败丹

人有久生瘰，两颈之间尽多溃烂，胸膈之上无非痰块，已有头破欲腐者，遂至身体发热发寒，肌肉消瘦，饮食少思，盗汗自汗，惊悸恍惚，此等症原系难医，然治之有法，尚可救也。

人参二两，柴胡二钱，白芍三钱，金银花三两，当归二两，半夏五钱，白术一两，生甘草三钱，水煎服。四剂而胸间之痰块尽消，再服四剂而颈上溃烂亦愈。将前方减半，再服十剂，疮口悉平，不再发也。

【方解】此方补多于消，而开郁寓于中，化痰存其内。

按：《辨证奇闻·卷十五》白芍为三两，余同。

【验案选要】

瘰疬

案1：南京户部侍郎秋浦汪公之妹，患瘰疬。医用药烂之，疮口不收，咽喉将穿，自大发寒已半年余，余以参、芪、甘草、归、术，加柴胡，一服则寒退，去柴胡，久服此口敛矣。（《意庵医案校注》）

案2：李君益成，病瘰疬，先为肝郁实证，久则转化亏损虚证。昔年家道小康，父母早亡，族无近亲，而又久婚不育，夫妻交讁，情感化离，以此胸衿不舒，郁气滞结，颈项两侧发生瘰疬多颗，因循未治，形大增多，虽曾迭进疏肝理气清火诸药，卒以情绪不畅，效不甚著。驯至两年后，瘰疬逐个溃烂，脓汁不干，肌肉日削，其妻因而求去，更增精神上之刺激，病情尤趋恶化，仅存奄奄一息。幸其友成君多义，借箸而筹，代遴远房贤良而年长者为之嗣，而敬养承顺备至，益成心慰气舒，因能略进食，旋可扶杖行。成君又邀吾为之治，诊脉细弱，瘰疬溃烂腥臭，形衰骨立显属虚象。尚幸食纳有味，脾胃生化之源未息，犹可图治。是时治重内外兼顾，先用露蜂房、姜、葱、老艾、猪蹄煎汤温洗，上九一丹末，外盖阳和膏，每日洗换，内服《辨证奇闻》转败丹：党参一两，柴胡二钱，白芍三钱，银花三钱，当归一两，半夏三钱，白术六钱，甘草二钱，煎汤温服，每日一剂，早晚吞送金匮肾气丸，目的在于温肾益气、补脾和血、舒郁解毒，进行全面治疗。同时采用一次石氏瘰疬截根术。如此经治两月，脓血渐少，溃面缩小，病情已呈好转，又如前法外洗内服月余，肌肉渐生，面呈红润，患部缩小而水干，不再温洗上药，改贴红玉膏，药服十全大补汤、养荣汤轮用，并吞小金丹，加之美食调养，加速溃面愈合。

治又两月，溃处多半平复，又进归脾汤平补心脾。再一月，气血充，脾胃健，精神旺盛，大异往昔，可谓告收全功。旋复娶妻育子，以延宗桃，岁至六十五岁而卒。（《治验回忆录》）

298 瘰串方 *

瘰串之块，必须软治。（《石室秘录·卷四》）

柴胡一钱，白芍五钱，茯苓五钱，陈皮五分，半夏一钱，甘草一钱，连翘一钱，香附一钱，皮硝五分，屋上瓦葱干者三分，生者用一钱，水煎服。一剂动，二剂轻，三剂少愈，四剂全愈，神方也。

加减：人参，弱人加之一钱，不可多加。

内外臁疮

臁疮有内外之殊，内臁属足厥阴肝经之部位，外臁属足阳明胃经之部位也。似乎外臁轻于内臁，以胃为多气多血之腑，以肝为多血少气之腑耳。然而，臁疮虽分内外，而脏腑无湿毒，则左右内外俱不生也。惟是臁疮自感湿气，因而生疮者居多，但亦有因打扑抓磕，或遇毒虫恶犬咬破损伤，遂至成疮。苟非胃肝原有湿毒，未必日久而不愈也。故治法活血以去湿，未必骨腐。内用补中解毒之剂，外用隔纸神膏贴之。（以下原文选自《洞天奥旨·卷八》）

299 补中益气加味散

治内外臁疮。

人参二钱，白术三钱，茯苓三钱，生甘草一钱，当归三钱，生黄芪三钱，金银花五钱，陈皮五分，柴胡一钱，升麻五分，半夏一钱，水煎服。外用葱二条，将疮口洗净之后，再用水同煎药渣，煎好洗疮口一次，日用"隔纸膏"贴一个，日日如此，不过数个全愈。

【验案选要】

臁疮

案1：蒋仲芳治胡明甫，年五十余，患疮三载，沿皮瘙痒，微肿，色紫黑，用膏药盖之，则流水，鞋袜尽湿，去膏药即又燥烈，痒痛难忍。此湿热下流也，人但知燥湿清热解毒，而不知湿热之原，从脾家下陷耳。遂用补中益气汤升举其气，

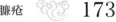

更加黄柏清热,苍术燥湿,茯苓、泽泻利水。盖治湿不利小便,非其治也。外用陈锻石调侧柏汁,以燥湿散瘀清热,稍加火酒为从治。敷之,明日疮干,数日而愈。(《续名医类案·卷三十三》)

案2:朱先生。始由腰痛起见,继形销骨立,内热口燥,神志不清,谵语郑声,舌质红,苔糙黄无津,脉细数无神。臁疮腐烂,气虚阴液枯竭,神不守舍。《经》云:"九候虽调,形肉已脱难治",况脉象细数无神乎?颇虑神气涣散,阴阳脱离之兆,勉拟益气生津,敛阳安神,尽人力以冀天眷,尚希明正。

吉林人参(另煎汁冲)钱半,煅牡蛎四钱,花龙骨三钱,朱茯神三钱,生黄芪三钱,川石斛三钱,川象贝各二钱,炙远志一钱,北秫米(包)三钱,浮小麦四钱。(《丁甘仁医案续编》)

300 治一切臁疮膏方

治内外臁疮。

黄蜡二两五钱(提过),陈松香一两(水提过),人参六分,铜青五钱,赤石脂五钱,黄连一钱五分,红花三钱,飞矾一钱五分,龙骨五钱(研末),先将黄蜡、松香煎熟后,将前药研末齐下,不住手搅,以滴水成珠就好。如若太老,再加麻油少许,一煎可用。将膏药用温水浸擀成饼,如疮口大,用带扎紧,不可行走,一昼一夜,如前换之。

【临证参考】《种福堂公选良方·疮》治臁疮:桐油、菜油、麻油各五钱,松香一两,飞丹三钱,铜绿二钱,黄占、白占各五钱,先将三油熬数滚,后入松香、黄白占,再熬数滚,后入飞丹、铜绿细末收之,摊隔纸膏贴之。一方松香只用三钱,铜绿只用一钱五分。

301 臁疮膏药方

治内外臁疮。(以下原文选自《洞天奥旨·卷十五》)

白蜡一两,松香一两,铜绿五分(为末),猪油二两,乳香一钱,轻粉(为末)一钱,先将猪油熬去筋,入松香、乳香捣为膏,隔纸摊药,先将油纸照疮口略大,以针刺数百孔,后摊膏药,将纸背贴在疮口上,不须一日即愈。其疮先用葱一株,煎汤洗净脓血,后贴膏可也,一日换一个。

【临证参考】《广笔记·卷三》治臁疮:松香一两,轻粉三钱,乳香五钱,细茶五钱,四味共打成膏,先将葱头、花椒煎汤熏洗净,用布摊膏厚贴患处,以绢缚

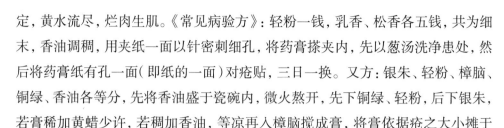

定，黄水流尽，烂肉生肌。《常见病验方》：轻粉一钱，乳香、松香各五钱，共为细末，香油调稠，用夹纸一面以针密刺细孔，将药膏搽夹内，先以葱汤洗净患处，然后将药膏纸有孔一面（即纸的一面）对疮贴，三日一换。又方：银朱、轻粉、樟脑、铜绿、香油各等分，先将香油盛于瓷碗内，微火熬开，先下铜绿、轻粉，后下银朱，若膏稀加黄蜡少许，若稠加香油，等凉再入樟脑搅成膏，将膏依据疮之大小摊于桐油纸上，如铜钱厚，外敷，一日一次。

【验案选要】

臁疮

案1：臁疮外症，极为缠绵。幼时尝见患此者，脓臭浸淫，经年溃烂。治之法亦颇多，而奏效殊非易事。辛亥岁，家君曾患此病。洗敷百施，时发时愈。继有县之西堡村，多福寺僧，名钟灵者，祖传外科数世矣，极有把握，乃请治之。钟灵来视，则曰，此臁疮也，最畏散药、膏药。若用膏散，必致增盛。生豆腐最好，但切薄片，用暖水泡过，日日更易，不半月必愈矣。家父如言贴之，果克期而愈。后余亦因磕伤发溃，渐致成此疮，亦用豆腐贴之，口渐敛而痛时作，又有邻人教以黄蜡化融去尽烟，加松香末少许，摊竹纸上贴之，果痛止而愈。以不紧要之药，治最缠绵之病，功如反掌。乃药病贵相投，不在贵贱也。故志之。（《醉花窗医案》）

案2：王翠英，女，66岁，两渡镇人，1977年7月25日初诊：双下肢内侧溃疡3个月，皮色青紫，滋水淋漓，痒痛不能入睡。右寸关细弱，舌淡有齿痕。高年，气血虚衰，脾虚气陷，湿毒下流。

基本方（参见李老著作）加生芪45克，白蔹12克，益气化腐生肌敛疮，生苡仁30克，黄柏、川牛膝各10克，苦参30克，土茯苓120克，煎汤代水煎药，白鲜皮30克清热燥湿去死肌，3剂。

7月28日二诊：上方每剂两煎内服，药渣煎汤一盆冲洗。另外贴臁疮膏。2剂后痒痛止，已无渗出液，3剂后患处结痂，又服3剂痊愈。

附：臁疮膏方。

治臁疮下肢溃疡，脓水淋漓，浸淫成片，刺痒钻心，缠绵难愈。组成：铜绿、轻粉，松香，乳没，蜂蜡，本人指甲，阿魏，人头发各等分，量疮面大小定量，起码量3克。另备桑树枝1条，香油适量。制法：先将香油倾入锅内炼沸，倒入药末，煎熬1刻钟，以桑枝频频搅动。煎妥后，以白麻纸7张（以疮面大小为准），放入药液中蘸饱均匀，挑出晾冷，叠成一叠，以缝衣针密刺小孔。用法：先将患处用盐、花椒水趁热熏洗干净，将制妥之油纸 7 张包裹患处。每晚睡前，将油纸打开，先以盐椒汤熏洗患处，将靠腿的 1 张油纸剥下弃去。所剩 6 张仍用原法包好，每日如此，7 日即愈。此方为转业军人马来友祖传秘方，余用此法治 40 余人皆愈。若配以对症方药，内服更佳。凡下部疮疡久不收口，上气必虚，重用生芪立效。(《李可老中医急危重症疑难病经验专辑》)

302 杏霜丹

治臁疮，经年累月不愈者。

杏仁(去皮、尖，纸压去油，取霜)五钱，轻粉五分，黄柏(炒末)一钱，将猪脊髓捶和匀，先取黄柏数钱，煎水洗疮口干净，然后将药敷上，外以绢包之。

【临证参考】《古今医鉴·卷十五》"黄白散"治臁疮湿毒及遍身热疮：黄柏一两，轻粉三钱，上为末，用猪胆汁调涂，湿则干掺。《年希尧集验良方·卷六》治臁疮：杏仁去皮尖，纸压去油，取霜五钱，轻粉五分和匀，敷上包好，三四日效。

303 敛疮丹

治臁疮不敛。

马屁勃一两，轻粉一钱，三七根末三钱，各为细末，先用葱盐汤洗净，拭干，以前药末敷之即愈。

【临证参考】《本草汇言·卷七》治臁疮久不敛：用马勃粉敷之，间日用葱汤洗一次。《本草纲目·卷二十一》引仇远《稗史》治臁疮不敛：葱盐汤洗净拭干，以马屁勃末敷之，即愈。《菉竹堂集验方·臁疮门》治一切臁湿，并杨梅毒、刀伤不收口等疮：鼠骨一两(黄泥包，火内煅过)，马屁勃一两，血竭三钱，共研为细末，掺上即收口。董鹏等治臁疮，取马勃 200 克，土茯苓 100 克，加水 1000 毫升，煎取汁 500 毫升，过滤后加入陈醋 50 毫升，装瓶高压后备用。用双氧水、生理盐水依次清洁溃面后，拭干，上煎剂浸纱条换药，无菌纱块适度加压包扎，每日换药 1 次，渗液多时，重复换药。下肢静脉曲张严重者配合静脉结扎手术治疗。

304 三白膏

治内外臁疮。

白芷六钱，白蔹六钱，白及六钱，当归六钱，黄连六钱，黄柏六钱，厚朴六钱，五倍子六钱，雄黄六钱，没药六钱，血竭六钱，海螵蛸六钱，黄丹(飞)六钱，乳香二钱,轻粉一钱,已上各为末,香油熬熟,调成膏贴之,外用布包定,有脓水去之,常洗,药水内加盐洗之。

按:为《奇效良方·卷五十四》及《赤水玄珠·卷二十九》"隔纸膏"。

【临证参考】《疡医准绳·卷四》"隔纸膏",治内、外臁疮:当归、白芷、黄连、五倍子、雄黄、没药、血竭、海螵蛸、白及、白蔹、黄柏、浓朴各半两,黄丹六钱,乳香(研)二钱半,轻粉一钱,上为细末,研匀。用清油调成膏,用油纸贴药敷疮上,绢帛缚定。有脓水解开,刮去不洁,再贴药,如此数次即愈。须先用烧盐汤洗净,片帛拭干,待片时,水气干,然后贴药。

【验案选要】

小腿溃疡

潘某,男,37岁。患小腿溃疡已17年。右下肢肿胀,静脉曲张,足背消失,溃烂面积达25厘米×10厘米,创面陈旧,肉芽灰暗,有大量奇臭脓性分泌物。用药并隔天一次配合针刺患肢,治二周后创面臭味消失,肉芽新鲜,一个月后新鲜肉芽创面上出现许多孤立生长、大小不一的"皮岛",逐渐连成片,二个月后创面愈合,无疤痕挛缩,足背显露,可穿鞋行走。

方药:苍术、黄柏、地榆、白及、白芷、汉防己、木瓜、郁金各一两,煅石膏粉、煅炉甘石粉各十二两,麻油(菜油、棉子油等均可)二斤。将前八味切片浸入油中1~7天,再将此药及油均放入钢精锅煎1.5~2小时(温度达180℃~200℃,油煎沸后用小火熬,使药物成焦枯黄色),用两层纱布(中间隔一层药棉)过滤,弃渣取油,将油倒入干净容器内用文火(106℃~180℃)熬炼1.5~2小时,至滴水成珠为度。然后按比例交替逐渐加入煅石膏粉、煅炉甘石粉(均过100目筛),同时加大火力,使油面冒白烟,不断搅拌,继续加热1~2小时至再次滴水成珠即可冷却后成硬膏。用时,将硬膏加热,熔化于纸上,外敷创面。若创面溃烂较深,敷药后可再填棉花或纱布于疮凹处,然后加压包扎。每日或隔日换药一次,创面新鲜的每周换二次即可。(《新医疗法资料汇编》)

305 红潮散

治湿毒臁疮。

红萝一个,真轻粉三钱,潮脑一钱,共捣烂,填满疮内,外用布包定,七日开看,疮平而愈。

306 止痒散

治有虫痒臁疮。

活虾蟆一个，剥去皮，乘热贴之，连换二三次，其虫自出。另方加麝香三厘，擦在皮上贴之。

按：出《本草纲目卷·四十二》引《活幼全书》：蛤蟆剥皮贴之，收毒即可。

【临证参考】《本草纲目拾遗·卷十》引《灵秘丹药》治痈疽疮毒：土中大虾蟆一个，剥全身癞皮，盖贴疮口。于蟆皮上，用针将皮刺数孔，以出毒气，自觉安静；且能爬住疮口，不令长大。

307 隔纸膏

治久远臁疮，顽疮结毒。

龙骨二钱，血竭五分，轻粉五分，冰片一分，阿魏二分，乳香一钱，没药一钱，麝香一分，黄丹（水飞）一两，生芝麻一合（捣末），香油三两，先将丹、油、芝麻熬数沸，从下细药，临起方下冰片、麝香搅匀，用甘草煮油纸，两面扎孔贴之。

【临证参考】《种福堂公选良方·疮》"治臁湿疮方"治臁湿疮：黄丹、无名异各五钱，轻粉一钱，乳香、没药、樟冰、水龙骨、百草霜各一两，共为细末，桐油调夹纸膏贴之，前后翻换神效。或加血竭、血余、儿茶、螵蛸、银朱、铜绿等药，贴过旧膏藏好，以备日后收疮口之用。《疡医大全·卷二十五》引胡公弼"隔纸膏"治臁疮：无名异（洗净微炒）一两，龙骨、血竭、乳香、没药、雄黄、牛黄、阿胶、海螵蛸各二钱，赤石脂、郁金、黄柏、黄丹各五钱，轻粉一钱，上为细末，香油调，用黑伞纸刺孔作隔纸膏，先用盐葱花椒汤洗净，拭干贴之，三日一换。《常见病验方》：煅石膏、血竭、乳香、轻粉、冰片各一两，共研细末撒患处。

308 分湿消毒至神丹

脚胫之生烂疮，亦湿热也。往往两腿腐烂，臭气难闻。若止以汤药治之，未易奏效。（《石室秘录·卷二·下治法》）

先以葱汤温洗，后以白蜡一两，黄丹二两，韭菜地上蚯蚓粪二两（炒干一两五钱），冰片五分，潮脑三钱，麝香五分，血竭五钱，铅粉一两，炒松香三钱，乳香（去油）三钱，没药三钱，铜绿三分，轻粉一钱，儿茶三钱，各为绝细末。乘葱汤洗湿之时，掺在疮口之上，必然痒不可当，但不可用手抓其痒。少顷必流黄水，如金汁者数碗，再用葱汤洗之，又掺又流又掺，如是者三次，则水渐少而痛渐止矣。明日用前膏药，以厚皮摊膏，仍入此末药，加入二钱贴之，任其水出。倘痒之极，外以鹤翎扫之即不痒，贴二膏即止水而愈。

【临证参考】《万病验方·卷十五》治臁疮：蚯蚓粪（炒过）二两，水粉、黄丹（飞过）各一两，为细末，用香油熬至滴水不散，调末，以明油纸摊夹纸膏，贴两三日一换。其疮用苦参煎汤洗之。又治多年臁疮，并血风疮：蚯蚓粪、白锡灰（俱火炼）各五钱，枯矾（炼过）二钱，为末，用生桐油调匀，做隔纸膏贴之，愈。《经验广集·卷四》治臁疮：蚯蚓粪为末，麻油调搽。

309 分湿内化丹

金银花一两，薏仁二两，茯苓一两，生甘草五钱，牛膝五钱，萆薢五钱，半夏五钱，肉桂五分，水煎服。

【方解】此方妙在薏仁为君，金银花、萆薢为臣，茯苓为佐使。盖薏仁去两足之湿，茯苓能分消脾胃中之湿气，生甘草、金银花能解郁热之毒，而萆薢又善走足，且能祛湿健胫，又加之牛膝以助其筋力。

【临证参考】《外科真诠》治臁疮，初起宜内服五神汤加赤芍、甘草，外搽太极黑铅膏；日久不愈，补中益气汤、六味地黄汤随宜酌用，外以夹纸膏贴之。

【验案选要】

流臁

马。流臁：湿毒流注，逾半年，紫肿僵木，防溃头，又搔破延腐，防转臁疮。

归须三钱，川牛膝三钱五分，陈皮一钱，炒谷芽五钱，赤芍三钱，丝瓜络三钱五分，生米仁三钱，土贝五钱，粉萆薢四钱，忍冬藤四钱。（《曹沧州医案·外疡总门科》）

足臁疽

某。右足臁疽破烂多载。近因奔劳，患处大发，腐肉已去，惟疼甚，身热不解。宜和营清化。

当归一钱半，赤苓一钱，陈皮一钱，赤白芍各一钱，生草五分，丹皮、丹参各一钱，柴胡一钱，天花粉三钱，银花三钱，生苡仁四钱，萆薢三钱，钩钩（后入）三钱，羚羊片（先煎）一钱，桑枝一两，红枣五枚，茅根一两。（《费伯雄医案》）

人面疮

人面疮，非生膝上，即生于肘上也。疮形颇象人面，重者有口，有鼻，有眼。然口鼻眼虽具，多不能言，未尝不能动也。(《洞天奥旨·卷八》)

310 轻雷丸

治生死人面疮。

雷丸三钱，轻粉一钱，白茯苓一钱，各为绝细末，研匀，敷上即消。

【方解】盖雷丸最能去毒而逐邪；轻粉深入骨髓，邪将何隐；茯苓不过去其水湿之气，共成奇功耳。

按：《石室秘录·卷四》同。

311 贝母散

治活人面疮。(以下原文选自《洞天奥旨·卷十五》)

贝母五钱，为细末，用醋调稀，填入人面疮口内，令满塞之，次日即愈，如少愈，再填，不过三次全愈。

按：出《图经本草·卷六》。

【临证参考】《疡医准绳·卷一》"消毒散"治一切无名肿毒、疮疖：贝母一味，去心切细，一半生晒，一半微炒，和匀为末。病在上食后服，病在下食前服，酒调一二钱。《鳣溪秘传简验方》治疮如人面：以小苇撬其口，煎贝母灌之。

【验案选要】

人面疮

杨某，女，25岁。甘肃武山蓼川农民。1935年初诊。患者双膝肿痛已半年，前医按膝痛治疗，服清热消肿、活血通络之剂无效。继发溃烂，患部皮肤全部脱落，呈圆形溃疡面，边缘整齐，上有七孔，排列如人的耳目口鼻，脓汁自孔中流出，孔口不时有蠕动状。经诊：脉沉数无力，面色萎黄，蜷卧不能伸腿。此症见《本事方》名"人面疮"，先用葱白煎汤洗净患部，再用浙贝母30克研成细末，撒布患处，每日一次。三日后疮口深者已浅，大者已小，已无蠕动状，惟溃疡仍不结痂。除继用贝母外，服托里黄芪汤(生芪9克，党参9克，当归6克，桂心1.5克，茯苓6克，远志3克，麦冬4.5克，五味子3克)三剂，第六日，全部愈合，能下床行走。(《中医医案医话集锦》裴慎治案)

血风疮

血风疮，多生在两腿里外之臁，上至膝，下至踝骨，前人谓是血受风邪而生也。谁知皆好饮之徒，过饮于酒，以至湿滞于下腿而不散，血气一衰，而疮渐生矣。其疮初生之时，必小小而痒，久则大痒，非手抓搔，则痒不可止。然过于抓搔，则肌皮必伤，而纵饮如故，则痒又加甚，皮破难于收，酒湿难于散，烂皮腐肉，终无已日，久之而肉中带湿，则必生虫，虫多则更痒矣。治之法必须断酒，然后用内药补其气血，而兼消内风湿，外用膏药敷贴，则水去虫死自愈。（以下原文选自《洞天奥旨·卷八》）

312 补气分湿汤

治血风疮。

白术五钱，茯苓三钱，当归五钱，黄芪一两，柞木枝五钱，薏苡仁五钱，生甘草二钱，萆薢二钱，肉桂一钱，红花一钱，泽泻二钱，水煎服，多服为妙。外用"十神膏"（方见下）贴之。

【临证参考】《外科真诠·胫部》治血风疮：内服补气分湿汤，外贴十补膏，方能奏效。妇人患此，因肝脾二经风热郁火血燥所致，宜内服加味逍遥散治之。

【验案选要】

血风疮

一妇人，瘙痒，发热，日晡益甚，肤见赤痕，月经过期。此血虚有热，以逍遥散倍加熟地，热止痒退，更以四物加柴胡、参、芪、炙草、茯苓，调理遂愈。（《女科撮要·卷上》）

313 十神膏

治血风疮。

蚯蚓粪一两，血竭三钱，马齿苋一两，黄柏五钱，轻粉一钱，乌柏根三钱，银朱四钱，胡粉三钱，潮脑二钱，麝香三分，各为末，同猪油调为膏，贴在油纸上，照疮之大小贴之，另用布包好，缚定，听其出水，连用数个，则水干矣。换膏药时，用金银花一两，煎汤温洗疮口，再另贴此膏。若无水流出，不必频换，再用数个，必然奏功。

按：《外科真诠·胫部》名"十补膏"，治血风疮。

【临证参考】《本草纲目·卷三十五》引《摘玄方》治脚气湿疮,极痒有虫:乌桕根,为末敷之,少时有涎出良。《疡医大全·卷二十五》:田中蚯蚓粪,瓦焙末,醋调粘贴即痒,不痛但痒,定即长肉矣。又:马齿苋(焙干净末)五钱,黄丹(飞)、黄柏、儿茶、枯矾各三钱,轻粉一钱,共为末。生桐油调,摊纸上。先用葱椒汤洗净,贴之。

【验案选要】

臁疮

李绛记武元衡相国在西川,且苦胫疮,痏痛不可堪,百医无效。及到京城,呼供奉石礗等数人疗治,无益。有厅吏上此方,用之便瘥。其方云:疗多年恶疮,百方不瘥,或痛痏走注不已者,并烂捣马齿苋敷上,不过三两度愈。(《续名医类案·卷三十三》引《李绛兵部手集》)

314 潮脑膏

治血风疮。(《洞天奥旨·卷十五》):

黄连一两,白芷五钱,轻粉三钱,川椒三钱,潮脑二钱,共为细末,用熟菜子油,稠摊在一个大碗底上,倒合,将瓦高支,用艾四两,揉作十个团,烧熏底,上药如油干,再添油拌,再熏,必待艾尽,乘热搽在患处,外用油纸、草纸包之。

【临证参考】《疡科选粹·卷五》“黄丹膏”治臁疮久不愈,并风癣疥癞血风等疮:黄丹(淘洗七次,净取)一两五钱,黄连五钱,川芎五钱,海螵蛸三钱,轻粉、潮脑、水龙骨(按:用量缺)。上为极细末,以生桐油调为膏,夹纸做成,着肉面针刺数十孔,第一日用二贴,第二、三日用一贴,第四、五日用一贴,第六、七日以后,三日换一贴。尚存如钱大一处,不能收口,以松香四两,葱头一把,共捣烂,置于碗中,以滚白水冲下,良久去水,取药捻成饼贴疮上。尚有针细一孔,流水不完,取蒜头、葱头内第二层白皮,贴三、四日。

秃疮

秃疮,乃是太阳膀胱、督脉二经受湿热,故生虫作痒。其实亦因父母生儿之前,不节色欲,或服热药浪战,频频泄精,以致胎中受毒,不能即散,而小儿之首受之。毒轻者疮轻,毒重者疮重。既生之后,小儿或食煎炒之味,或多餐水果,或多受暑风,而头上秃疮因而生虫,痂高堆起,白屑满盈,终年累月而不愈矣。

疮轻者,外治即痊;疮重者,必须内外兼治,庶易愈也。世人多不急治,所以多累,竟至虫蚀发尽,成为秃子耳。(以下原文选自《洞天奥旨·卷九》)

315 蜗蜂丹

外治秃疮。

蜗牛十个,黄蜂窠二钱,生甘草一钱,白矾一钱,将蜗牛捣烂,涂秃遍透后,将上三味研为细末,猪油调敷。如用熊油调搽更妙。

【临证参考】《外治寿世方·卷二》治秃疮,一名腊黎,又名癞头:蜗牛数十条洗之。《常见病验方》治秃疮:露蜂房(即蜂窝),研末用猪油调敷。

316 清首汤

内治秃疮。

玄参三钱,生甘草一钱,茯苓二钱,白芷一钱,山豆根五分,紫草一钱,黄柏一钱,蔓荆子一钱,白蒺藜一钱,半夏五分,水煎服。四剂后,以前方外治,无后患也。此方以十岁为准,年小减之。

317 雄黄散

治秃疮,有虫作痒痛者。(以下原文选自《洞天奥旨·卷十五》)

雄黄一钱,水银一钱,轻粉五分,烟胶五钱,枯矾五分,为细末,用隔年腊月猪脂油调搽,或马脂油更妙。

【临证参考】《年希尧集验良方·卷五》治小儿白秃癞疮:石灰窑内烧红流结土渣四两,百草霜、雄黄各一两,胆矾六钱,榆树皮三钱,轻粉一钱,共为末,猪胆汁调,剃头后搽之,神方也。《外治寿世方·卷二》"美首膏"治秃疮、肥疮、黄水疮、旋耳疮:百草霜、雄黄各一两,胆矾六钱,轻粉一钱,榆皮三钱,用石土渣四两,共为细末,猪胆汁调,剃头后涂之。《经验广集·卷四》治秃疮:雄黄、枯矾、松香、五倍子各等分,为末,香油调搽。《常见病验方》:雄黄三钱,猪胆汁一个,雄黄为末,用胆汁调成糊状,涂擦患处。

318 戌油膏

治多年不好秃疮。

番木鳖子不拘多少,用油煎枯,去木鳖子,加真轻粉一钱,枯矾三分,一上即愈。

【临证参考】《疡医大全·卷三十》治癞痢白秃：狗油煮马钱子浮起，研细，先用宰猪汤洗净，搓之。毡帽包头过三日，一扫光。又治白秃疮：番木鳖六钱，当归、藜芦各五钱，黄柏、苦参、杏仁、狼毒、白附子各三钱，鲤鱼胆三个，用香油十两熬至黑黄色去渣，入黄蜡一两二钱熔化，以布摅过收贮，每用少许，用蓝布裹手蘸擦。《常见病验方》治秃疮：马钱子一钱，硫黄二钱，枯矾一钱，百部三钱，共研细末，用猪油调和，涂擦患处。

319 蜗膏水

治头上生疮作癞，或胎毒成癞头。(《洞天奥旨·卷十六》)

蜗牛十条，生甘草三钱（为末），冰片三分，白矾一钱，盛在瓷碗内，露一宿，蜗牛化为水，鹅翎扫头上。

320 癞头洗方

治癞头。(《石室秘录·卷三·浴治法》)

蜗牛数十条，以癞头洗之，二次必全愈，亦神方也。水三碗，煎蜗牛三十条足矣。

鱼脐疮（鱼脐疔）

鱼脐疮生于肘肚，乃手少阴心经也，此处属少海、灵道之穴。生于小腿肚者，乃足太阳膀胱经也，此处属承山、飞扬之穴。上下二处之疮，其疼痛皆甚。初起一二日，先用灸法，最易解散。心经多气少血，膀胱经多血少气。少血者，宜补血以消毒；少气者，宜补气以消毒。然气血双补，而佐之消毒之药，更佐以引经之品，何疮之不速愈乎？俗名鱼脐疔，治法正同耳。(以下原文选自《洞天奥旨·卷九》)

321 化鱼汤

治鱼脐疮疔，不论肘腿俱效。

金银花一两，当归五钱，生甘草二钱，青黛二钱，地榆二钱，白矾一钱，生黄芪五钱，水煎服。

按："神效托里散"加青黛、地榆、白矾。

阴包毒疮

阴包疮，生于腿内臁之上，乃足肝经风热之毒也。肝本多血少气之经，若生此疮，必然疼痛。治法必须补气以解风热，则已溃未溃，尤易散也。外用膏药贴之，更效如神。

322 黄芪散阴汤

治腿内外股疮毒疽疖。

生黄芪五钱，柴胡一钱五分，白芍五钱，炒栀子一钱五分，大力子一钱，甘草二钱，连翘一钱，金银花一两，肉桂三分，薏仁五钱，半夏一钱，水煎服。

【验案选要】

股阴疽

张。先起于不能步履，继见大腿内侧患疽色白，溃后敛而反复出脓，此系足三阴亏损，寒痰凝结。有力服药，加以小心调理，非必尽归不治，二者有一不能，欲愈甚难，况非可以速效，如法调治，尚须旷日持久，目下兼感时邪，发热咳嗽。补养之中，略为疏解。

黄芪四钱，当归三钱，白芥子一钱，银花三钱，丹皮八分，川牛膝一钱，茯苓一钱，半夏一钱，怀山药三钱，甲片八分，前胡七分，川石斛三钱，陈皮一钱，生熟谷芽各三钱。

五六剂后去甲片，前胡，加洋参二钱，熟地五钱。（《外科集腋》）

燕窝疮　羊胡疮

燕窝疮生于脑后项之窝，乃足太阳兼督脉之经也。羊胡疮生于下唇下巴骨之处，乃任脉之经承浆地阁穴道也。两处生疮，多是感犯湿气，湿入则热，热久则毒难化矣。于是气血不通，湿热不散，而疮有经月不愈者，在小儿尤多。倘内服除湿清热之味，以消太阳、任督之毒，外用药掺之或搽之，则疮即结靥而愈矣。

323 除湿清热散

内治燕窝疮、羊胡疮神妙。

茯苓二钱，炙甘草一钱，白术一钱，白芷五分，蒲公英二钱，泽泻一钱，猪苓一钱，苍术一钱，羌活五分，天花粉一钱五分，水煎服。

324 神异丹

外治燕窝疮、羊胡疮最妙。

轻粉一钱，儿茶三钱，黄丹二钱，炒黄柏二钱，枯矾五分，冰片三分，各为末，湿则干掺，干则用麻油调敷。

按：《青囊秘传·散门》录此方，名"神异散"。

【临证参考】《外科心法要诀·卷三》"碧玉散"治燕窝疮：黄柏末、红枣肉（烧炭存性），各五钱，共研极细末，香油调搽患处。《皮肤病中医诊疗学》治羊胡疮：黄柏粉 10 克，枯矾 3 克，冰片 1 克，研细末，香油调敷。

325 胶粉散

治燕窝疮。（以下原文选自《洞天奥旨·卷十五》）

烟胶一两，燕窝土三钱，轻粉一钱，枯矾五分，共为末，熟油调搽患处。

【临证参考】《濒湖集简方》治头疮白秃，疥疮风癣，痒痛流水：取牛皮灶岸（按：烟胶）为末，麻油调涂，或和轻粉少许。

326 胶胡散

治羊胡子疮。

烟胶五钱，羊胡须一撮，轻粉一钱，共为末，湿则干搽，干则油调，搽上即愈。

【临证参考】《圣济总录·卷一百八十》治小儿燕口，及口内生疮方：羊髭（烧灰）上一味研细，以腊月猪脂和，日三四次涂之。白红红治羊须疮法：取羊胡须适量，放在洗净的瓦片上炙焦研末，调茶油敷患处，每日 2 次。

327 治羊胡子疮方

胆矾二钱，瓜蒌壳（烧灰）一钱，儿茶一钱，柏末五分，共为细末，敷上，收口神效。

胎毒疮　恋眉疮

疮生于头上、眉上，终年终月而不愈，皆受母胎之毒也。似与秃疮相同，然而秃疮止生于头，而不生于眉也。今头与眉俱生，尤胎毒之重者也。故秃疮可以外治，而恋眉之疮必须内外兼治。倘疮止生头上，用清首汤妙矣。或儿畏汤剂，不肯吞服，亦可止用"蜗蜂丹"外治，无不愈者。若头眉俱生，必须先服"清首汤"，另用"释眉丹"外搽，不至淹缠岁月也。(《洞天奥旨·卷九》)

328 清首汤（重方）

治胎毒疮。

见前"秃疮"。

329 蜗蜂丹（重方）

见前"秃疮"。

330 释眉丹

治恋眉疮。

黄连五分(油调涂碗内，艾烟熏过)，入皂矾一分(为末)，轻粉一分(末)，冰片半分(末)，麻油少许再调涂之，数次全愈。或用"胶髓膏"(见下)，亦神效。

【临证参考】《外科选要·卷三》治眉风癣：黄连三钱，研末，以麻油调涂碗内，用蕲艾烧烟熏黑，入皂矾豆大一块，轻粉少许，研匀涂之。

331 胶香散

治胎毒疮。(以下原文选自《洞天奥旨·卷十五》)

轻粉一钱，白胶香三钱，大风子肉十五个，烟胶二钱，上为末，用煎鸡蛋黄调，搽上即痒。

加减：加枯矾五分，甚效。

按：为"胶髓膏"去川椒，加白胶香、大风子肉、枯矾。

【临证参考】《外科传薪集》治小儿秃疮等，治一切疮疥，破皮者不用：烟胶二斤，苦参二斤，明生矾半斤，川椒炒半斤，升药底半斤，硫黄半斤，樟冰四两，枯矾半斤，红砒一两，蛇床子炒半斤，大枫子肉八百粒八合。

332 草牛散

治癞头胎毒。

蜗牛十枚(捣烂),生甘草末五钱,同捣,火焙干,麻油调敷头上。

按:"蜗蜂丹"去黄蜂窠、白矾。

333 胈髓膏

治恋眉疮。

轻粉一钱,川椒末五分,烟胶一钱,上为末,将猪髓入铫内,煎熟末,调搽上即愈。

按:为"胶香散"去白胶香、大风子肉、枯矾,加川椒。

肺风疮　齇鼻疮

肺风、齇鼻疮,生鼻面之间,乃肺经之病也。夫肺开窍于鼻,肺气不清,而鼻乃受害矣,鼻既受害,遂沿及于面。世人不知肺经有病,或冷水洗面,使热血凝滞,因结于面而生疮矣。治之法必须清肺气,而兼消其风,活肺血而再祛其火,然后用搽药外治,未有不速痊者也。(《洞天奥旨·卷九》)

334 加味甘桔汤

治肺风、齇鼻疮。

桔梗三钱,甘草一钱,甘菊二钱,青黛二钱,茯苓三钱,白附子八分,天花粉二钱,白芷五分,水煎服。

335 腊脂膏

治肺风疮。(以下原文选自《洞天奥旨·卷十五》)

大风子肉二十个,木鳖肉二十个,轻粉五分,枯矾五分,水银一钱,上研末,用腊肉猪脂调,搽于面上。

【临证参考】《本草纲目·卷三十五》治风刺赤鼻:大风子仁、木鳖子仁、轻粉、硫黄为末,夜夜唾调涂之。《疡医大全·卷十二》治肺风、酒刺、赤鼻:大枫子仁,木鳖子仁,轻粉各等分,研细,夜以唾津调涂。

【验案选要】

酒渣鼻

苏某,男,65 岁。1980 年 8 月 28 日初诊,鼻部面部发红斑,伴有丘疹,微痒已四十年。开始时先鼻尖发红,天气凉爽和休息消失,天热吃刺激性食物,饮酒,则加重,同时皮脂分泌增多及丘疹发生,有时有脓疱,伴有痛痒感。1959 年经川医诊断为酒渣鼻,经多种疗法均无明显好转,最近几年来发展较重,鼻尖红肿,有丘疹,脓疱,波及颜面部及颊部,来我处就诊。治疗:用大枫子糊剂两剂,外搽患处。内服中药:银花 15 克,连翘 9 克,生地 9 克,丹皮 9 克,公英 10 克,地丁 10 克,生薏米 15 克,鱼腥草 15 克,薄荷 3 克,甘草 6 克,六剂,经上述治疗二个月后痊愈,随访至今未复发。

大枫子糊剂:大枫子 30 克,木鳖子 21 克,蓖麻子仁 30 克,核桃仁 30 克,水银 30 克,樟脑 21 克。将前三种药研成细粉末,再加樟脑用力研磨,加核桃仁捣泥后,再加水银用力研磨,使水银完全溶解于药中,以看不见水银珠为止。[焦家慧 . 大枫子糊剂治疗酒渣鼻 . 四川中医 .1985(8):34]

336 杏黄散

治赤鼻、酒齄、粉疵。

硫黄五钱,杏仁(去皮及双仁者,研烂取)二钱,轻粉一钱,各研匀,临卧时,用萝卜汁调,敷赤处,七日愈,贴粉疵一夜,次早洗去,一日即愈。

按:为《世医得效方·卷十》之“硫黄散”。

【临证参考】《卫生易简方·卷之七》治鼻中疮:杏仁研如膏,以乳调涂之效。又治鼻疳及鼻中生疮:杏仁为末,人乳调敷。《张氏医通·卷八》治鼻赤,俗名酒齄鼻:硫黄一两,轻粉、白矾各五分,为末,用烧酒一碗,入酒壶,将药盛绢囊中,悬空壶内,热汤浸壶、慢火炖一二时,取出放冷。日用烧酒涂,夜用沉底药末敷。

【验案选要】

酒渣鼻

案 1:康某,女,38 岁。甘肃武山人,家庭妇女,1955 年 11 月就诊。鼻头发红微痒,已妊娠五个月。体温 37℃ ,脉搏 70 次 / 分钟,脉象平和,略有虚象,营养中等,无贫血现象,鼻头红色,现有油光,并无喝酒习惯。单用“硫黄散”一料,半月痊愈。

案 2：赵某，男，26 岁，甘肃武山人，农民，1955 年 12 月就诊。主诉：鼻头发红。检查：体温 36.5℃，脉搏 71 次 / 分钟，脉象平和，鼻头发红发痒，爱喝酒。单用"硫黄散"一料，药完病好。

硫黄散：硫黄 30 克，轻粉、白矾各 1.5 克，共研为末，用烧酒 1 碗入酒壶，将药末投入壶中，外用热水浸壶，置慢火炖一时，取出放冷。日用烧酒涂，夜用沉底药末敷。

[裴慎 . 酒渣鼻的中医疗法 . 中医杂志 .1956（11）：595–597]

337 鼻肿吹方 *

鼻肿者，乃肺经火盛也，宜用"甘桔汤"则效。今不用，方用：

皂角末吹入，打清嚏数十即愈。盖鼻因气壅，今打嚏则壅塞之气尽开散，故不必清肺，而鼻肿自消也。（《石室秘录·卷二》）

粉花疮　　裙边疮

粉花疮生于人面，窠瘘生痒，乃肺受风热也。此疮妇女居多，盖绞面感冒寒风，以致血热不活，遂生粉刺，湿热两停也。裙边疮者，亦妇女生于内外足踝之骨，或裙短而不能遮风，又不慎房帷，乃致足寒，而湿热不行，凝滞而生疮也。粉花疮轻于裙边，以上湿易散，上热易化，而下之湿热未易消也。故粉花疮止消外治，裙边疮必兼内治始妙也。（《洞天奥旨·卷九》）

338 五色汤

内治裙边疮。

茯苓三钱，薏仁三钱，黄柏一钱，黄芪三钱，荆芥一钱，红花一钱，乌柏根三钱，白矾一钱，水煎服，服数剂，外用"大风膏"调搽自愈。

【临证参考】

《外科真诠》"二黄解毒汤"治裙边疮：黄芪三钱，黄柏一钱，茯苓三钱，米仁二钱，红花一钱，荆芥一钱，甘草七分，乌柏根三钱，引。

339 二粉散

治妇女面生粉花疮。（以下原文选自《洞天奥旨·卷十五》）

定粉五钱,轻粉五分,枯矾三分,为末,用菜油调,溶于大瓷碗底内,匀开;次蕲艾一两,于炭火上烧烟,熏于碗内粉,待艾尽为度,覆地上,出火毒,逐早搽面即愈。

【临证参考】《仁术便览·卷四》"完肌散"治头面疮:定粉、枯矾、黄连、乳香、龙骨各一钱,黄丹、轻粉各一两,为末敷之。

340 治裙边疮方 *

治裙边疮,即臁疮也。

白蜡三钱,松香五钱,轻粉三分,黄丹五钱,铜绿五分,猪板油(生者)一两,冰片一分,各为细末,同猪油捣千下为膏,先用油纸如疮口大,针刺眼孔数百,摊纸上,将无药一边贴疮口上,以箬(注:笋皮)包之,一日一换。未贴前,葱一条煎汤洗之,连用五个即愈,虚用八珍汤。

341 大风膏

治裙边疮,一名裤口风疮。

大风子一百个,枯矾五分,川椒末一钱,轻粉一钱,用真柏油调搽即愈。

342 治妇人面生粉花疮方 *

治妇人面生粉花疮。(《洞天奥旨·卷十六》)

定粉五钱,菜子油调泥碗内,用艾一二团,烧烟熏之,候烟尽,覆地上一夜,取出调搽,永无瘢痕,亦易生肉。

按:出《本草纲目·卷十五》引《谈野翁试验方》。

【临证参考】《本草纲目·卷八》引《集简方》治抓伤面皮:香油调铅粉搽之,一夕愈。

脏毒痔漏疮

343 益后汤

人有肛门内外四旁,忽然生长红瘰,先痒后疼,后成为痔,日久不愈,此症皆湿热所成也。而得之故,纵饮者为多。江南人常生此症,因地气之湿热,又加酒热之毒,所以结于肛门边不能遽化。………惟是肛门去脾胃甚远,化湿热之毒不能不假道于脾胃,肛门未必受益而脾胃先损,所以无成功耳。故用药必须无损于脾胃而有利于肛门者,治之始克奏功。(以下原文选自《辨证录·卷十三》)

茯苓一两,白芍一两,地榆三钱,穿山甲一片(土炒,为末),山药一两,薏仁一两,水煎。连服四剂而肛门宽快,又四剂内外之痔尽消,再将前方每味加增十倍,修合丸散,以蜜为丸。每日未饮之先滚水送下五钱。

按:《辨证奇闻·卷十五》同。

【临证参考】《疡医大全·卷二十三》"痔漏丸"治痔漏:大熟地四两,白茯苓、山药、山萸肉、牡丹皮、白芍各二两,象牙一两五钱,鳖、肉苁蓉、何首乌各三两,炼蜜为丸如桐子大,白汤送下三钱。

【验案选要】

痔疮便血

酗酒,湿热郁积于肠间,下趋则痔疮便血。

生地榆30克,生白芍15克,穿山甲6克,茯苓30克,米仁30克,怀山药30克。(《范文甫专辑》)

外痔

潘男,外痔焮痛,脱肛便血。

细生地四钱,粉丹皮钱半,京赤芍二钱,净槐米三钱(包),抱茯神三钱,地榆炭三钱,脏连丸一钱(包),橘白络一钱,生苡仁三钱,全当归二钱,杜赤豆一两,干柿饼三钱,外用黄连膏。(《百病医方大全》)

344 青龟丸

人有肛门边先生小疖,每因不慎酒色,遂至腐烂变成痔漏疮,不能收口,后长生肉管,每岁一管,流脓淌血,甚至为苦。………惟消其湿热之毒,内治为佳。然而漏生既久,毋论漏不可止,而气血反伤,终难奏效也。方用补中用消,则何漏之不可痊哉。

乌龟一个,茯苓五两,薏仁六钱,羊蹄后爪四副、穿山甲五钱(俱用土炒),人参二两,青苔(干者)一两,黄芪八两,瓦松二条(阴干,不可火焙),白芷一两,槐米一两,各为细末。将龟用石白捣死,以药末拌之,饭锅内蒸熟,将龟肉与甲火焙干,为末,同前药用蜜为丸。每日服三钱,服至一月而漏疮干,服至二月漏疮满,服完全愈,不再发。

【方解】去湿而复不散气，虽败毒而又不损血，补破于无形，填隙于有孔。

按：《辨证奇闻·卷十五》为乌龟二个，薏仁六两，人参三两，干青苔二两，瓦松三条，加当归三两，余同。

【临证参考】《本草纲目·卷四十五》引《便民食疗》治年久痔漏：田龟二三个煮取肉，入茴香葱酱，常食累验。

345 清源散

人有大便时先射血几许，而始溺粪者，人以为便血病也，谁知肛门暗生血痔乎。………治之法似宜急填其隙，使血出之无路为第一策。然私窦既开，漏卮易泄，不亟清其上游之源，而但截其下流之隙，非计之善也。

黄连三钱，茯苓五钱，白芍五钱，葛根二钱，白芷三分，槐花三钱，地榆三钱，人参三钱，穿山甲（土炒，为末）一钱，白术五钱，车前子二钱，三七根末三钱，水煎，调末服三剂，血较前更多，三剂后减去黄连，再用三剂，血止而痔愈矣。

【方解】此方妙在用黄连之多，以解酒热之毒，所谓先清其源也。上游无病而下流自然安闲，况诸药又分配得宜。无非去湿化热之味，堵截之方，又何能加于此哉。

按：《辨证奇闻·卷十五》同。

346 温肾丹

人有胸间生疮，因不慎酒色，遂成漏窍，长流血液，久则神形困惫，腰痛难伸，行同伛偻，人以为心漏也，孰知是肾虚而成漏乎。……治之法，补其真阴而邪水自消，温其肾寒而湿热自退。

鹿茸二个，附子二个，青盐二两，人参二两，瓦葱二枝，红枣四两，各为末，红枣煮熟，捣为丸。每日空心、酒下三十丸。服半月而腰痛减，服月余而心漏愈矣。

【方解】此方之奇，全在鹿茸，既能益肾中之水火，而更能补心中之缺陷。又加之附子之辛热，则无经不达，引鹿茸直入于心肾，以填补其空窍。如青盐者，咸以耐坚也。盖漏疮必多窍孔，故流血亦多，血得盐则止而不流也。瓦葱者，消湿热于无形，虽心漏非湿热之病，然未免少有留存，则孔窍难塞，故兼用以防其变。诚恐气虚不能化，更益以人参生气于心肾之间，助茸、附之力通达于上下，尤易成功也。

按：《辨证奇闻·卷十五》同。《疡科心得集·卷中》名"温肾丸"。

【临证参考】《良朋汇集经验神方·卷五》治心漏，胸前有水孔，常出血水，又治腰痛：鹿茸（去毛酥炙微黄色）、附子（童便泡去皮脐）、食盐（炒），三味各等分为末，枣肉为丸，绿豆大。每服三十丸，空心黄酒送下。

347 榆羊丸

治痔疮，各痔无不神效。（以下原文选自《洞天奥旨·卷九》）

地榆二两，当归三两，羊蹄后壳三副（土炒），共为末，饭为丸。日三服，于未饮食饭前服之，每服三钱。

【方解】地榆出脏之湿热也，当归补新血也，羊蹄壳直达于直肠，故用此为使，且此物亦去湿热，故相济成功。

【临证参考】《鳞溪秘传简验方》治痔血：归身二钱，地榆炭一钱，水煎服。

348 墙苔散

治痔漏久不愈。

绿苔（要墙上生者，刮下）五钱（火焙干，为细末），羊爪壳五副（用后蹄，不用前爪），炒白术二两，茯苓二两，槐花五钱，白芷一两，共为细末，米饭为丸。每日临卧，先服一钱，后压之美膳，一月即内消，管化乌有矣。

【临证参考】《经验广集·卷四》治痔疮：青苔焙末，加生矾少许研敷。先将瓦花一握水煎滚，加盐卤一碗，坐上浴洗其痔，渐渐缩小，将药敷上，痛三四次即愈，永不再发。《疡科选粹·卷五》"羊甲散"：羊前蹄甲、防风、皂角、蛇床子、莲蓬壳、杜仲、仙灵皮、远志、鱼腥草，煎汤热熏洗，一日三次方可。

349 参龟丸

治各痔漏。

人参一两，瓦松（干者）三钱（此物最不肯干，佩身半月即干，妙在取人之气），茯苓五两，活龟一个，将前药各为末，以绵纸同龟包之十余层，则龟不能出。微火焙之，龟死则用武火焙之，龟死则将药末取出另包，惟焙龟干，捣碎再焙干，全身用之，同药蜜为丸。每日只消服三十丸，不必服一料，半料而漏管俱消而愈。此方至神至圣，但服此方，至须忌房事三月，鹅肉则终身忌之。犯则痛生，急以瓦松数条,加皮硝数钱,煎汤热熏温洗,可救。

加减:前方不可妄自加减,一加减则不效矣。

【临证参考】《医学入门·卷六》"活龟丸"治肠风痔漏:江湖大乌龟一个,先用柴火烧热地,以罩盖龟,地热逼出臭屁,待屁尽,以秆绳都身包缚,外用黄泥封固,灰火中煨熟捞起,剥净取肉,研如泥,其壳用牛骨髓涂炙五七次,沁透酥干为末,又用黄连一两,九蒸九晒,归尾三钱三分,为末,和前龟肉捣丸梧子大。每四五十丸,白汤下。大能扶衰益弱,补阴壮阳。《惠直堂经验方·卷三》"班龙灵龟化痔丸"治痔漏脓血淋漓:人参一两五钱,鹿角尖(炙脆)八两,龟板四两(炙),象牙屑二两,白术、茯苓各一两五钱,当归四两,川山甲(炙)五钱,生地、熟地各四两,槐角(炒)六两,露蜂房(炙)八钱,侧柏叶(蒸阴干)一两,白莲花瓣二两,上为末,炼蜜一斤,入白蜡二两,黄蜡八两,下药末,千捶丸梧子大,早晚各以药酒下百丸。

350 治痔疮犯忌

急以瓦松数条,加皮硝数钱,煎汤热熏温洗。

【临证参考】参见后治痔"太仓公方"。

351 补漏神丹

治胸膈漏疮,并头面、手足漏疮。

人参五两,白术三两,炙黄芪八两,金银花四两,当归二两,人指甲三钱,各为细末,蜜为丸。每日服三次,每服五钱。

加减:如面漏,加白芷四钱;头上,加川芎一两。

【临证参考】人指甲一般用于内服,后来出于临床经验的发展,在外科、喉科、眼科等的外用药配制中,亦多采用,而且疗效良好。指甲甘咸无毒,具有拔毒、收敛、生肌之效。余常用其单味研末,以治耳疮(耳流黄水);或配伍其他药物治咽头碎烂之症,效果颇佳。[张赞臣,陈之才.药话一则.上海中医药杂志.1964(2):29] 作者以为,以之治漏疮,亦是正治。

【验案选要】

先天性耳前瘘管案

贺某女,25岁。左耳下方一瘘,已20余年。近月余肿痛,溃破流脓,耳内痒甚。经多次手术，未见明显效果。查见：左下颌角上方局部红肿，有三个溢脓小孔，脓也不畅。用探针探查，窦道弯曲，有分支通向外耳道。耳下方有手术疤痕，耳后乳突表亦有一小孔，疮口小似针眼，压之有皮脂腺样物自疮口溢出。舌红苔白微黄，脉弦数。诊为先天性耳前瘘管，乃肾水不足，胆火蕴结。法宜泻火补肾，活血解毒，顾耳汤加减：柴胡、赤芍各 9 克，白芍、当归、熟地、泽兰各 12 克，银花 24 克，炒山甲、皂刺炭、陈皮各 6 克，每日一剂，分二次服，连服十五剂后，局部肿势已退，脉不数，黄苔已退，疮口久不愈合，改益气生肌内托法，补漏神丹加减：黄芪 15 克，银花、熟地各 12 克，党参、当归各 9 克，白术、陈皮、甘草各 6 克，每日一剂，分二次服，连服十剂。配合外治法(略)而痊愈，随访年余无复发。

[宋桂泉 . 漏管、窦道之中药治疗 . 河北中医 .1983（3）：29]

352 熏涂法

治痔疮肿痛。

皂角三挺，火烧烟先熏之，后以鹅胆汁调白芷末涂之即消。

按：《本草纲目·卷十四》引《医方摘要》：先以皂角烟熏之，后以鹅胆汁调白芷末涂之，即消。亦出《万病验方·卷十五》。

【临证参考】《卫生易简方·卷八》治肿毒疼痛：香白芷末水调敷，或醋调白芷末敷之。

353 涂法

治痔疮肿痛。

用郁金末水调涂亦消也。

按：《本草纲目·卷十四》引《医方摘要》：郁金末，水调涂之，即消。

【临证参考】《奇效良方·卷五十一》治痔疮：黄连、郁金各等分，为细末，蜜调敷之。《百病经验一味良方·抄本验方》治疮将成漏：用郁金细末对枯矾少许，按之孔内，上用胶盖即效。《杂病源流犀烛·卷二十八》治翻花痔，肿溃不堪：木鳖子、郁金，为末，入冰片少许，水调敷之。若有熊胆和入，尤妙。郁金解毒生肌之功尚未引起足够重视，值得进一步探讨。

354 墨汁散

治痔漏疮发。

旱莲草一把，根须洗净，用石臼擂如泥，以极热酒一盏冲入，取汁饮之，滓敷患处。

按：《本草纲目·卷十六》引刘松石《保寿堂方》。

【临证参考】《万病验方·卷十五》治痔漏卧床，策杖方能移步者：旱莲草一小把，连须。洗净，用粗碗捣极烂如泥，用滚热酒一盏冲入饮之。剩渣再捣烂，敷患处。《本草汇言·卷四》引《嘉氏肿方》治肠风脏毒下血：用旱莲草水洗净，用姜汁酒浸一宿，晒干，为末，每早服二钱，米汤下。《经验良方全集·卷三》治痔漏：旱莲草一把连根洗净，捣烂，滚酒冲汁服，立愈。《家用良方·卷一》：旱莲草为末，本身汁为丸，桐子大，每服二钱，空心酒下。《贵州名医名方选析》治内痔大便下血鲜红量多：旱莲草120克，水煎，每日1剂，分3服。

【验案选要】

痔漏疮

太仆少卿王鸣凤患此，策杖方能移步，服之得瘥。(《本草纲目·卷十六》引刘松石《保寿堂方》)

355 传家秘方

治肠风痔漏。

萆薢、贯众(去土)，等分为末，每服三钱，温酒空心服之。

按：出《杨氏家藏方·卷十三》"胜金丸"：治诸般痔疾。贯众、萆薢各等分为细末，醋煮面糊为丸如梧桐子大，每服四十丸，空心、食前，熟水送下。或入麝香少许作散子，每服二钱，煎阿胶汤调下，或酒调亦得。出秽脓血、生肌为效。亦出《本草纲目·卷十八》引孙尚药《传家秘宝方》"如圣散"。

【临证参考】《本草纲目·卷十二》引《多能鄙事》治便毒肿痛：贯众，酒服二钱良。《惠直堂经验方·卷三》"痔漏奇方"治痔漏：贯众一斤(去毛切片，烧酒二斤煮干，又加烧酒一斤、铅粉一两同炒)，川萆薢一斤(用醋二斤煮炒)，槐角八两(酒炒)，条芩八两(酒炒)，初起如珠者或下血，止用此四味醋糊为丸，服之自消。如脏穿成漏者，加蝉蜕八两(水酒拌炒)，槐角子八两(酒炒)，苍耳子(捣去刺，酒拌炒)八两，乳香一两(去油)，雄黄五钱，儿茶一两，血竭一两，归尾二两，地榆一两，枳壳二两(麸炒)，上药共为末，醋打面糊为丸，如梧子大，每服三钱，每日三服，白滚汤下，空心服。

356 四圣丹

治痔漏如神。

蜂房一个(净,全用,去虫,将食盐填于孔内,阴阳瓦焙干,为末),地龙(去泥净,阴阳瓦焙干为末)五钱,蛀螂(取米头者佳,阴阳瓦火焙干,为末)三钱,广木香末三钱,象牙三钱,乳香(去油)三钱,爪儿血竭(净,末)五钱,飞矾(末)三钱,槐子(炒黄,为末)三钱,没药三钱,提净黄蜡八两,滚化,入前药和匀,为丸。每日清晨酒服三钱。如不能饮,清汤下。

【临证参考】《种福堂公选良方·痔漏》治痔漏:露蜂房一大个(每孔入盐填满,煅存性),僵蚕二钱,蝉蜕、木香各二钱,象牙末、猪胰油(打烂)、猪悬蹄(蜜炙)各五钱,白颈蚯蚓(用石压去血,阴阳瓦焙干净末)一钱,上共为细末,用黄占半斤熔化,将药渐入,捣匀为丸,如枣核大,每服一丸,空心好酒送下,连服三丸,疮口自消。隔一日,第五日再服一丸,第七日再服一丸,痔管自退出。《外科选要·卷四》"退管丸":当归(酒洗)、露蜂房(槐树上者)、微炒)、川连(酒炒)、象牙各五钱,槐花(微炒)、蛀螂(焙)、滴乳香(去油净)各三钱,刺猬皮(炒)一两,共研细末,取黄蜡二两,熔化,为丸如桐子大。每空心以漏芦、炉甘石煎汤送下,其管退出,用剪剪去,亦有化为脓血者。

357 狗肠丸

治漏疮神效。

黑狗肠一副,煮烂,加象牙末四两,细茶末四两,倍子末四两,连肠为丸如梧子。每服淡盐汤饥服三钱。如不能丸,少加煎蜜为丸。

【方解】狗肠乃直也,象牙脱管也。

【临证参考】《救生集·卷四》"洗痔丸药方"治痔漏:青黛(飞尽)四两,女贞子四两,象牙末四两,陈松萝茶四两,用黄狗大肠一付,洗净,将药灌下肠内,两头扎住,入砂锅和水煨烂,取起凉少刻,用石臼捣烂为丸梧子大,每服三钱,酒送下。《外科心法要诀·卷九》"脏连丸"治便血肛门坠肿:黄连(研净末)八两,公猪大肠(水洗净,肥者一段)长一尺二寸,上二味,将黄连末装入大肠内,两头以线扎紧,放砂锅内,下煮酒二斤半,慢火熬之,以酒干为度;将药肠取起,共捣如泥,如药浓再晒一时许,复捣为丸,如梧桐子大。每服七十丸,空心温酒送下,久服除根。

【验案选要】

围产期痔疮

李某，女，25岁。平素身体较弱，妊娠后又大便干结致痔疮脱出，出血较多，而来院门诊。肛检11点位见内痔一枚脱出肛外，水肿疼痛。即予回纳，并用复方脏连丸（地榆炭、黄连、黄芩、生绵纹、荆芥炭、生槐米、火麻仁、生地、猪大肠）5克，一日二次服，外用熏洗方五剂。一疗程后，痔核已不脱出，便血亦见减少，停熏洗而单服脏连丸，再一疗程而痊愈。足月顺产，痔疾霍然。[陈松山.复方脏连丸治疗围产期痔疮47例.江苏中医杂志.1986（2）：35]

358 痔漏验方

治痔漏多年不愈，及痔漏肠风下血。（以下原文选自《洞天奥旨·卷十五》）

龟版四两（麻油炙黄），鳖甲四两（酥油炙脆），穿山甲一两（土炒），刺猬皮一个（炙黄），白茯苓一两，地榆皮一两，金银花一两，归尾一两（酒洗），槐花一两，黄牛角腮骨一两（削筋，酥酒炙酥），牡蛎一两，马兜铃一两，五倍子一两五钱（炒黑），象牙末五钱，白术五钱，炙甘草三钱，犍猪前蹄嫩肉（炙）一两，枳实一两（火炒），推车郎七个（炙去羽毛），黄连一两（酒炒黑），各为细末，用鳗二条，重一斤，煮烂去骨，加白面少许，同捣为丸，每日早、中、晚服三四钱。

【临证参考】《赤水玄珠·卷三十》"鳖甲丸"治肠痔：鳖甲、猬皮（炙焦黑）、穿山甲（炙焦）、白矾（枯）、附子、猪牙皂角各半两，炙焦存性二分，为细末，研匀，蒸饼丸，如桐子大，米饮下二十丸，食前，日三服。又"猬皮丸"，治诸痔出血，里急后重：川归、川芎、白芍、枳壳各五钱，槐花（炒）三钱，艾叶（炒）、地榆、黄芪、白矾（枯）、贯众各半钱，猬皮一两（炙焦），大皂角一条（醋炙），猪后蹄垂甲十个（炙焦），蜂房（炒焦）二钱五分，穿山甲（炒焦）二钱五分，皂角刺（略烧）一钱五分，一方有蝉蜕，洗净二钱，为末，醋糊丸，如桐子大，每服七十丸。《本草纲目》引《塞上方》治鼠奶痔：牛角腮烧作灰末，空心酒服方寸匕。

【验案选要】

肛漏

某。虚人夹湿热，久患脏毒，肛旁有管不合，宜常服丸方。

晒生地一两，晒当归八钱，炒淮药一两半，胡黄连五钱，生甘草八钱，象牙屑八钱，灯心拌琥珀屑六钱，炙刺猬皮一张，上血竭五钱，生苡仁一两半，净白占五钱,依法取末,糯米一合煮饭,和黄牛胆一个糊丸,每早淡盐汤送下三钱,忌姜、椒、葱、蒜、江鲜发物,慎房闱。(《费伯雄医案》)

359 传方

治痔漏。

冰片一分五厘,麝香五厘,蜗牛一个,连壳捣碎,入前药,加熊胆一分,用井水化开,三味入水内,用鸡翎拂痔上,数次即止疼。阴漏不治。

【临证参考】《摄生众妙方·卷七》"蜗牛膏"治痔疮:片脑半分,熊胆一分,蜗牛(大者一个,去壳研烂),三味共研成膏,入一二滴涂痔处。《名方类证医书大全·卷十六》:蜗牛一枚,麝香少许,用小砂合子盛蜗牛,以麝香掺之,次早取汁,涂痔外。《张氏医通·卷七》:大蜗牛一个去壳,生银杏肉一枚,同研烂,入冰片半分研匀,点上即收。《家用良方·卷一》治痔漏脱肛:蜗牛一二个,烧灰,猪油调敷,立缩。

360 护漏汤

尿蜣螂一个焙脆,为末,以饭粘碾成条,先将猪鬃探管之浅深,然后将此药条入管内,其管即退生肌矣。

【临证参考】《鳝溪秘传简验方》治痔疮有虫:蜣螂,生捣为丸,塞肛门中,引虫出。《百病经验一味良方·抄本验方》治漏疮初起:蜣螂烧存性,为末,醋调敷数次。

361 补漏丹

治痔漏。

大龟一个,茯苓八两,羊后蹄爪壳一对,鳖甲一两(醋炙),槐米二两,薏仁三两,瓦葱(大者)一二条,白术(土炒)三两,神曲三两,先将各药为末,先将龟用绵纸同各末包好,一日则龟必死矣,如未死,又将药末同包好,以死以度;取出,火炙为末,同药末为丸,每日临时白滚水送下三钱,不必半料全愈。水湿去而毒气自散,漏疮自愈,何用刀针挂线哉?

【临证参考】《鳝溪秘传简验方》治痔疮:大脚龟一个,好冰片三钱,钟乳石五钱,研细末,入脚鱼口内,倒挂三四日,待头肿大,快刀杀下头,阴阳瓦炭上炙,盐泥封固,留一小孔出烟,烟尽小孔封固,俟冷打开,研细,用四五分,好酒送下。

362 青苔散

治湿热成痔作漏。

青苔三钱,羊后爪壳三付,人参一两,白术三两,茯苓三两,白芷二两,槐米一两,米饭为丸,每日服一钱。

363 全生丸

治多年痔漏。

白芷四两,槐子四两,穿山甲(陈壁土炒)二两,僵蚕(炒)四两,蜈蚣二条(炙),全蝎(去足勾,炒,净)二两,黄陈米煮饭,捣为丸,每日服三钱,白滚水下,服完漏管自消。

【临证参考】《医林绳墨·卷九》治里外痔疮:全蝎(用水洗净,晒干火焙)、蜈蚣(去头足)、雄黄、白矾各三钱,象皮二两(用牛油炙焦)、乳香(炙去油)、没药(炙去油),上研细末,用黄蜡二两熔化揉匀,为丸桐子大,空心每服七粒,茶酒俱可。

364 太仓公方

治痔。

皮硝三钱,瓦葱三条,青苔一钱,煎汤洗之,一连洗七日全愈,阴囊湿与腿湿,俱以此方洗。

【临证参考】《经验良方全集·卷三》治痔疮肿痛:皮硝二两泡水熏洗,以棉花絮润之,即愈。《家用良方·卷一》治翻花痔:槐花、五倍子、皮硝、瓦松各等分,共煎洗,数次即愈。

365 无花汤

洗痔。

无花果叶煎汤熏洗,止痛甚效。

【验案选要】

痔疮

贾某,女,36岁,孕7个月。患痔疮2年,肛周时有疼痛、便血;曾用PP粉坐浴,口服化痔灵、槐角丸等药物治疗,效果欠佳。现肛门周围灼热、下坠,疼痛较剧,便血鲜红。某医院让其手术治疗,患者因在怀孕期间不愿手术,求治于余。

让其以下方熏洗治疗,4 次而愈。半年后随访无复发。

附方:采鲜无花果叶 7 ~ 10 片,用清水洗净,放入 1 ~ 1.5 公斤水中煎煮,煮沸 15 分钟后置肛门下,先熏患部,待药液温度降至适宜后,再用药棉洗敷患处,每次熏洗 30 ~ 40 分钟,每日 1 次。[张子兴,张明奎,何月华.无花果叶煎剂治疗痔疮.甘肃中医.1992(2):28]

366 乳香膏

专贴痔漏如神。

茱萸二钱,白及二钱,白蔹二钱,黄连二钱,黄柏二钱,当归二钱,黄丹二钱,乳香一钱,轻粉三分,冰片少许,香油四两,用柳枝煎枯,入药煎枯,滤净,再数沸,入黄丹,次乳香、轻粉,搅匀,次入冰片,用瓷罐收贮。用薄油纸甘草煮之,揉攘摊贴,先洗次贴,生肌长肉止痛。

【临证参考】《赤水玄珠·卷三十》治痔肿毒:大黄、黄柏、白及、石膏、黄芩、黄连、白蔹、栀子、朴硝各等分,为末,用井花水调涂。

367 南阳张真人方

治痔漏。

人指甲(瓦上炒)八钱,槐花(炒黄)八钱,人脚趾甲(瓦上炒)二两,牛脚毬一付(用前蹄),蝉蜕(炒干)一两,壁虎三条(瓦对合炒,两头封固,火逼干),穿山甲一两(土炒),蜈蚣七条,地榆六钱,防风一钱,枳壳一两(炒),黄柏四钱(盐酒炒),甘草四钱,俱为细末,每早三钱,午刻二钱,夜二钱五分,俱用生酒送下。

【临证参考】《鲟溪秘传简验方》治痔漏,退管:象牙末二两,人脚趾甲(炙)五钱,牛骨腮(炙)一两,猪脚格(炙)一两,刺猬皮(锅内蜜滚,炙干,为末),将地榆、槐角二味入猪脏内煮熟,捣烂,共捣蜜丸,每服三钱,空心滚汤送下,其管自出。《医学文选·祖传秘方验方集》治内痔:穿山甲(炮)30 克,人指甲(炒)5 克,共研细末,备用。每取药末 1 ~ 1.5 克,用三花酒 10 ~ 15 毫升送服。日服 2 次,连服 5 ~ 8 日。

368 护痔散

护痔外好肉。

白及,大黄,黄柏,苦参,寒水石,绿豆粉,各等分,为细末,熟调涂好肉上。

【临证参考】《经验广集·卷四》用此药护四边好肉：白及、石膏、黄连各三钱，冰片、麝香各三分，研末，鸡子清调成膏，涂之。方上枯痔散（略）。

369 槐角丸

治痔漏下血。

槐角二两，当归一两，防风一两，枳壳一两（炒），黄芩一两（酒浸炒），地榆五钱，上为末，酒糊丸，桐子大，每服五六十丸，空心酒或白汤送下。

【临证参考】《冯氏锦囊秘录·卷十三》"加味槐角丸"治痔漏通用，及治肠风下血：槐角、生地、归身、黄芪各二两，川芎、阿胶、白芷各五钱，黄连、条芩、枳壳、秦艽、防风、连翘、地榆、升麻各一两，为末，蜜丸或酒糊丸，如桐子大，每服五十丸，渐加至七八十丸百丸，空心温酒，或米汤下。《中草药土方土法》治痔疮：槐花四钱，地榆三钱，侧柏炭三钱，土茯苓三钱，甘草二钱，水煎服，一天一剂。

【验案选要】

痔疮

杨某，女，49岁。痔疮。湿热下注，心肾不交。痔疮作痛，便燥失眠。脉细，舌红，苔薄白。宜清热化湿，消痔安神：

地榆炭9克，槐花炭9克，槐角丸9克（冲吞），远志6克，夜交藤6克，朱茯神9克，合欢皮9克，蒲公英9克，猪苓、赤苓各6克，炒赤芍6克，朱砂安神丸9克（冲服）。（《陆观虎医案》）

370 槐萼散

治肠风痔漏下血。

槐萼（炒）六分，生地黄（酒拌蒸）六分，青皮六分，白术六分，炒荆芥六分，川芎四分，升麻一钱，当归（酒浸）一钱，各为末，每服三钱，空心米饮送下，煎服亦妙。

【临证参考】《奇效良方·卷十三》"当归活血汤"治肠澼下血，湿毒下血：当归身、升麻各一钱，槐花、青皮、荆芥穗、熟地黄、白术各六钱，川芎四钱，上为末，每服三钱，米饮调下，不拘时服。《箓竹堂集验方·痔漏门》治痔疮并肠风下血：槐花蕊（用二年陈者，拣净，水洗，炒熟）三两，枳壳（去穰，锉极薄片，麸炒老黄色）一两，侧柏叶（去梗用小枝，炒黑色）一钱，芝麻一升（水浸少顷，以布袋盛之，木槌轻轻捶百余下，烈日晒干，微炒去衣），上四味和匀，不拘时常用之，大有效验。

【验案选要】

痔疮下血

杨州张勤甫，痔疮肿痛，下血淋漓，内热口渴，诊脉细数。湿热销铄营阴，血多下溢。治必清化湿热。

炒槐米三钱，地榆炭二钱，牡丹皮二钱，鲜生地八钱，赤芍一钱半，麦门冬三钱，川石斛三钱，天花粉三钱，冬桑叶一钱半，冬瓜子四钱，鲜竹沥一钱半。

连进五剂，下血即止，痔疮肿痛皆消，内热口渴亦退。惟精神未振，纳谷未旺，此湿热清而胃阴虚也。照前方去槐米、地榆、生地、赤芍、桑叶，加洋参一钱，杭白芍一钱半，白茯苓二钱，川贝母三钱，广陈皮一钱，又服五剂，即康复如初。（《费绳甫医话医案》）

阴囊破裂漏水疮　胞漏疮

阴囊之外，破裂漏水，此非痔漏之漏也，乃杨梅毒气未散，结于囊中也。然而，杨梅疮生于身上，既已全愈，何外囊独留毒乎？盖服败毒之药过多，必伤元气，则膀胱之气难化，而毒尚存于囊中矣，所以破裂漏水也。治之法必须补气以健膀胱，益之分消之药为妙。断不可更服祛毒之味，重伤元气也。胞漏者，囊中起窠子作痒，乃搔抓破损，而水遂外滴，尚不至破裂而漏水，此乃肝经湿热，非膀胱受毒也。分消肝经之湿热，亦易奏功耳。（以下原文选自《洞天奥旨·卷九》）

371 土茯苓散

内治阴囊破裂漏疮。

土茯苓一两，白茯苓三钱，薏仁五钱，肉桂三分，金银花一两，人参二钱，白术二钱，车前子二钱，水煎服数剂。

【临证参考】《疡医大全·卷二十四》治胞漏疮，有杨梅疮毒结于此，以致肾囊破裂，漏水腥臭，久治不痊，宜土茯苓汤加人参等补药治之。

372 治阴囊破裂漏疮外用方 *

炒黄柏一钱，轻粉三分，儿茶三钱，冰片一分，各为末，掺之即愈。

【验案选要】

阴囊湿疹

某,男,25岁。阴囊瘙痒六年,于1958年5月29日来诊。患者于6年前先感阴囊瘙痒,搔后渗水,时轻时重,阴囊皮肤渐趋肥厚,瘙痒加剧时往往影响睡眠。经用紫外线照射,超短波电疗,及各种外用药治疗,均未见效。现整个阴囊皮肤肥厚,湿烂,结痂,皲裂。为绣球风(慢性阴囊湿疹)。用丝瓜络二两,煎水400毫升,渍洗。以五味去湿散(黄柏、蛤粉、轻粉、白芷、石膏、梅片)五钱,玉黄膏(当归身、白芷、甘草节、片姜黄、白蜡、真芝麻油)五钱,调膏外用。嘱避风,忌用热水烫洗。经一周治疗后痒感基本消失,皮损仍厚。继续治疗一个月,阴囊皮肤显著变薄,偶有痒感,患者感到满意。(《中医外科证治经验》)

373 逐湿汤

治胞漏。

牵牛一钱,大黄一钱,木通一钱,黄柏一钱,芍药五钱,牛蒡子一钱,茯苓三钱,茵陈一钱,水煎服,二剂渐愈,再用前末掺之即痊。

雌雄狐刺疮

狐刺疮生于手上,有雄有雌,雄者单而雌者偶。前人谓雄者止生一个,雌者生有五七个,误也。疮内生有成丝,疮外生有小刺,雌雄无异,正不必过分也。大约生雌雄疮者,无不疼痛,无非受竹木签伤,破皮破肉而成之也。治法先用生甘草、枸杞根等物煎汤洗之。后用"桑粉丹"敷之即愈。

374 雌雄狐刺疮洗方

先用生甘草、枸杞根等物煎汤洗之。

【临证参考】《证类本草·卷第十二》:凡患痈疽恶疮,出脓血不止者,取地骨皮不拘多少,净洗,先刮上面粗皮留之,再刮取细白穰,取粗皮同地骨一处煎汤,淋洗病令脓血净,以细穰贴之,立效。有一朝士,腹胁间病疽,经岁不瘥。人烧灰敷贴之,初淋洗出血一、二升,其家人辈惧,欲止。病者曰:疽似少宽。更淋之,再用五升许,血渐淡,遂止,以细穰贴之,次日结痂,遂愈。徐建华治疮疡,取生地骨皮50克,炒地骨皮50克,分别研粉,瓶装备用。用时取药粉敷于疮疡表面,初期用生者，破溃生、炒合用，纱布固定，每日换药1次，一般3～5次即愈。

375 桑粉丹

雌雄狐刺疮。

桑条(烧灰存性)三钱，轻粉一钱，雄黄一钱，贝母一钱，各为末，先以甘草、枸杞各三钱，煎汤一碗，洗疮口净，多浸一会，后以此四味研，入米醋少许调稀，入疮口满，频频换之，待刺去自生肌矣。

水流麻根疮

麻根疮生于足后跟之下，色赤皮烂，内有肉丝缕缕，状似麻根，故以麻根名之，足跟本属足太阳之经，多血少气。而人又好色者多，节欲者少，必至气亦伤矣，不止血之不足也。况房事不节则精既耗散，血不更损乎？是气血两亏，尤难医疗也。治法必须用十全大补汤补其阴阳，更用肾气丸以填其精髓，则气血齐足，而疮毒易散。然后用外治末药敷之，始得奏功。

376 十全大补汤

方略。

【验案选要】

足跟疮

一男子亦患此，服消毒散，搽追蚀药，虚症叠出，其形体骨立，自分必死。余用十全大补，兼山茱萸、山药，两月余而愈。(《外科枢要·卷三》)

377 肾气丸

方略。

【验案选要】

足跟疮

一男子足跟作痛，热渴体倦，小便如淋，误用败毒散，致头痛恶寒，欲呕不食，吐痰咳嗽。此足三阴亏损，而药复伤。余用十全大补汤、加减八味丸，各五十余剂而愈。

(《外科枢要·卷三》)

378 水流麻根疮掺方 *

轻粉三分,生甘草五分,黄柏一钱,铜绿三分,乳香五分,冰片一分,黄丹五分,没药三分,各研绝细末。先用苎麻根一把,苦参二钱,煎汤一碗,洗疮臭腐,后用此方药末,掺之而愈。

肥粘疮

肥粘疮多生于小儿头上,俗名肥疮,头上乃太阳经也,身感风热不散,而毒乃浮于头上,遂生此疮。初生之时,多黄脓暴出,流粘发根,与秃疮无异。然秃疮乃胎毒,而肥粘非胎毒也。以小儿好餐水果,湿气留中,一遇风热,聚而外出,或油手抓头,或剃刀传染。初生一二,久则遍头皆是,盖湿热生虫也。

379 槐条煎 *

先用槐条煎汤洗净,后用末药外治。

【临证参考】《滇南本草·卷一》(槐)枝洗疥癫,祛皮肤瘙痒。

380 菊粉散

治肥粘疮。

黄菊花五钱(烧灰),烟胶二钱,轻粉一钱,枯矾一钱,黄丹二钱,各为末,湿则干搽,干则用猪油熬熟,搽之。

【验案选要】

肥疮

姚某,男,32岁,农民。初诊日期1981年2月17日。患者初起时头顶部微痒,并见有红色小疹粟,继即疹粒渐多,直至满头遍布,流溢黄色脂水,上盖黄色厚痂。至今已六个月,曾去某医院皮肤科诊治四次,用过青霉素、四环素、半灰膏、硼酸洗剂,去氯羟嗪等药,病情依然如故,遂来院门诊,要求用中药治疗。查体:头部布满黄厚痂,挑起痂盖可见粉红色的疹粟,头皮糜烂,气秽难闻,苔黄腻,脉弦数。乃风热湿毒结巅顶,蕴于肌肤而成,用清热解毒、燥湿收敛法,仿枯矾散加减治之。处方:枯矾粉、黄柏粉各50克,煅石膏30克,黄升5克,上药研细末,混合后再研匀,熟菜油调成糊状,外敷头部,每日2次。药后三天,头部瘙痒流水等明显减轻,厚痂部分脱落。继用 6 天,黄痂全除,瘙痒流水亦止。后间日使用 10 天,恢复正常。随访 1 年无复发。按:《外科正宗》"枯矾散"轻粉易黄柏以减毒。

[黄永昌 . 皮肤病验案二则 . 陕西中医 .1985（1）: 30]

千日疮

千日疮生于人之手足上,一名疣疮,一名瘊子,一名晦气疮。状发鱼鳞排集,层叠不已,不痛不痒,生千日自落,故又以千日疮名之。

381 鸡胫皮擦方

鸡胫皮擦之自愈。

【临证参考】《疡科选粹·卷七》"磨坚丹"治疣痣:取鸡真内黄皮,不下水,去其渣滓,擦数次自消,其皮即埋土内,以物压之。

382 艾灸法

初生时,艾灸第一个,即落不再生。

【验案选要】

瘤赘

一人于手臂上生一瘤,渐大如龙眼,其人用小艾于瘤上灸七壮,竟尔渐消不长,亦善法也。(《景岳全书·外科钤》)

383 蜘蛛丝缠法

蜘蛛丝,采来缠于根下,不数日亦落也。

【临证参考】《中医验方汇编第一辑》治瘊子:用蜘蛛圆网以外的粗丝,在瘊子的底部围绕缠好,蜘蛛丝就越来越紧,血脉和瘊子就隔绝了,这样不超过一天时间,瘊子很快就掉了。

384 齿垢散

治痛疣子。

用人齿上垢,不拘多少,先用手将疣子抓损,后以人齿上垢敷之,日数次,数日自落。

时毒暑疖

身生疖毒，乃夏天感暑热之气，而又多饮凉水冷汤，或好食生果寒物，以致气不流通，血不疏泄，乃生毒疖矣。虽痈疽疮疖多是相同，而感生疮疖则少轻也。小儿多生此疮，然重者身必发寒发热，作脓而痛，尽是阳疮。半发于头上，间发于身体、手足。内用清暑解火，外用活血生肌膏药、末药。

385 解暑败毒饮

香薷二钱，蒲公英二钱，青蒿二钱，茯苓二钱，甘草一钱，归尾一钱，黄芩五分，黄连五分，大黄八分，天花粉一钱五分，水煎服。十岁小儿如此，大人增半，小儿五岁者减半，服后用膏药可也。

按：出《外科启玄·卷七》"宜清暑香茹饮，内加芩连大黄之类治之而愈"。

【验案选要】

暑疖

宝宝，七月九日。头面热疖较减，暑毒未尽，夜则唠嘈，再以清暑解毒。金银花 6 克，炒赤芍 4.5 克，扁豆衣 4.5 克，大连翘 6 克，赤苓 9 克，丝瓜络 4.5 克，香青蒿 4.5 克，生米仁 9 克，炒蒺藜 6 克，六一散 9 克，荷叶包。外用：千褪膏。

按：盖小儿为稚阳之体，暑夏炎热，日光暴晒，汗泄不畅，暑湿热邪，郁而不得发泄，蕴结而成暑疖。暑疖虽为小疡，但若处理不当，可以转变成蝼蛄疖，如遇碰撞、挤压尚可转成余毒流注等重症。先生经验，暑疖为阳证实证，内治重在清暑透邪，用荷叶、青蒿、藿佩、扁豆衣等，伍以银花、连翘等，功能清热解毒，清暑利湿，流通畅达，有防微杜渐之效。如发于先天不足，卫阳不固，汗出如蒸，俗称"蒸笼头"患儿，先生常从其体表虚出发，在上方中伍"玉屏风散"，固表、清暑，邪正兼顾，相得益彰。[顾乃强 , 等 . 外科名医顾筱岩医案选 . 上海中医药杂志 .1985（10）：14–16]

痱疮

386 痱疮方 *

痱疮，以暑气伤热而生也。（以下《石室秘录·卷四》）

有雪水洗之更佳，随洗随灭。

按：《本草纲目·卷五》：腊雪，抹痱亦良。

387 痱疮又方 *

如不能得，有一方最妙。

黄瓜切成片，擦之即愈。

按：出《杨氏家藏方·卷十二》治痤痱：黄瓜一枚，切作段子，擦痱子上。

【临证参考】《伤科汇纂·卷十》引汪树峰治烫火伤方：老黄瓜不拘多少，入瓷瓶内收藏，自烂为水。涂伤处，立时痛止，即不起泡。

齿蜃

齿蜃者，齿龈上长出如鸡足蜃，长一二寸者有之，初生之时微痛，后则痛渐重矣，往往有触之而痛难忍者。夫齿之上龈，本属足阳明胃经也，胃经有毒，故长齿龈也。齿之下龈，又手阳明大肠经也，倘龈下长出，属大肠经矣。

388 齿蜃药线方 *

芫花二钱，煮丝线系之，二日即落，更用分经之药(按：上下龈分属胃和大肠)以泄其毒，则蜃落不再长也。

按：出《世医得效方·卷十九》"系瘤法"及《本草纲目·卷十七》引《经验》"痔疮乳核方"。

【临证参考】《外科心法要诀·卷九》"药线"：芫花五钱，壁钱二钱，用白色细衣线三钱，同芫花、壁钱用水一碗盛贮小瓷罐内，慢火煮至汤干为度，取线阴干。凡遇痔疮瘿瘤，顶大蒂小之证，用线一根，患大者二根，双扣系扎患处，两头留线，日渐紧之，其患自然紫黑，冰冷不热为度。轻者七日，重者十五日后必枯落，以月白珍珠散收口甚效。

389 药线方

治齿蜃如神。(《洞天奥旨·卷十五》)

用芫花皮作线，系根，一二日自落，如未落以刀去之，以银热烙之，其血即止。

白壳疮（顽癣）

白壳疮，生于两手臂居多，或有生于身上者，亦顽癣之类也。如风癣、花癣、牛皮癣、杨梅癣，皆因毛窍受风湿之邪，而皮肤无气血之润，毒乃附之而生癣矣。此等之疮，非一二剂补气补血可以速愈也，故必须外治为妙。更有一种小儿，食母之湿乳，流落唇吻，积于两颌间，亦生癣疮，名曰湿奶癣，与前疮少异。盖风、花、牛皮、杨梅癣，多是风燥之疮，而奶湿疮实湿症也。惟疮皆白壳，无他异耳，故皆以白壳名之。大约白壳疮，俱用治顽癣方多效，独湿奶疮，用粉霜散而效速，不必用顽癣之方耳。（以下原文选自《洞天奥旨·卷九》）

390 粉霜散

治湿奶白壳疮。

羊蹄根三钱，轻粉一钱，白矾一钱，天花粉二钱，冰片一分，儿茶一钱，各为末，醋调搽之。

【临证参考】《本草纲目·卷十九》引《简要济众方》治癣久不瘥：羊蹄根杵绞汁，入轻粉少许，和如膏，涂之，三五次即愈。

391 张真君传异方

治顽癣。（以下原文选自《洞天奥旨·卷十五》）

虾蟆一个（口内入雄黄一钱，外用苎麻扎住，火烧死，存性，研末），麝香一分，冰片三分，轻粉一钱，好茶叶三钱，再研为细末，油调搽上，觉少痛即肿起，无惧，三日平复如故，而顽癣脱落矣，遍身不可一时并搽，愈了一处可也。

【临证参考】吴润德治脚癣，在夏、秋捕捉新鲜活蟾蜍5～6只（雌雄均可），捕得后，将活蟾蜍杀死，剖腹去内脏，用清水洗净。再把体腔撑开晒干后烤酥研成细末，加入适量的白蜜调成糊状备用。水泡型，首先用温开水泡洗患处，把水揩干，然后用酒精棉球消毒，以适量的糊状涂敷于脚部，再用消毒纱布包扎。一般在24小时后更换一次，轻者3～5天能治愈。湿烂型，先用1：5000高锰酸钾温溶液泡洗患处15分钟，用同样方法治疗。

392 顽癣方

治白壳疮，即顽癣。

羊蹄根、枯白矾，捣汁，入米醋少许调，搽之。

按：出《本草纲目·卷十九》：仍以羊蹄汁和矾末涂之。

【临证参考】《经验广集·卷四》治癣病：花椒、枯矾各五钱，盐三钱，羊蹄根六钱，共捣烂，米醋六钱调匀，夏布包扎。每日刮破擦二三次，愈后不再发。又方：羊蹄根取汁，调白糖搽上即效。

【验案选要】

牛皮癣

患者某，17 岁，系北京卫戍区某部战士，1970 年初在左大腿内侧患铜钱大一块癣，边缘清楚，有红色斑块，表面盖多层鳞屑，呈松皮状，瘙痒。到军区总院确诊为牛皮癣，曾肌注维生素 B_6，维生素 B_{12}，外搽癣药水，水杨酸软膏等无效。在 1971 年 7 月开始用此法治疗，16 天痊愈，至今未复发，患处无痕迹。以后又治疗数例，随访二年，亦无复发。

附方：羊蹄根（适量），老陈醋（适量）。将羊蹄根挖出切片晒干，然后放入老陈醋中浸透再晒干，反复三次，然后再将晒干的切片研为极细的粉末，用老陈醋调成糊状即可。将患处用温水洗净，用刀片将患面鳞屑轻轻刮净，然后涂药包扎，每日换药数次。[陈会文 . 羊蹄根治疗牛皮癣 . 河北新医药 .1977（2）：46]

393 岐天师传方

治牛皮癣。

杜大黄根鲜者一两，捣碎，日日擦之，擦至十日之后，用冰片三分，麝香三分，楝树根一钱，蜗牛十八个，白矾二钱，生甘草一钱，蚯蚓粪五钱，各为细末，捣蜗牛内敷之。

按：为《石室秘录·卷四》"治顽癣方"（见后）去白薇、轻粉，加麝香、白矾、蚯蚓粪。

【临证参考】《种福堂公选良方·癣疥》治癣：生半夏三粒，明矾一钱，凤仙花二十朵，梗叶亦可，土大黄根不拘多少，上共捣烂，和醋少许，先以穿山甲刮碎患处，搽上即愈。有人治疗体癣、股癣用土大黄（又名酸模、羊蹄根）具有凉血、解毒、杀虫作用。用鲜土大黄根三两洗净捣烂，加食醋一斤，浸泡一周后取汁涂敷患处，每日 2 ~ 3 次。

394 豆根散

治癣疮。（以下原文选自《洞天奥旨·卷十六》）

山豆根末，腊月猪脂调涂之。

按：为《证类本草·卷十一》引《经验方》。

【验案选要】

牛皮癣

李某，女，22岁。发病2年，以头部为主，脱屑严重，有时瘙痒，1985年9月21日初诊。初诊前10天症状加重，扩散到躯干、四肢，状如雨滴弥散全身。服强的松、克银丸等药无效。诊见：口干，大便干燥，小便黄，舌尖红，苔黄腻，脉弦滑。以"牛皮癣擦剂"外用，内服汤剂加丹参、牡丹皮、藿香、佩兰各10克，半枝莲15克，用药一周皮屑减少，一月痊愈。

牛皮癣擦剂：天花粉30克，山豆根20克，白鲜皮10克，丹参30克，穿山龙20克，土茯苓20克，雄黄0.2～0.3克。用优质米醋500毫升浸渍2个月至半年，滤去药渣即可使用。

牛皮癣汤剂：土茯苓、白鲜皮、防风、黄芪、山豆根、穿山龙各10克。使用时用擦剂洗患处，每天一次。[邵辉.中药治疗牛皮癣十五例.湖北中医杂志.1986（4）：16]

395 半夏散

治一切癣。

半夏三两，捣末，以陈酱汁调和如糊，涂之，两三度即瘥，云用生半夏更妙。

按：为《圣济总录·卷一百三十七》同名方。

【临证参考】《常见病验方》治钱癣：生大半夏一枚，醋磨搽患处。又治头癣：生南星、生半夏、白芷各三钱，为末，敷患处。治手足癣：用生半夏100克，捣碎后加一市斤食醋，浸泡一星期后用之涂擦手癣、足癣患处，每日擦3～5次，一般用药十余天即可痊愈。但应注意，患处渗血时不能使用该法治疗，同时药液忌入口眼。[唐崇藏.醋浸生半夏治疗手足癣.医学文选.1994（2）：42]

【验案选要】

癣

某。四肢颈项顽癣瘙痒。

生南星一钱，生半夏一钱，川槿皮三钱，炒白芥子二钱，番木鳖二钱，枯矾一钱，月黄二钱，皮硝二钱，冰片四分，斑蝥（去头、足、翅）三只。用法：患处碎烂痛，用清水调搽；若不痛，用镇江好醋调搽。日三四次，搽两月可除根。

又顽癣搽方：密陀僧，吴茱萸，胡椒，川连，研末，玉红膏调搽。（《费伯雄医案》）

396 麻药方

皮上生顽癣，终岁经年，服药无效，擦治无功。用刀削去其顽癣一块之皮，用前生肌药敷五钱，掺之必痒不可当，削亦不十分痛。当用麻药与饮，使人不知，然后用刀掺药。（《石室秘录·卷一·碎治法》）

羊踯躅三钱，茉莉花根一钱，当归一两，菖蒲三分，水煎。服一碗，即人如睡寝，任人刀割，不痛不痒。

按：《华佗神医秘传·卷三》名"华佗麻沸散神方"。

【临证参考】收集了一些中药麻醉处方，供研究参考。《本草纲目·卷十四》：(茉莉根)以酒蒸磨一寸服，则昏迷一日乃醒，二寸二日，三寸三日。凡跌损有骨节脱臼接骨者用此，则不知痛也。《采艾编翼》"整骨麻药"开取箭头服之不痛：麻黄、胡茄子、姜黄、川乌、草乌各等分，闹羊花倍用，上六味共为末，每服五分，茶酒任下。《华佗神医秘传·卷三》麻药除上"麻沸散"外，还有"琼酥散"：蟾蜍、半夏、羊踯躅、胡椒、川乌、川椒、荜茇；"整骨麻药"：川乌、草乌、胡茄子、羊踯躅、麻黄、姜黄；及"外敷麻药"：川乌尖、草乌尖、生南星、生半夏、胡椒、蟾酥、荜茇、细辛。

397 醒麻药方 *

换皮后三日，以人参五钱，生甘草三钱，陈皮五分，半夏一钱，白薇一钱，菖蒲五分，茯苓五钱，煎服即醒。

【方解】盖羊踯躅专能迷心，茉莉根亦能使人不知，用菖蒲引入心窍，以迷乱之耳。不服人参，可十日不醒。后用人参解之者，正气盛，则邪药自解；各味皆助正之品；亦用菖蒲引入心经也。身温而卧，安如酣睡人也。

按：出《华佗神医秘传·卷三》"华佗解麻药神方"。

【临证参考】《采艾编翼》"整骨麻药"欲解方：用甘草煎汤服之即效。

398 治顽癣方 *

惟有顽癣之方最难治理,然一经我治,亦易收功。(《石室秘录·卷四》)

楝树皮一两,白薇一两,轻粉三钱,冰片一钱,生甘草一钱,蜗牛三钱(火焙干,有壳亦可用),杜大黄根一两,各为细末。先以荔枝壳扒碎其癣皮,而后以此药末,用麻油调搽之,三日即结靥而愈。

【临证参考】《常见病验方》治顽癣:苦楝皮、皂角各等分,共研细末,调凡士林涂患处。

鼻膍 鼻痔

鼻膍者,生于鼻孔之内,其形塞满窍门,而艰于取息,故名曰鼻也。鼻膍痔者,亦生鼻内,略小于鼻,状如樱桃、枸杞。皆肺经受毒气不能消,湿热壅滞而生此二病也。内治必须清肺为主,而佐之除湿降火之味,外用药点搽,亦易愈也。(以下原文选自《洞天奥旨·卷十》)

399 分消汤

内治鼻膍、鼻痔。

黄芩一钱,炙甘草一钱,青黛二钱,桔梗三钱,天花粉二钱,麦冬二钱,天冬二钱,连翘三钱,苦丁香五分,水煎服四剂。

按:原文中"故名曰鼻也"当为"故名曰鼻膍也",以下诸文可证:"外治鼻膍、鼻痔""治鼻中膍肉"及"治鼻膍神验"等可以说明。为《石室秘录·卷四·奇治法》"解壅汤"(见后)去紫菀、百部、苏叶,加青黛、连翘、苦丁香。

【临证参考】《外科真诠·鼻部》"黄芩汤"治鼻疽、鼻疮:黄芩一钱,白芍一钱,洋参一钱,麦冬一钱五分,川贝一钱,桑白皮一钱五分,连翘一钱五分,桔梗一钱,薄荷七分,甘草五分。

【验案选要】

鼻痔

某。肺金郁热,鼻痔未化,今肿而色赤,乃肝热生风,风湿兼乘也。宜清肺泄肝,以化风湿。

桑叶,黑山栀,连翘,白菊花,夏枯草,薄荷,粉丹皮,赤芍,蜜炙枇杷叶,陈

辛夷，枯芩。(《玉壶仙馆外科医案》)

400 硇砂散

外治鼻䘌、鼻痔。

硇砂一钱，轻粉二分，冰片五厘，雄黄三分，共为细末，用桔梗咬毛蘸（药），勤点䘌痔上，日五六次，自然渐化为水。

按：为《外科正宗·卷四》同名方。

【临证参考】《常见病验方》治鼻息肉：硇砂三分，研细末，香油调和点（鼻）痔上。又：硇砂、硼砂各五分，冰片一分同用。又：硇砂一钱，雄黄、轻粉各三分，冰片五厘同用。

【验案选要】

鼻中生痔

一妪鼻中生痔，挺出不通，先刺破受药力，次以棉花蘸硇砂散塞之，复加棉花塞紧，难落，隔五日一次，化尽，服生地、丹皮、知母、栀子、元参、花粉、条芩、川连，则面方不起火。(《医门补要·卷下》)

鼻息肉

1985年4月，笔者在合肥开门诊，曾遇数例鼻息肉患者求医，全用硇砂散治愈。如刘某，女，50岁，合肥市人。症见两侧鼻孔各有一个如杏仁大的息肉，色红微紫，说话带嗡声，发病年余，不愿手术治疗。自述鼻塞难受头昏头痛，时时干呕，胃纳欠佳，嗅觉下降。笔者给予硇砂散6克，交代用法，10日后欣喜来告，用药6日全部消除，已无任何症状感觉。

硇砂散：紫硇砂30克，轻粉10克，明雄黄10克，冰片5克。共研细末，瓶装。用时以水调成稀膏，用竹签一支，少裹药棉，蘸药汁点痔核上，每日3～5次。注意痔核化为污水可用药棉不时拭去。一般3～7天即愈。此散对耳痔同样有效。(《名老中医张显臣60年难病奇治经验集》)

401 治鼻中䘌肉方 1*

治鼻中䘌肉。

明矾一两，蓖麻仁七个，盐梅肉五个，麝香一字，杵丸，绵裹塞之，化水自下也。

按：出《本草纲目·卷十一》。

【临证参考】《常见病验方》治鼻息肉：枯矾五钱，乌梅一两同捣，用适量做成药条塞入鼻中。又方，白矾二钱，经霜白梅子一个，蓖麻仁七个，同捣取少许塞患处。

402 治鼻中赘肉方 2*

用青蒿灰、石灰各等分，淋汁，熬膏点之，亦效。

按：出《食疗本草·卷二》：烧灰淋汁，和石灰煎，治恶疮瘢靥。

403 丁香散

治鼻赘神验。（以下原文选自《洞天奥旨·卷十五》）

苦丁香七个，枯矾五分，轻粉五分，将鼻中息肉针破，用此药末点搽即愈。

按：苦丁香即瓜蒂。

【临证参考】陈慧珠治慢性鼻炎、鼻息肉：苦丁香 1000 克，甘遂 250 克，枯矾、煅牡蛎、细辛各 125 克。干燥后研成细末，用芝麻油或蓖麻油调成糊状油膏后备用。使用方法：用苦丁香油膏涂于凡士林纱条表面，再将药面敷于鼻腔内患处表面贴紧，勿使脱落，于临睡前取出。每日上药 1 次，每次上药一侧。鼻炎平均每侧上药 2 ~ 3 次，鼻息肉平均每侧上药 3 ~ 5 次，一般每侧鼻腔上药最多不超过 5 次。李莹等治鼻息肉：苦丁香 6 克，细辛 6 克，苍耳子 6 克，辛夷 6 克，僵蚕 9 克，冰片 0.5 克。制法：先将前 5 味药研细，再加入冰片，合研极细面，装瓶密封备用。对顽固鼻息肉可加硇砂 3 克，枯矾 3 克。用法：每次用少许，吹撒于鼻息肉处；亦可用少许消毒脱脂棉沾药面或裹药塞放于息肉处，每日 2 次。

404 化瘪丹

治鼻赘、鼻痔。

雄黄五分，枯矾五分，苦丁香三钱（鲜的，取汁），上末调稀，搽在患处，妙。一方加轻粉、细辛、犬胆调。

【临证参考】《金匮翼·卷五》"雄黄丸"治鼻齆，亦治息肉：雄黄五分，枯矾一钱，瓜蒂二钱，麝香少许，上为丸，取如豆大搐鼻。《春脚集·卷二》治（鼻）痔痛：雄黄、白矾、苦丁香各等分为末，用霜梅肉捣膏作成条，入鼻内化水即愈。

鼻疳

鼻内生疮，痒时难忍，欲嚏而不能，欲忍而不得，言语糊涂，声音闭塞，此鼻疳也。去其湿热，则水下行而火上散，然后以外药吹之，是气通而毒消矣。（以下原文选自《洞天奥旨·卷十二》）

405 化散汤

内治鼻疳。

青黛二钱，桔梗二钱，白芷八分，百部一钱，茯苓三钱，木通一钱，黄芩二钱，天冬三钱，玄参二钱，甘草一钱，辛夷五分，水煎服。

【验案选要】

鼻疳

贾左，肺胃积热，酿成鼻疳，迎香腐缺，鼻准已塌，内外之肿不消，防其崩陷。拟再造散加减：

羚羊尖（另煎汁冲服）一钱，大麦冬三钱，天花粉三钱，京玄参二钱，京赤芍二钱，酒炒黄芩一钱，寒水石三钱，连翘壳三钱，大贝母三钱，夏枯草二钱，鲜竹叶三十片，干芦根（去节）一两，外用治疳结毒灵药。（《丁甘仁医案·卷八》）

406 通气丹

外治鼻疳。

儿茶三钱，苏叶一钱，雄黄一钱，轻粉五分，冰片一分，锅脐烟五分，细辛三分，各研为细末，吹入鼻孔中，日三次。

407 绿白散

外治鼻疳，且治肾疳、头疮、耳疮。

石绿一钱，白芷一钱，黄柏一钱，为末，先以甘草水洗疮，拭净敷之。

按：为《小儿卫生总微论方·卷十二》治肾疳耳上生疮，及治肥疮头疮鼻烂，浸久不瘥"石绿散"（石绿、白芷）加黄柏而成。

嵌指

嵌指者，虽生脚趾甲上，此盖因踢感伤损，或靴鞋短窄，屈其甲而不得伸，以致蹰而不安,致甲长于肉内,内无可容,破而流水,未免步履更坚,已伤益伤而作痛,甚至于不可忍也。百治不痊者,误认趾疳,妄用败毒之药,反耗气血,而不能愈耳。须令修脚人轻轻修去肉内之甲,然后以生肌散敷之,未有不愈者矣。(以下原文选自《洞天奥旨·卷十》)

408 治足趾甲入肉作疮方

治足趾甲入肉作疮,不可履靴。

矾石烧灰,细细割去甲角,用矾石末敷之,蚀恶肉,生好肉。

按:《证类本草·卷三》足大指角忽为甲所入肉,便刺作疮不可着履靴:用矾石一物烧汁尽,取末着疮中,食恶肉,生好肉。细细割去甲角,旬日即瘥。此方神效。《普济方·卷三百》名"神应散"。

【验案选要】

甲疽

案1:周某,男,48岁,福州人,干部。于前1个月,右拇趾不慎被踢伤,感染化脓,因不同意拔甲术,来我科求治。检查:挤压左拇趾,趾甲外旁极红肿,胬肉高突、流水,压痛明显,此属甲疽。处理常规消毒,修去部分嵌甲,外敷一味枯矾散。隔日1次,而获痊愈。

案2:张某,男82岁,福州人,住本市南门新村10号。左拇趾趾甲内旁因修甲后刺伤,患部疼痛,疮口不愈,约2旬余,因不同意手术,经介绍,来我科要求用中药治疗。检查:左拇趾伤口胬肉高凸,微红肿胀,压痛明显。此属甲疽,经用一味枯矾散包扎。隔日1次,3次而获痊愈。

(《郑则敏学术经验集》)

409 二黄矾香散

治妇人趾甲生疮,恶肉突出,久不愈。

皂矾,日晒夜露,每以一两煎汤浸洗,仍以矾末一两,加雄黄二钱,硫黄一钱,乳香、没药各一钱,研匀搽之。

按:《本草纲目·卷十一》引《医方摘要》。

【临证参考】《奇效简便良方》治甲疽,又名嵌甲,系一赤肉生指甲边突出者。治以皂矾五钱,候冷研末,先用盐洗疮,拭干以矾末敷之,旧绸包定,一日一换。或大甘草嚼烂浓敷,干则换。

410 粉香生肌散

治嵌指甲伤。(《洞天奥旨·卷十五》)

轻粉一钱,乳香一钱,没药一钱,黄丹二钱(微炒),赤石脂五钱,寒水石三钱(煅),各为末,湿则干搽,干则油调。

【临证参考】《外科心法要诀·卷十一》"华佗累效散"治甲疽:乳香、硇砂各一钱,轻粉五分,橄榄核(烧,存性)三枚,黄丹三分,共研细末,香油调敷。

鹅掌风

鹅掌风生于手掌之上,不独犯于手掌,而兼能患于足面。白屑堆起,皮破血出,或疼或痒者有之,乃心肾二经乘虚而受毒也。内治用六味地黄汤,加柴胡、麦冬、白芍、菖蒲之类,治其心肾最神。外用熊脂膏涂而烘之。(以下原文选自《洞天奥旨·卷十》)

411 加味地黄汤

内治鹅掌风、足癣。

熟地八两,山茱萸四两,山药四两,丹皮三两,泽泻三两,柴胡一两,麦冬三两,当归三两,白芍三两,肉桂一两,菖蒲五钱,茯苓三两,各为末,蜜为丸。每日早晚,空腹,滚水送下各五钱。

按:"六味地黄汤"加柴胡、麦冬、当归、白芍、肉桂、菖蒲。

【验案选要】

鹅掌风

林左,鹅掌风。

川芎一钱,当归四钱,大白芍一钱,熟地五钱,秦艽三钱,甘杞子三钱,豨莶草二钱,酒炒桑枝五钱。

外用药方:大枫子肉、猪板油、白及各一两,和捣如膏,每日早晚搽之。

另用白凤仙花捣烂,扎于指甲上甚效。(《外科集腋》)

412 熊脂膏

治数十年鹅掌风。

熊油一两,瓦松三钱,轻粉一钱,樟脑一钱,各为末,先以甘草三钱、桂枝二钱,煎汤洗之,烘干,以熊油调各末搽而烘之,一日三次。

413 槐花汤

治鹅掌风。(以下原文选自《洞天奥旨·卷十五》)

槐枝花熬煎汤,以手熏之,及热后,将瓦松擦之,过一会,以水洗之,又熏又擦,每日三五次。瓦松无有,用瓦草亦效。

414 鹅掌风方 *

朴硝末三钱,桐油调匀,涂入患处,火烘之。

疥疮(附:脓窠疮)

疥与脓窠疮,多生于两手、两足,然亦有遍身俱生者。脓窠疮痒多于痛,若疥疮但痒而不痛者也。故疥之病轻,而脓窠之病重。大约疥疮风热也,脓窠血热也。风热者湿少,血热者湿多。二症俱有湿故皆有虫也。使气血两旺,断不生虫。故治此等之疮,必须补气补血,佐之去风去湿,则虫且自亡,安能作祟乎?正不必妄用熏洗之药也。洗法尚无大害,倘气血大衰之人,轻用熏药,必伤肺矣。外疮虽愈,而火毒内攻,往往有生肺痈者,不可不慎也。(《洞天奥旨·卷十》)

415 加减八珍汤

治疥疮、脓窠。

人参一钱,当归三钱,白芍二钱,生甘草一钱,茯苓三钱,白术五钱,黄芪三钱,熟地五钱,生地五钱,柴胡一钱,川芎八分,天花粉二钱,水煎服。

加减:先用六剂,去柴胡,加北五味子十粒,再服六剂,无不尽愈;如有火者,加黄芩二钱。

【验案选要】

疥疮

一儒者患此,误用攻伐之剂,元气虚而不能愈。用补中益气汤加茯苓,其疮顿愈。又因调养失宜,日晡益甚,用八珍汤,加五味、麦门,五十余剂,而愈。(《外科枢要·卷二》)

416 轻桃丸

治疥疮。

轻粉一钱，白薇二钱，防风一钱，苏叶一钱，各为细末，用油胡桃肉三钱，捣碎，研绝细，同猪板油再捣，成圆弹子大，擦疮处。

按：亦见《石室秘录·卷四》。《疡医大全·卷三十五》名"青桃丸"。

【临证参考】《奇方医话》治疥疮：胡桃仁60克，防风25克，大枣50克，水银3克，冰片2克，香油适量。大枣去核，合它药共捣烂，香油调匀，纱布裹之，涂擦患处，日数次。

417 硫糕丸

疥疮多年，治不效，一家数口俱害，多致瘦弱，不必搽药，止服此药。（以下原文选自《洞天奥旨·卷十五》）

硫黄（精明的）一两，为细末，用米糕为丸，桐子大，共三两重。

加减：上体疥多，食后荆芥汤送下五六十丸；下体疥多，食前服下，一人要服硫至一两。

【临证参考】《外科真诠·疥疮》治湿疥：硫黄末、油核桃、生猪油各一两，水银一钱，共捣膏搽。《常见病验方选编》治疥疮：硫黄末一钱，凡士林九钱（小儿用量为硫黄五分，凡士林九钱五分），调匀外用，涂搽患处，三天后洗澡，更换衣服、被单。《中医验方汇编第一辑》治干湿疥：硫黄八两，山西干醋八两，将硫黄打碎加醋文火煎至将干时，候凉，研极细，过罗。以香油调匀，擦患处，用火烤或日晒。每日一次，轻病五分，重病一钱。赵和云：取矿硫粉9克（平均分为3包），新鲜猪肉300克（平均分3次购买，每次100克）。将新鲜瘦猪肉100克切成薄片放火锅中炒熟，加水使成汤剂煮沸，再加少量食盐，最后加入平均分好的矿硫黄1包。搅拌后倒入碗中冷却，将其汤肉一同吃完。病情轻者每隔1日按时服1次，重者每日按时服1次。

418 伯高太师方

治疥疮。

茵陈蒿一两，苦参一两，煎水一锅，略冷，洗之立瘥。

按：为《太平圣惠方·卷二十四》治风瘙瘾疹，遍身皆痒，搔之成疮方：茵陈（五两生用),苦参(五两)上细锉,用水一斗,煮取二升,温热得所,蘸棉拭之,日五七度差。

【临证参考】

《文堂集验方·卷四》治疥疮:茵陈草浓汤洗。《常见病验方》:苦参一两,花椒三钱,煎汤洗。

419 归防汤

治表消疥疮煎药。

当归二钱,防风一钱,苍术一钱,川芎一钱,生地一钱五分,荆芥一钱,苦参一钱,甘草三分,赤芍一钱,连翘一钱,白芷八分,清水煎,十服为度。

按:为《外科正宗·卷四》"消风散"加减。

【验案选要】

疥疮

郑某,男,30岁。1979年2月26日来诊。症见:全身性小疮,尤以指缝、手腕较多,瘙痒无度,遇热更剧,抓破皮肤亦不能止痒,皮破后有黑黄色渗出液,曾用西药抗过敏之品效差,改以中医治疗。检查:全身满布微红色小疮,用手挤压则呈灰黄色小点,苔白舌红,脉细数。并诉夜寐不安、头昏疲乏。治以祛风止痒、清热利湿、凉血解毒。药用:荆芥、防风、牛蒡子、全虫、蝉蜕、苦参、胡麻仁、甘草各10克,归尾5克,生地、白鲜皮、地肤子各15克,水煎服。每日洗澡一次,换衣一次,外用10%硫黄软膏涂擦,忌食腥腻之品。以上方加减服药7剂,配合外治,病遂告愈。按:治疗疥疮仍宜辨证施治,均在此方基础上加减,风重者加钩藤、薄荷、苍耳、桑叶、菊花,重用蝉蜕、僵蚕、蜈蚣、全虫;寒重者加麻黄、桂枝、羌活、独活、浮萍、白芷,忌湿,忌血药;热重者加银花、连翘、栀子、黄柏、黄芩、黄连、蒲公英、紫花地丁;湿重者加萆薢、苡仁、土茯苓、茵陈、泽泻、木通;血热加丹皮、生地、赤芍、紫草、刺猬皮;血虚者加首乌、熟地、胡麻仁;血瘀者加桃仁、红花、地龙、丹参;痒甚者加白花蛇、蜈蚣;反复发作,表虚不固者加黄芪、白术、茯苓等。[滕群树.消风散治疗疥疮、湿疹.云南中医中药杂志.1983(6):21]

420 荆芥丸*

治一切疥疮。(《洞天奥旨·卷十六》)

荆芥一两,生地黄半斤,煎汁熬膏,和丸桐子大。每服三十五丸,茶酒任下。

按:为《普济方·卷二七二》"荆芥丸"。

【临证参考】《外科证治全书·卷四》"独圣丸"治疥疮：荆芥（连穗），上一味为末，用地黄自然汁熬膏为丸，桐子大。每服三钱，茶酒任下。《不知医必要·卷二》治身痒难忍：防风、荆芥各一钱，赤芍、生地、银花各八分，木通五分，甘草三分。

421 浴疥方 *

治疥。（《石室秘录·卷三·浴治法》）

苦参四两，生甘草一两，金银花一两，苍耳草半斤，荆芥一两，防风一两，生黄芪三两，水煮汤一大锅，乘热熏之，外用席二条，裹住身上，用衣盖之，使气不散，俟稍凉浴之，必至汤寒而后已。一日再浴，将渣再煎，如前浴之。

坐板疮

坐板疮生于两臀之上，臀乃脾经之所属也。脾属至阴，而臀又至阴之地，脾经血少，血少则易生热矣。血少而热，又加湿气侵之，则湿热两停，郁久不宣，臀乃生疮矣。此疮最痒而兼痛，治宜健脾以生气，使气旺则血易生，气血渐生，则湿自下行，从膀胱而分散，水湿既利，而热又何存？毒又何在乎？外用药治之，奏效更速。倘气血不甚虚者，不须内治，惟外治可也。（以下原文选自《洞天奥旨·卷十》）

422 加味五苓散

内治坐板疮。

白术五钱，茯苓三钱，泽泻二钱，猪苓一钱，肉桂二分，黄柏一钱，水煎服。

按："五苓散"加黄柏。

423 湿热两治散

外治坐板疮。

萝卜种一两，火煅存性，为末，敷于新瓦上，煨微热，坐于其上。

【临证参考】《疡医大全·卷二十三》治坐板疮：萝卜子研细擦。

424 灰苋散 *

以灰苋烧为末，掺于疮上。

按：灰苋，马齿苋别名，见下"苋萝散"。

425 松黄散

治坐板疮。

松香五钱(研细),雄黄一钱(研细),各为末,棉纸捻成条,腊猪油浸透,烧取油,搽上立愈。

加减:湿痒加苍术三钱。

按:为《广笔记·卷三》之"坐板疮方"。

【临证参考】《百病经验一味良方·抄本验方》"坐板疮方":松香、血余、硫黄、吊阳尘、樟脑、花椒(研细),鸡蛋黄,用香油一盏,熬药候血余溶化,方入樟脑,候冷擦,神效。《外科真诠》"松香油"治坐板疮:松香五钱,明雄黄一钱,苍术二钱,研末和匀,用棉纸卷燃二个,松香油浸透,火烧滴油去火毒,搽之立效。

426 雄黄灯

(以下原文选自《洞天奥旨·卷十六》)

旧青布一条,如二指阔,以雄黄末一钱,油调入布内,为捻子,灯上点着,吹灭,以火头热触于疮头痒处。

427 苋萝散

治坐板疮甚验。

马齿苋一把(即灰苋),萝卜种子一把,各为末,掺患处立愈。并治诸疮出水,敷之俱妙。

【临证参考】姜兆俊"马菊洗方"治坐板疮:马齿苋30克,野菊花30克,生甘草10克,水煎洗。

428 治坐板疮方1*

用砖一块烧热,硫黄末一钱,铺于砖上,以好醋沃之,以布一方垫之,令坐于疮上,烙之更妙。

429 治坐板疮方

轻粉二钱,石膏(飞过)六钱,共为细末,灯油调。

按:《外科正宗·卷四》"鹅黄散"去黄柏、绿豆粉。

【临证参考】《经验广集·卷四》"五神散"治坐板疮,神效无比:轻粉、枯矾、黄柏各五钱，朱砂、雄黄各一钱，为末，先用川椒汤洗净，然后敷药，立效。

430 轻粉散

治豚疮痛痒，流水流血。

轻粉三分，萝卜子一钱，桃仁十四个（去皮尖），研为末，擦疮上即愈。

> 按：《石室秘录·卷四》"坐板疮方"去冰片、杏仁，加桃仁。

431 治坐板疮方 2*

坐板疮亦是肌肤之病。（《石室秘录·卷四·肌肤治法》）

轻粉一钱，萝卜子三钱，冰片半分，杏仁（去皮尖）十四粒，研为末。以手擦之疮口上。

【临证参考】《石室秘录评述》治粉刺、顽癣、坐板疮等皆用轻粉，此为诸方中主药，去则无效，但有毒不可误为内服。

喉闭蛾疮（附：喉肿　喉痹）

此生于咽之上也，其疮有二：一双蛾，一单蛾也。双蛾、单蛾之症亦有二：一阴证，一阳证也。二症虽异，而火则一也。然而火有阳火、阴火之分。阳火者，实火也；阴火者，虚火也。咽喉乃至命之关，此处生蛾疮，俱是危症。然阳火势若重而实轻，阴火势少轻而反重。盖实火可以寒散，而虚火必须温散也。（以下原文选自《洞天奥旨·卷十》）

432 破嗌汤

治阳证双蛾、单蛾喉痹等症。

桔梗三钱，甘草三钱，柴胡一钱，白芍五钱，玄参三钱，麻黄一钱，天花粉三钱，山豆根一钱，水煎服。

【方解】本方以麻黄、柴胡疏解外束之风寒；以山豆根、桔梗、甘草清泄阻咽之里热；以玄参、花粉、白芍清热退肿、养阴生津；证以里热为盛，热必伤阴，玄参等自能涵养保津。诸药合用，具有散寒清热、消肿止痛作用。（《医方囊秘》）

> 按：《辨证奇闻·卷三》《辨证录·卷三》名"破隘汤"，甘草为二钱，余同。

【临证参考】《古方汇精·卷二》"济阴化痰丸"治阴虚火灼，忧思郁虑，致成喉疾：小生地三钱，银花、元参各一钱五分，广皮七分，远志、柴胡各八分，桔梗一钱二分，川贝一钱，赤苓二钱，甘草六分。投五七剂，兼用吹散可愈。《常见病验方选编》治慢性咽炎，咽干而痛：玄参三钱，桔梗一钱五分，甘草一钱，水煎服。如咽干较重加鲜石斛三钱；兼后壁滤泡增殖加酸浆草一钱五分，菰米（茭白子）三钱；如慢性咽炎所引起异物感，加绿萼梅花一钱，橘皮二钱。

【验案选要】

喉痛

一壮年新婚百日，妻往母家，盈月方回。日值酷暑，欲毕贪凉多扇，五鼓时喉痛气逆，寒热交作。余问之，则曰：三日前喉间略有微痛，今早五鼓胀肿痛甚。视其小舌，肿如胖人拇指，知系心肾虚实之火，并欲后经风，风火两闭之恙。若用发表，虚上加虚，若投寒剂，风火被罨，即用前胡、苏子、连翘、元参、赤芍、浙贝、甘、桔八味煎服，立愈。（《外科证治全生集》）

喉痹

杨。一阴一阳结谓之喉痹。一阴者，厥阴也；一阳者，少阳也。相火寄于肝胆，君火一动，相火随炽，上炎灼金，痹喉之症作矣。

鲜生地，元参，麦冬，焦山栀，大生地，石决明，沙参，桔梗，生甘草，稆豆衣，梨肉。（《王旭高临证医案》）

433 引火汤

治阴证双蛾、单蛾喉痹等症。

熟地三两，巴戟天一两，茯苓五钱，麦冬一两，北五味子二钱，水煎服。

【方解】方用熟地为君，大补其肾水，麦冬、五味为佐，重滋其肺金，金水相资，子母原有滂沱之乐，水旺足以制火矣。又加入巴戟之温，则水火既济，水趋下，而火已有不得不随之势，更增之茯苓之前导，则水火同趋，而共安于肾宫。夫桂附为引火归元之圣药，胡为弃而不用，不知此等之病，因水之不足，而火乃沸腾，今补水而仍用大热之药，虽曰引火于一时，毕竟耗水于日后，予所以不用桂附而用巴戟天，取其能引火而又能补水，则肾中无干燥之虞，而咽喉有清肃之益，此巴戟天所以胜桂附也。（《辨证录·卷三》）

按：《辨证奇闻·卷三》《辨证录·卷三》同。本方用于三叉神经痛、口舌溃疡、牙龈肿痛等属于虚火上浮，火不归元者，只要辨证准确，有卓效。

【临证参考】《不知医必要·卷二》"地黄滋阴汤"治咽喉肿痛，日轻夜重，痰声如锯者：熟地五钱，茯苓三钱，麦冬去心、萸肉各二钱，牛膝盐水炒一钱五分，北五味子七分。

【验案选要】

双蛾

李某，男，25 岁，已婚 3 年，于 1962 年 5 月 14 日初诊。两年来，反复生双蛾 3 次，近半年来阳痿遗精，1 周前食鹅肉后感咽部不适，自服一些中草药，3 天后，病情有增无减，连吞稀粥都感困难，急到某联合诊所求治，经注射青霉素，服中药等，初时病情尚无进退，近日来病情加重，观其所服之中药共 5 剂，多属苦寒清热兼养阴之剂，现烦渴，两颧发红，舌嫩红无苔，咽部双蛾肿大，只有棉签大空隙，色淡红，但不甚痛，声音低弱，其脉浮大，稍重按则无力，重按全无，腰痛耳鸣，双下肢逆冷，小便清，5 日前大便一次（稀便）至今未更衣。综合分析，属阳虚双蛾，急宜温元救阳、引火归元。方药：熟地 60 克，杭巴戟 30 克，川牛膝 15 克，麦冬 10 克，茯苓 15 克，五味 10 克。吹口百效散吹于咽部。

导火饼：白附子、吴茱萸、白矾各 10 克，共细末，醋调敷双足涌泉穴。

5 月 15 日：服上方一剂，病无进退，唯双下肢寒冷略减，由于患者及家属焦虑万分，复详察四诊，仔细究药，仍宗前法，内服药加安桂 6 克，附片 8 克，黄连 3 克（另包泡水兑服），人中白 10 克。5 月 16 日：诸症减半，寸脉浮大已敛，尺部现细弱，唯感饥饿，药即应手，效方再进，嘱热稀粥少少与之。

5 月 17 日：诸症消失，拟金匮肾气丸善其后。

按：初诊时仅用熟地补肾阴，巴戟补肾阳，茯苓渗肾浊，五味敛肾气，麦冬泻热除烦，牛膝补肝肾而降火，导虚火下行。复诊时病势不减，患者及家属焦虑不安，详察四诊，仍属阴证乳蛾无疑，细观用药，仅巴戟一味温肾阳，似乎显得病重药轻，非桂、附不足以温之，于是宗上方加入安桂、附片补元阳，引火归宅，以人中白之咸寒助牛膝降火，黄连反佐以治上热之证。由于用药得当，疗效始著，病有起色，击鼓再进，四诊时诸证消失，乃用肾气丸以作善后治疗。[李荣光.运用"引火汤"的经验及其理论分析.成都中医学院学报.1981（4）：56]

434 两地汤

治喉肿大作，吐痰如涌，口渴求水，双蛾缠喉风疮。

熟地一两，生地一两，玄参一两，肉桂三分，黄连三钱，天花粉三钱，水煎服。

按：《辨证录·卷三》同；与《辨证奇闻·卷十一》及《辨证录·卷十一》"两地汤"同名异方。

【验案选要】

喉痹

张，南浔。咽喉是少阴经之处，干而不痛，是为喉痹。非外感之症，未易图治。

生地，熟地，甜杏仁，川贝母，麦冬，天冬，茯苓，瓜蒌霜，生鸡蛋清，糯稻根须。（《外证医案汇编》）

喉间肿痛

剡北孙某孙治峰，余旧友也。当六月患目疾后，忽然喉间肿痛，牙关紧闭，舌苔白滑。腹中饥甚而不能食，即滴水下咽，痛如刀割，如是者三日。就诊于余，脉沉迟而紧，目尚红痛。谓曰："此阴亏于下，阳隔于上，法宜引火归源。"伊口不能言，举笔书之曰："服药至今，皆是辛凉发散，未有议及温剂者，但此方服后当若何？"余曰："一剂渐平，二剂喉开，可进汤水，三剂肿消痛除，定能饮食。然必日进二剂，始合古人频服之法。"服药后如所言。越三日治峰赴寓而揖余曰："兄活我如同再造，真神方也。但此方非兄高明不能立，非弟深信不敢服。"余应之曰："然。"

生熟地各六钱，元参六钱，淮药三钱，萸肉三钱，丹皮二钱，淡附子三钱，桂枝三钱，茯苓三钱，泽泻三钱，僵蚕二钱，牛蒡子二钱，桔梗一钱，上药煎成，冰冷与服。（《医案梦记》）

435 再生丹

治双蛾、单蛾初起、久患以及喉痹等症。

桔梗一分，硼砂一分，山豆根一分，生甘草一分，牛黄一分，荆芥一分，研绝细末，用鹅翎插药五厘，吹入蛾处，日六次，痰涎出净即愈。

【临证参考】《卫生易简方·卷六》治喉中肿痛，并膈上痰热：硼砂含化咽津。又治咽喉肿闭：山豆根洗净，新汲水浸少时，以一块口中噙，咽下苦汁，未愈再用。《常见病验方》治慢性扁桃体炎：山豆根三钱，硼砂一钱，冰片二分，共研细末，吹患处。

436 乳蛾丹 *

治单蛾、双蛾。

雄黄、明矾各等分，研绝细末，吹入喉中，俟痰涎流净，不必吹药矣。

按：《外科大成·卷一》名"二味拔毒散"，治热疖痱痤疥疹、风湿痒疮：白矾一两、明雄黄二钱，上为末，茶清调化，鹅翎蘸扫，患之痒痛自止，痱粟自消。《疡医大全·卷十七》名"二生散"。

【临证参考】《卫生易简方·卷六》治喉闭气塞不通，饮食不下：雄黄一分别研，蝎梢七枚，白矾、生藜芦各二钱，猪牙皂角七枚，共为末，每用一字吹入鼻中，即时吐出顽涎为愈。又治哑瘴咽喉乳蛾：用雄黄研，郁金各五钱，白矾二钱半生研，胆矾半钱，共为细末。以竹筒吹入喉中，立能言语。《救生集·卷二》治乳蛾：雄黄一钱，鸡内金三个（焙脆存性），生白矾一钱，共研细末，入瓶收贮听用。令患者先用凉水漱口，将小管吹入喉中，即吐涎水，立愈。《常见病验方》治烂喉蛾或咽峡炎：壁钱十四个，雄黄二分，明矾五钱，冰片四分，将明矾放鸡子壳内煅过，与上药一起研匀，吹烂处。

437 片根散

治喉闭乳蛾。（以下原文选自《洞天奥旨·卷十六》）

冰片二分，雄黄一钱，山豆根一钱，儿茶一钱，青硼五分，枯矾五分，共为细末，吹之。

【临证参考】《经验单方汇编》治喉癣：用冰片、牛黄各一分，胆矾三分，大硼砂八分，山豆根二钱，雄黄、儿茶各八分，陈白梅（去核）三个，共研末。将白梅捣烂，入药和匀，丸如龙眼大。临卧含口内，过夜即消。《常见病验方》治慢性扁桃体炎：山豆根三钱，硼砂一钱，冰片二分，共研细末，吹患处。又治咽喉腐烂疼痛：用雄黄、硼砂、人中白各三分，冰片一分，共研末，吹喉中。

438 太仓公蜂房散

治喉痹肿痛。

露蜂房（烧灰）一分，冰片二厘，白僵蚕一条，乳香二分，为细末，吹喉即安。

按：为《圣济总录·卷第一百八十一》治小儿忽肿毒着咽喉"露蜂房散"：露蜂房（烧灰）、白僵蚕（各一分）上二味细研，每服半钱匕。用乳香汤调下，看儿大小，以意加减，加冰片吹喉。

439 仓公壁钱散

治喉生乳蛾。

壁钱七个，白矾三分，冰片一分，儿茶三分，各为末，包矾烧灰，为细末，竹管吹入喉。

按：为《本草纲目·卷四十》治喉痹乳蛾，已死者复活：墙上壁钱七个，内要活蛛二枚，捻作一处，以白矾七分一块，化开，以壁钱入白矾，烧存性，出火。加冰片、儿茶。

【临证参考】

《秘传奇方·良方普济》治咽喉肿痛：壁上蟢子窠五个，瓦上焙干，再加冰片二分，硼砂一钱，共为末，竹管吹入喉内数次，涎出即好。《外治寿世方·卷二》治缠喉风撮口：蟢子窠十余个，墙上者佳，瓦上焙取灰，加冰片少许，吹喉，神效。《外科全生集·卷四》"壁钱散"治热症喉痛：六七月中取有子壁蟢窠七个，老壁蟢二个，以发扎好，用明矾七分熔化，将扎好之壁蟢入熔矾中粘足，灯火炙透，研粉，吹喉立愈。

【验案选要】

喉痹

江应宿治一妇喉痹，用秘方，蟢蛛窠二十一片，煅存性，枯矾、灯草灰等分，以鹅管吹入喉中，即时消散，用之验。(《名医类案·卷七》)

440 救喉汤

治双蛾，喉大作痛，口渴求水，下喉少快，已而又热，呼水，此乃缠喉风也，乃阴阳二火并炽，上冲作祟。

射干一钱，山豆根二钱，玄参一两，麦冬五钱，甘草一钱，天花粉三钱，水煎服。倘服之而药不能下喉者，刺少商穴，尚欠亲切，用刀直刺其喉肿之处一分，则喉肿必少消，急用吹药开之，吹药方名"启关散"（方见后）。

【方解】玄参为君，实足以泻心肾君相之火，况佐之豆根、射干、天花粉之属，以祛邪而消痰，则火自归经，而咽喉之间，关门整肃矣。(《辨证录·卷三》)

按：《辨证奇闻·卷三》《辨证录·卷三》同。

【验案选要】

喉痈

孙男。左咽赤肿作痛，牙关强紧，势属喉痈，已具脓之象，寒热迭作，脉滑数。风燥痰热上干肺胃所致。

南花粉四钱，山豆根四钱，京赤芍二钱，大贝母四钱，净连翘三钱，酒子芩一钱五分，大力子四钱炒，薄荷一钱，炒僵蚕二钱，乌玄参四钱，射干一钱五分，淡竹叶二十片。

二诊：喉痈脓出痛止，惟赤肿未消，牙关强紧，寒热已退，脉滑数。里热未清，当再清化。

南花粉四钱，牛蒡子四钱炒，炒僵蚕二钱，白桔梗一钱五分，射干一钱五分，大贝母四钱，京赤芍二钱，乌玄参四钱，净连翘三钱，薄荷一钱，生甘草八分，淡竹叶二十片。（《贺季衡医案》）

喉痹

周某，男，46 岁，干部。1962 年 6 月 22 日初诊。咽部充血，后壁有颗粒状炎性肿物，外披黄白色黏液 2 年。经西医确诊为慢性咽炎。咽干欲饮，甚则作疼，声音嘶哑，胃纳可，便溏尿黄。舌红、脉沉细数。为津液久伤，责在肺胃，病属喉痹。治以滋阴清热利咽。拟玄麦甘桔汤加味。

元参 9 克，麦冬 9 克，桔梗 6 克，生甘草 3 克，花粉 9 克，丹皮 4.5 克，浙贝 9 克，赤芍 9 克，竹茹 9 克，陈皮 4.5 克，石斛 9 克，炒山药 9 克，水煎服。

6 月 26 日二诊：服药 3 剂，咽中转润，仍觉疼痛，舌苔未变，脉沉细滑，上方去浙贝，加川贝 9 克，牛蒡子 3 克，水煎服。

6 月 29 日三诊：服药 3 剂，咽痛好转，有痰易吐，味咸色黑，大便稀，苔白质红，脉沉缓，二诊方去丹皮、石斛，加川楝子 4.5 克，炒谷芽 6 克，水煎服。

7 月 2 日四诊：又服药 3 剂，咽疼、黑痰味咸均消，舌苔薄白，脉沉缓，再清热养阴，润喉利咽，调理善后。按三诊方去川楝子、谷芽，加生地 9 克，白芍 9 克，水煎服。（《吴少怀医案》）

441 启关散

胆矾一分，牛黄一分，皂角（烧灰末）一分，麝香三厘，冰片一分，为绝细末，和匀，吹入喉中，必大吐痰而快，可用汤药矣。

按：《辨证奇闻·卷三》《辨证录·卷三》名"吹药方"。

【临证参考】《种福堂公选良方·咽喉》治喉风舌大如脬：冰片一分，火硝三分，胆矾二分，青黛二分，僵蚕五分，硼砂三分，共为细末，吹之即愈。《重订通俗伤寒论》"加味冰硼散"治喉痛：冰片一分，硼砂一钱，风化硝、山豆根、青黛、胆矾、牛黄各二分，吹喉。

【验案选要】

喉痹

薛立斋治甫田史侍卫，患喉痹，以防风通圣投之，肿不能咽。此症须针乃可，奈牙关已闭，遂刺少商穴出血，口即开。更以胆矾吹患处，吐痰一二碗许，仍投前药而愈。常见患此病者，畏针不刺多毙。（《续名医类案·卷十八》）

442 消火神丹

有人病双蛾者，人以为热也。喉门肿痛，痰如锯不绝，茶水一滴不能下咽，岂非热症，然而痛虽甚，至早少轻；喉虽肿，舌必不燥，痰虽多，必不黄而成块。此乃假热之症也。若以寒凉之药急救之，下喉非不暂快，少顷而热转甚。人以为凉药之少也，再加寒凉之品，服之更甚。急须刺其少商之穴，出血少许，喉门必有一线之路开矣。（以下原文选自《石室秘录卷一》）

急以：附子一钱，熟地一两，山茱萸四钱，麦冬三钱，北五味三钱，牛膝三钱，茯苓五钱，煎服。下喉一声响亮，其火势热症，立时消散。

【方解】盖少阴之火，直如奔马，凡人肾水大耗者，肾中元阳不能下藏。盖无水以养火，而火必上越也，日日冲上，而咽喉口小，不能任其出入，乃结成肿痛，状似双蛾，实非双蛾也。方中妙在用附子辛热之药，引龙雷之火下藏于窟宅。夫龙雷之火，乃相火也，喜水而不喜火，故药中熟地、山茱之类，纯是补阴之味，使火有所归而不再沸。此因其逆势而逆导之也。喜水者，喜真阴之水也，而非寒凉之水；不喜火者，不喜邪气之火也，而非辛热之火。

【验案选要】

温毒喉症

本邑文孝廉胡雍甫先生，春月合家染温毒喉症，独二公子百森甚重，约余诊时已六七日矣。诊得六脉细微无力，病证确系疫喉，因某医用凉药太过，阳变为阴，不明《内经》中病即止治法，所以致此。此时不敢再用凉药，非格外治法不可。

遂用桂附汤加减，煎成冷服，因满喉皆烂，桂附味辣，服之甚疼。后着一人用手按其头部，嘱令勉强饮咽。服完头煎，病无增减，再服不甚疼，二剂服尽，喉内略轻，后去桂附又服三帖，方获十全。

加减桂附汤：熟地 15 克，山药 15 克，茯苓 15 克，丹皮 12 克，山萸肉 10 克，川牛膝 10 克，紫油桂 6 克，附子 10 克，鲜青果 5 个煎服。

按：温毒喉证属于温热疫毒所致，六脉细微无力乃是真阳衰，症见满喉皆烂乃是虚火假热。翟氏剖析于似疑之间，把握症结之所在，含证从脉，投以桂附汤加减治之获效，足证其医术高人一着矣。（《湖岳村叟医案·咽喉门》）

咽痛

渔塘林右，37 岁。产后火衰，泄在拂晓，医以温药，晓泄瘳而成声嘶咽痛；投以泄火，咽痛平而晓泄更甚，清上则下寒，温下则上热，如是莫制。刻诊脉静尺虚，耳聋腰痛，此肾阳下衰，龙火上越，当从少阴治之，拟桂附地黄丸合甘桔汤。（《现代医案选》吴八仙治案）

443 双蛾方 *

日重夜轻，治之最易。

山豆根三钱，半夏一钱，桔梗三钱，甘草一钱。

【验案选要】

喉痹

刘某，年三十六，咽喉痛痹，口臭项肿，及少阴证也。宗仲景甘桔汤之旨。甘草，桔梗，射干，薄荷，牛蒡子，川贝，炒芩，豆根。（《医案偶存》）

444 阴虚双蛾方 *

阴虚双蛾之症，余更有治法。

附子一钱，盐水炒成片，用一片含在口中，立时有路，可以用汤药矣。后以八味丸一两，白滚水送下，亦立时而愈。

【验案选要】

喉痛

南濠一匠，半夜请治喉症，问之不能回答。旁人云：昨吃夜饭好好，唱歌作乐，睡着忽喉痛而醒。余以炙附如细粞一粒，放其舌上，咽津数口，痊愈。（《外科证治全生集》）

喉痹

曾治钱仲仁患喉痹，阴火不蒸，津垢积而成块，坚白如骨，横于喉间，痛痹异常。其症恶寒嗜卧，二便不利，舌苔滑而冷，口不渴而懒言。观诸症形状，总属虚寒。何以二便不利？盖为阴邪上逆，喉间清涎成流而出，津液逆而不降，故二便不利。吾用生附子驱阴散寒，熟附片助阳温经，桔梗苦以发之，炙草甘以缓之，半夏辛以开之，阿胶以润咽膈。服一剂，喉间白骨即成腐败而脱去其半，痹痛稍缓，略可糜粥，小便渐长。三四剂而大便行，粪多且溏。如是十二剂而愈。由今思之，曩时学识犹欠，阿胶、桔梗可以不必用。当用黄芪以助胸中之阳，白术以助脾中之阳，接引真阳上达，方为合法。（《齐有堂医案》）

445 化蛾丹

阴蛾之症，乃肾水亏乏，火不能藏于下，乃飞越于上，而喉中关狭，火不得直泄，乃结成蛾，似蛾而非蛾也。早晨痛轻，下午痛重，至黄昏而痛更甚，得热则快，得凉则加，其症之重者，滴水不能下喉。若作外感阳证治之，用山豆根、芩、连、栀子之类，则痛益甚而关不开，有不尽命而死者矣。我今传一方，单补阴虚，用引火归源之法，而痛顿失也。（《石室秘录·卷六·内伤门》）

熟地一两，山茱萸一两，附子一钱，车前子三钱，麦冬一两，北五味二钱，水煎服。

【方解】此方大补肾之水，不治蛾之痛，壮水则火息，引火则痛消。

【验案选要】

咽喉口舌腐烂

冯楚瞻治何太学，咽喉口舌腐烂而不疼，胸膈胀闭，不寐不食。脉之，左寸关弦洪搏指，右寸关沉微欲脱。乃平时劳心恼怒，以致内伤身热。医误发散，乃见红点，认为麻疹，更用疏解清托，遂困倦益甚。颊内肿硬，疑为疹毒，更用清凉解毒，于是胀闷不堪，疼痛欲绝。盖劳伤发热，原系中气不足，误发散而荣气逆行，乃为斑点，复误清解，致阴火上浮，齿颊为肿。又谓疹毒，益进寒凉清解，脾胃愈虚，元气愈损，于是咽嗌腐溃成穴而不疼，如物失天日照临，易为腐坏，名为阴烂。非若阳火冲击，为肿为痛也。以熟地一两二钱，炒白术、麦冬二钱，五味八分，制附子一钱五分，二剂胀减睡安。改用人参三钱，枣仁二钱，熟地四钱，当归一钱五分，牛膝、麦冬各二钱，五味六分，肉桂八分，姜、枣煎二剂，神爽思食，咽喉始痛。此阳和已转，如冻解而水活，故知疼也。外用铜青三钱，人中白二钱，牛黄一分，冰片二分，麝香一分，研极细，少许吹之，涎痰涌出。再吹再流，不日而愈。（《续名医类案·卷十八》）

喉证

长乐镇钱佳灿，喉证，视此较重，余用镇阴煎方（按：熟地、牛膝、炙甘草、泽泻、肉桂、制附子，《景岳全书·卷五十一》方）加玄参、僵蚕、牛蒡子，冰冷与服，医法仿佛，但其效有不同耳。盖彼初服一二剂如故，至三四剂而吐瘀血数口，左边牙关亦开，五六剂而吐瘀血较多，右边牙关亦开，喉间疼痛十减七八；后用甘桔汤加元参、桂枝、僵蚕，十余剂而愈。（《医案梦记》）

446 引火汤 1*

人有咽喉忽肿作痛，生双蛾者，饮食不能下，五日不食即死矣。但此症实火易治，而虚火难医，实火世人已有妙方，如用山豆根、芩、连、半夏、柴胡、甘草、桔梗、天花粉治之立消。惟虚火乃肾火不藏于命门，浮游于咽喉之间，其症亦如实火，惟夜重于日，清晨反觉少轻；若实火清晨反重，夜间反轻。实火，口燥舌干而开裂；虚火，口不甚渴，舌滑而不裂也。故不特不可用寒凉，并不可用发散。盖虚火必须补也，然徒补肾水，虽水能制火，可以少差，而火势太盛，未易制伏，又宜于水中补火，则引火归源而火势顿除，有消亡于顷刻矣。（以下原文选自《石室秘录·卷六·喉痛》）

熟地一两，元参一两，白芥子三钱，山茱萸四钱，北五味二钱，山药四钱，茯苓五钱，肉桂二钱，水煎服。一剂而痰声静，痛顿除，肿亦尽消，二剂全愈。

【方解】盖熟地、山茱萸、五味之类，纯是补肾水圣药，茯苓、山药又益精而利水，助肉桂之下行，元参以消在上之浮火，白芥子以消壅塞之痰，上焦既宽，而下焦又得肉桂之热，则龙雷之火有不归根于命门者乎。

【验案选要】

喉痹

毛某，男，52岁，久泄之后，继患喉痹，喉间微痛而不红肿，微呈白色，颜面苍，手足清冷，腰腿酸软，说话费力，脉虚弱，系肾阳不振虚火炎上而致，以六味地黄汤加附子三钱，肉桂一钱，蜡茶二钱，五剂愈。（《白清佐先生临床经验辑要》）

447 喉闭贴脚心法 *

倘喉肿闭塞，勺水不能下，虽有此神方，将安施乎。

附子一个，破故纸五钱，各研末，调如糊作膏，布摊如膏药，大如茶钟，贴脚心中央，以火烘之一时辰，喉即宽而开一线路，可以服药矣。

【临证参考】《医学集成·卷二》喉证阴证外治：附子、破故纸，研末，醋调敷两足心。《验方新编·卷一》凡一切咽喉急症，或闭或痛，切忌刀针，以免穿透：用生附子研末（或用吴茱萸亦可），热醋调敷两脚心，无论实火虚火，俱极神妙。

448 散蛾汤

人有感冒风寒，一时咽喉肿痛，其势甚急，变成双蛾者。其症痰涎稠浊，口渴呼饮，疼痛难当，甚则勺水不能入喉，此阳火壅阻于咽喉，视其势若重，而病实轻也。……治法似宜连数经治矣，然而其本，实始于太阳，泄膀胱之火，而诸经之火自安矣。但咽喉之地，近于肺，太阳既假道于肺经，而肺经险要之地，即狭路之战场也，安有舍战场要地，不解其围，而先捣其本国者乎。所贵有兼治之法也。（以下原文选自《辨证录·卷三》）

射干、枳壳、苏叶、当归各一钱，甘草二钱，桔梗三钱，天花粉三钱，山豆根八分，麻黄五分，水煎服。

【验案选要】

乳蛾

华童。小儿蒂丁腐白，饮咽不利，鼻㑚不通，幸表热已退，脉尚数。时燥之邪直犯肺胃而发，势成烂喉痹，症非轻候。

天花粉四钱，白桔梗一钱五分，山豆根四钱，乌玄参四钱，酒子芩二钱，京赤芍二钱，生甘草八分，薄荷一钱，射干一钱五分，炒僵蚕二钱，净连翘三钱，淡竹叶三十片。另六神丸七粒，开水化服。另淡吴萸三钱，川黄柏一钱五分，为末，鸡子清调作饼，贴于左足心。（《贺季衡医案》）

449 吹药方（同方异名）

人有一时喉忽肿大而作痛，吐痰如涌，口渴求水，下喉少快，已而又热，呼水，咽喉长成双蛾，既大且赤，其形宛如鸡冠，此喉痹之症，即俗称为缠喉风也。乃阴阳二火并炽，一乃少阳之相火，一乃少阴之君火也。二火齐发，其势更暴。咽喉之管细小，火不得遽泄，遂遏抑于其间，初作肿而后成蛾也。蛾有二：一双蛾，一单蛾也。双蛾生两毒，两相壅挤，中间反留一线之隙可通，茶水药剂尚可下咽。若单蛾则独自成形，反塞住水谷之路，往往有勺水不能咽者，药物既不可咽，又从何路以进药食哉。法宜先用刺法，一则刺少商等穴，尚欠切近，用刀直刺其喉肿之处一分，则喉肿必少消，可用吹药以开之。

方见前，名"启关散"。

450 收火汤

熟地三两，山茱萸一两，茯苓五钱，肉桂三钱，水煎一碗，探冷服。

【临证参考】《不知医必要·卷二》治隔阳喉痹，或因色欲伤精，或因泄泻伤肾，或因过服寒凉，以致火不归元，上热下寒者，用熟地四钱，淮山（炒）二钱，泽泻（盐水炒）、萸肉各一钱五分，白芍（酒炒）、元参各一钱，茯苓一钱五分，肉桂（去皮另炖）六分，水煎。

【验案选要】

喉痛

嵊城东门外南货店伙常姓者，上下牙床糜烂不堪，兼之喉间痛甚，饮食难进。一日之内勉吞糯米汤团几个耐饥。延至旬余，并糯米汤团亦不能吞，势不可为矣。就余诊，余用八味丸原方煎好冰冷与服四五剂，而方中桂心亦以桂枝易之。（《医案梦记》）

451 子母两富汤

人有咽喉干燥，久而疼痛，人以为肺热之故，谁知是肾水之涸竭乎。故欲救肺之干燥，必先救肾之枯涸也。

熟地三两，麦冬三两，水煎服。

【方解】熟地滋肾，救肺子之枯也，麦冬滋肺，救肾母之涸也。上下两治，肾水有润泽之欢，则肺金自无焦焚之迫，此肺肾之必须兼治，而熟地、麦冬所以并用而能出奇也。

【临证参考】《经验选秘·卷一》治咽喉肿痛，日轻夜重，痰如锯声，乃阴虚也：熟地一两，茱萸四钱，麦冬、五味、牛膝各三钱，茯苓五钱，水煎服。下喉一声响亮，火热俱消。

【验案选要】

喉疳

刘子衡君令堂，年六十三岁。今年夏间，因孙儿病逝，悲哭太过，遂患喉症，延予治之。予视其发白如霜，舌红如朱，中间略有薄苔，咽喉两旁满布白腐，以毛笔蘸水拭之，则依然鲜红之好肉，并不溃烂，烦躁不宁，彻夜不寐，脉息虚软，盖劳神太过，虚火上升，心肾不能相交，水火不能既济之病也。而况守节四十年，持斋二十载，其精血之衰脑力之耗，为何如耶？乃与增液汤：干地黄五钱，麦冬、元参各三钱，加西洋参二钱，鲜石斛、枣仁、朱拌茯神、百合各三钱，一服烦躁定，能安睡，接服四剂全愈。（《丛桂草堂医案·卷二》）

452 金水汤

熟地、山茱萸各一两，天门冬、地骨皮、丹皮各三钱，沙参五钱，水煎服。

【验案选要】

喉痛

孙，四九。肾液不收，肝阳上越，巅胀流涕，咽喉微痛。

六味加牛膝、车前、五味。（《临证指南医案·卷八》）

喉痹

潘氏，女，36岁。咽喉红肿，神疲体倦，口干苦，心烦躁。乃肾阴亏损，虚热上蒸咽喉，宜滋阴降火为治。用六味地黄汤加麦冬二钱，五味子四钱，一剂效，三剂口干心烦止，再三剂咽肿消，神健体快矣。（《白清佐先生临床经验辑要》）

453 解腥丹

人有生长膏粱，素耽饮酒，劳心过度，致咽喉臭痛，人以为肺气之伤，谁知是心火太盛，移热于肺乎。

甘草二钱，桔梗二钱，麦冬五钱，桑白皮三钱，枯芩一钱，天门冬三钱，生地三钱，贝母五分，丹皮三钱，水煎服。

【方解】此方治肺而兼治心，治心而兼治胃者也。今补肺以凉肺，补心以凉心，补胃以清胃，而火自退舍，不止咽喉之痛，而痛自定也。

按：《辨证奇闻·卷三》同。

【验案选要】

喉痹

汪。《内经》云：一阴一阳结，谓之喉痹。指少阴君火合少阳相火上逆而为病也。病由内生，非关外感风温，故治之不易速效。养阴降火化痰，每相须为法。惟嫌脉息太细，系素禀六阴，真阳不足。然清药亦宜酌用，恐阴未足而阳先伤耳。慎之。

沙参，石决明，白扁豆，元参，怀山药，蛤壳，川石斛，生甘草，茯苓，川贝，桔梗。

另：元明粉一钱，朱砂五厘，冰片二分，研细末，吹。（《王旭高临证医案》）

454 息炎汤

黄连、甘草、黄芩各一钱，麦冬五钱，天冬、生地、玄参各三钱，紫菀、天花粉、石膏各二钱，竹叶三十片，陈皮三分，水煎服。

【验案选要】

咽喉痛痹

王，四六。咽喉痛痹，发时如有物阻隔，甚至痛连心下，每晚加剧。是阴液日枯，肝脏厥阳化火风上灼。法以柔剂，仿甘以缓其急耳。

细生地，天冬，阿胶，生鸡子黄，元参心，糯稻根须。（《临证指南医案·卷八》）

455 逍遥散

人有咽喉肿痛，食不得下，身发寒热，头疼且重，大便不通，人以为热也，谁知是感寒而成者乎。然而人不敢信为寒也，论理用逍遥散，散其寒邪，而咽喉之痛即解。虽然人不敢信为寒，以用祛寒之药，独不可外治以辨其寒乎。

方略。

【验案选要】

慢性咽喉炎

女患，32岁，教师，1986年2月17日诊，自觉咽中常有物阻，吐之不出，吞之不下，自虑为食道癌，经X线食道吞钡检查未见异常，五官科检查见咽喉轻度充血，少许淋巴滤泡增生，诊断为慢性咽喉炎。经西药治疗月余无效而转中医诊治。余诊为梅核气，给予半夏厚朴汤21剂，亦无明显疗效，患者疑虑甚重，刻诊见两胁疼痛，夜寐不安，头晕目眩，咽干咽燥，伴有轻度疼痛，神疲乏力，纳呆，经前乳房作胀，舌红，苔薄黄，脉弦细数。细敲脉证，证属梅核气无疑，乃因肝郁气结，血虚咽燥所致，治宜疏肝解郁以散结，养血以润燥，方用逍遥散加味：柴胡10克，白芍12克，白术10克，当归10克，炙甘草4克，百合30克，郁金10克，茯苓10克，生姜10克，薄荷6克，桔梗10克。服药5剂后，自觉咽中之物渐自缩小，胁痛减轻，原方再服7剂后，诸症几除，唯感咽中之物似有似无，后以逍遥丸调理，2月而平复。[孙旭升.逍遥散临证新用举隅.实用中医内科杂志.1989(1)：23-24]

456 木通汤

此法辨寒热最确，不特拘之以治感寒之喉痛也。

木通一两，葱十条，煎汤浴于火室中。如是热病，身必有汗，而咽喉之痛不减也。倘是感寒，虽汤火大热，淋洗甚久，断然无汗，乃进逍遥散，必然得汗，而咽喉之痛立除。

457 紫白饮

紫苏、茯苓各三钱，半夏一钱，陈皮五分，甘草一钱，白术二钱，水煎服。

按："六君子汤"化裁方。

【验案选要】

梅核

尹氏。久患梅核，气塞如梗，妨咽不利，非火非痰，乃气郁为患。用郁金、木香、贝母、桔梗、陈皮、栝蒌皮、甘草，数服效。(《类证治裁·卷之六》)

咽喉胀塞

五月之望，怡和洋行公和船陆炳章兄，请诊倪珊如之恙。咽喉胀塞，难于言语，诊脉短数，舌苔白腻，寒热头汗，口渴，溺赤，乃体肥多痰，太阴湿盛者湿郁于中，火越于上，故见是症。方用云苓、川斛、花粉、半夏、薄荷、桔梗、姜蚕、白芍、前胡、淡芩、生草、姜竹茹、竹叶治之。两剂喉胀减半，余邪未能尽彻，易方用青蒿、滑石、金果兰(川产)、苦甘草、半夏、薄荷、花粉、桔梗、姜蚕、淡芩、前胡、枳实、竹茹、竹叶。数剂后诸恙悉平。(《医学求是》)

喉癣

458 化癣神丹

人有生喉癣于咽门之间，以致喉咙疼痛者，其症必先作痒，面红耳热而不可忍，其后则咽唾之时，时觉干燥，必再加咽唾而后快，久则成形而作痛，变为杨梅之红瘰，或痛或痒而为癣矣。治法仍须补肾中之水，而益其肺气，以大滋其化源，兼用杀虫之味，以治其癣，庶几正固而邪散，而虫亦可以尽扫也。

玄参一两，麦冬一两，五味子一钱，白薇一钱，鼠粘子一钱，百部三钱，甘草一钱，紫菀二钱，白芥子二钱，水煎服，先服六剂，再服"润喉汤"（见下）全愈。

【方解】本方以大剂玄参补益肾水；麦冬滋养肺阴，以益水之上源；牛蒡子、百部、紫菀清肺止咳、散结理咽；白薇清热凉血；白芥子性味辛温，杂于大队甘寒剂中，不畏其伤阴，而取其辛润化痰，且能使阴柔之品易于流动。诸药全用，共奏滋阴降火、清热化痰之功。（《医方囊秘》）

按：《洞天奥旨·卷十六》同；《辨证奇闻·卷三》麦冬为一钱，余同。

【临证参考】《我是铁杆中医》"彭氏化癣神丹"治喉癣：玄参 30 克，麦冬 15 克，五味子 3 克，牛蒡子 10 克，白芥子 6 克，百部 10 克，紫菀 10 克，白薇 10 克，甘草 5 克。应用经验，认为原方主治喉癣，咽红干燥不舒，咳嗽不止。作者在临床中经常遇到许多长期咳嗽且被当作支气管炎治疗无效的小孩。视其咽喉，若有红色斑点，或夹有白色滤泡，干咳少痰，入睡汗多，即用喉癣神方，往往能取得意外的疗效。

【验案选要】

喉癣

孙某，男性，74 岁。因心悸、胸闷，伴头晕八年加重 10 天，于 1992 年 2 月 26 日入院，诊断为冠心病。经扩冠、降脂治疗二月，自觉症状改善。6 月 2 日感咽喉部发痒难忍，但不痛、不发热，声音稍有变嘶。发痒以夜间为甚而影响睡眠，有时吐黏液样痰。给予抗炎，治疗三天无效。请耳鼻咽喉科会诊检查：咽后壁可见苔状暗红病变，喉、声带未见异常。咽部分泌物抹片检查未见细菌生长。给予超声雾化（雾化液含庆大霉素、氢化可的松）治疗三天，仍无缓解。症见咽部作痒不适，并觉咽部有虫子爬动，咽干燥，声稍变嘶，口干，舌质红嫩、苔薄白，脉细弱。诊为喉癣。选用秦伯未《中医临证备要》中的广笔鼠粘汤加减：生地、玄参、白鲜皮各 15 克, 象贝母、牛蒡子、白薇、百部、僵蚕各 10 克, 蝉蜕、甘草各 6 克。水煎每日 1 剂, 二次分服; 局部以冰硼散吹入给药, 日三次。3 剂后, 咽痒大减, 食纳、二便、睡眠如常, 但咽部稍干, 舌红嫩、苔薄白, 脉细弱。药中肯綮, 继进上方 3 剂, 诸症悉平。喉科复检: 咽后壁苔状病变消失。[韩纯庆. 喉癣治验. 四川中医 .1993（3）: 48]

459 润喉汤

熟地一两, 山茱萸四钱, 麦冬一两, 生地三钱, 桑白皮三钱, 甘草一钱, 贝母一钱, 薏苡仁五钱, 水煎服。

加减: 久则加肉桂一钱, 更为善后妙法。

方解: 盖从前多用微寒之药, 恐致脾胃受伤, 加入肉桂以补火, 则水得火而无冰冻之忧, 土得火而有生发之乐, 下焦热而上焦自寒也。

按:《辨证奇闻·卷三》及《洞天奥旨·卷十六》同。

【验案选要】

喉癣

柳左。素禀弱质, 阴虚火浮。咳沫已久, 喉癣痒痛, 不红不肿, 音嘶不扬, 服刺参而开一筹, 滋阴可见一斑。脉不甚细, 亦不甚数, 右尺不藏, 相火可见, 肺药无功。

熟地 15 克, 萸肉 9 克, 牡蛎 24 克, 龙齿 6 克, 紫石英 12 克, 龟板 9 克, 鳖甲 9 克, 紫菀 9 克, 归身 4.5 克, 白芍 4.5 克, 巴戟天 1.8 克, 炒丝瓜络 9 克, 木蝴蝶 2.4 克, 陈皮 2.4 克, 带壳砂仁 10 粒。另大块人中白研细漂净。(《张山雷专辑》)

460 白薇汤

此症先可用白薇汤十剂, 后可用溉喉汤三十剂, 亦能奏功。

白薇二钱, 麦冬三钱, 款冬花、桔梗各三分, 百部二分, 贝母五分, 生地三钱, 甘草三分, 水煎汤, 漱口服。

【验案选要】

喉癣

鲍。素有漏疡未瘳, 精液暗伤, 阴虚肝火易亢, 上铄肺阴, 咳嗽音哑, 咽痛色紫, 金破不鸣之象, 喉癣重症。

生地,沙参,白芍,紫石英,牛膝,贝母,北五味,决明。(《谦益斋外科医案》)

461 溉喉汤

熟地二两,麦冬一两,甘草一钱,白薇五分,水煎服。

462 仓公治喉癣方

百部一两,款冬花一两,麦冬二两,桔梗三钱,各为细末,蜜炼为丸,如芡实大,衔化,日三丸,一月虫死癣愈。《洞天奥旨·卷十六》

喉疳

喉疳之疮,即双蛾之症也。有阴有阳,阴乃少阴之君火,阳乃少阳之相火也。二症最急,若不早治,一二日间,死生系之,轻缓而重急也。阴火用"八味地黄汤",阳火症内服解火之剂,外用吹药。总不可缓治之。(以下原文选自《洞天奥旨·卷十二》)

463 八味地黄汤

治阴证喉疳。

熟地一两,山药四钱,山茱萸四钱,茯苓二钱,丹皮二钱,泽泻二钱,附子一钱,肉桂一钱,水煎一碗,探冷服。

【验案选要】

咽喉溃烂

1968年夏,王某,女,37岁。口舌咽喉经常溃烂作痛,咀嚼吞咽皆碍,每次发作半月左右自愈。而两眼随即发赤刺痛,入夜尤甚,经三日亦自愈。而口疮又继之复发。按此规律,周期交替发作。在两病复发之始,治亦不愈。在口疮半月,眼痛三日,不治均能自愈。此愈彼发,循环往复,已经八年,下肢四季常冷。与下方10剂而愈,至今病未复发。

肾气加味:肉桂末1.5克捣,熟地15克,山萸肉10克,山药15克,泽泻10克,丹皮10克,北细辛2克捣,玄参15克,茯苓10克,熟附片10克,车前子10克,牛膝10克。开水泡1小时,慢火煨2小时,分2日4次服,以10剂为1疗程。

如服 5 ~ 7 剂，症状完全消失，即可停药。(《临证会要》)

464 牛黄至宝丹

治阳火口疳。

牛黄一分，胆矾二分，皂角末一分，麝香三厘，冰片一分，儿茶五分，百草霜一钱，共为末，和匀，吹入喉中五厘，必大吐痰而愈。后用煎剂"救喉汤"。

按：为《辨证录·卷三》咽喉痛"吹药方"及《洞天奥旨·卷十六》"启关散"去儿茶、百草霜。

【临证参考】《种福堂公选良方·咽喉》治喉癣：西牛黄一分，真山羊血二分，川黄连五分，血珀三分，冰片一分，硼砂一钱，青果核灰三分，灯草灰五分，共为细末，每一茶匙药，用一茶匙蜜调之，放舌尖上徐徐咽下，一日五次，两月可愈。此方加入蜒蚰更妙。《增补神效集·卷上》治喉内生癣，喉症惟此最迟，久则失音，便不可救：冰片、牛黄各一分，血珀三分，硼砂一钱，川黄连、炒草灰各五分，山羊血、青果核灰各二分。共研末，每一茶匙药，用蜜一茶匙调匀，放舌尖上，缓缓咽下，日五六次，两月可愈。

465 救急汤

治阴阳二火喉疳。

青黛二钱，山豆根二钱，玄参五钱，麦冬五钱，甘草一钱，天花粉三钱，生地五钱，水煎服数剂，不再发。

按："救喉汤"去射干，加青黛。

【验案选要】

喉疳

某。喉疳腐烂，身热作痛，咽饮不利，寒热。

牛蒡子三钱，玄参二钱，白桔梗一钱，薄荷叶一钱，射干八分，生甘草八分，黑山栀三钱，银花三钱，淡黄芩一钱，象贝三钱，薄橘红八分，天花粉二钱，淡竹叶三十张，茅根四钱，梨三片。(《费伯雄医案》)

大麻风 (疠风)

人有感疠而成大麻风者，又不可如是治法。盖大麻风纯是热毒之气，裹于皮

肤之间，湿气又藏遏于肌骨之内，所以外症皮红生点，须眉尽落，遍体腐烂。（以下原文选自《石室秘录·卷五》）

466 四六汤

元参四两，苍术四两，熟地四两，苍耳子四两，薏仁四两，茯苓四两，各为末，蜜为丸。每日吞用一两。

方解：盖此方之妙，能补肾健脾，而加入散风去湿之药，正补则邪自退，不必治大风，而大风自治矣。

【临证参考】《年希尧集验方·卷一》治大麻风方：元参、苍术、赤茯苓、薏苡仁各四两，炼蜜为丸，每日服一两，服此药唯忌房事，余着不忌。

467 大麻风奇方

苍术二两，熟地二两，元参二两，苍耳子二两，车前子二两，生甘草二两，金银花十两，蒲公英四两，白芥子二两，各为末，蜜为丸。

按："四六汤"去薏仁、茯苓，加车前子、生甘草、金银花、蒲公英、白芥子。

468 扫疠丹

治头面身体先见红点斑纹，流水成疮，发眉堕落，遍身腐烂臭秽。（以下原文选自《洞天奥旨·卷十》）

苍术三钱，熟地一两，玄参一两，苍耳子三钱，车前子三钱，金银花二两，薏仁五钱，水煎服。

【方解】此方补肾健脾，又有散风、去湿、化毒之品，则攻补兼施，正旺而邪退也。倘纯用寒凉，或全用风药，鲜有奏功者矣。（《辨证录·卷十》）

按：《辨证奇闻·卷十》名"扫疠汤"，《辨证录·卷十》名"散疠汤"，车前子皆为二钱，余同。又为"四六汤"去茯苓，加车前子、金银花。

469 黄金汤

治初起大麻风。

大黄五钱，金银花半斤，水煎汁三碗，分作三次，一日服完，必然大泻恶粪，后单用金银花三两，连服十日。

按：《辨证录·卷十》同。

【临证参考】

《惠直堂经验方·卷二》治大麻风:大黄一两(煨),为末,每服三钱,空心温酒下,泻恶物如鱼脑,或有虫如乱发,候虫尽乃止此药。

470 解疠仙丹

治酒湿感毒而生大麻风。

茯苓三钱,白术五钱,薏仁五钱,黄连一钱,玄参一钱,金银花三两,柞木枝三钱,水煎服。

按:《辨证录·卷十》同;《辨证奇闻·卷十》茯苓为二钱。

471 漆甲散

穿山甲一副,全明雄黄四两(为末),真生漆和匀,刷在甲上,微炙微刷,以尽为度,将穿山甲分记上、中、下,左右共作六块,各另研细末,用四年陈醋、冬米饭为丸。每服五钱,白滚汤送下,患左用左,患右用右,上服上,中服中,下服下,须记分白如在通身,一起制服。

【临证参考】《本经逢原·卷三》:用真漆涂鲮鲤甲煅入药,破血最捷。《张氏医通·卷十四》"漆黄丸"治疠风赤肿,硬痛不痒:生漆、雄黄(另研)、皂角刺各四两,蟾酥、麝香(另研)各三钱,上五味,以水三升,先入皂角刺煎至一升,去滓下漆,煎沸如八成银花相似。候漆浮花尽,则水干不粘手,即离火。却下雄、麝、蟾酥,木槌研匀,众手丸绿豆大。每服五十丸,午时五更各一服,热酒下。木形人服之,身疮音哑者,急以生蟹捣汁频进,并涂患处以解之。

472 化疠仙丹

治湿热变化疠风,即大麻也。(《洞天奥旨·卷十五》)

玄参三两,苍术三两,苍耳子一两,蒲公英一两,桔梗三钱,金银花二两,水煎服,每日作一服饮之。

按:为"四六汤"去熟地、薏仁、茯苓,加蒲公英、桔梗、金银花。

473 张真君方

治大麻风。(以下原文选自《洞天奥旨·卷十六》)

苍术一斤,苍耳子三两,各为末,米饭为丸如梧子大。日三服,每服二钱。

　　按："四六汤"、"大麻风奇方"、"扫疠丹"、"化疠仙丹"皆用苍术、苍耳子，当为治此病之药对。

　　【临证参考】《鳐溪秘传简验方》治大风疠疾：嫩苍耳、荷叶等分，为末，每服二钱，温酒下，日二服。

474 白鹿洞方

　　治大麻风，眉毛脱落，手足拳挛，皮肉溃烂，唇翻眼绽，口歪身麻，肉不痛痒，面生红紫之斑，并治如神。

　　大风子肉四两，明天麻四两（酒浸），川防风（去芦）四两，汉防己四两，大何首乌四两（忌铁），好苦参净四两，川当归净六两（酒浸），赤芍药六两，白菊花四两，香白芷四两（酒浸），大川芎二两，独活二两，山栀仁二两（炒），连翘净二两，白苏二两，黄薄荷二两，金头蜈蚣（炙，去头足）二两，全蝎三两（洗去盐、足），僵蚕（炙，去足）六两，蝉蜕（去足）六两，穿山甲二两（烧），蕲蛇八两（酒浸，焙），狗脊四两（去毛，酒浸），共为末，酒糊为丸，桐子大。每服七八十丸，空心，好酒送下，临卧再一服。

　　【临证参考】岳美中"苦参散"治晚期良性麻风及早期恶性麻风：苦参一斤，荆芥十二两。防风、大枫子仁（炒）、白芷各六两，当归、川芎、皂角、威灵仙、全蝎、牛膝、独活、枸杞、白附子、大胡麻、何首乌、白蒺藜、大力子各五两，天麻、杜仲、羌活、草乌、连翘、苍术、甘草、蔓荆子、青风藤各三两，砂仁、白花蛇各二两，人参一两，共为细末，每服三钱至五钱，金银花煎汤或茶水送下。

475 秘传漆黄蟾酥丹

　　治大麻风疮。

　　鲜螃蟹四斤，真生漆一斤，真蟾酥二两，真雄黄二两，先将瓷坛装蟹，次入漆封口，埋在土中，二七日足，方取开看，二物俱化成水，去滓净，将水入锅，慢慢火煮干，焙为细末，方入雄黄、蟾酥二味末，搅匀，瓷罐收之。每日空心、临卧各一服，好酒送下一二钱。

　　【临证参考】《疡医大全·卷二十八》"雄漆丸"治大麻风：真漆一两，入蟹黄五钱，拌匀晒之，渐渐去浮面上水，明雄黄、牙皂各五钱，和匀为丸，不可见日，阴干。每服三分，酒下。

476 洗大风方

苍耳草煎汤，少加朴硝，浴之更妙。

按：出《千金要方·卷十》"治毒热攻手足，赤肿燃热疼痛欲脱又方：取常思草绞取汁以渍之，一名苍耳。"

【临证参考】《中医验方汇编第一辑》治大麻风：苍耳子半斤，每天一两，用砂锅加水熬半小时，或采鲜苍耳草，连枝带叶，用水洗净，以木棒捣烂，用砂锅加水熬半小时，熏洗患部，破处亦能熏洗。熬水洗澡亦可，每天熏洗四五次。

477 生眉散

治大风，生眉毛。

皂角针（焙干），新鹿角（烧存性），各等分，为细末，姜汁调涂，一日搽一二次，不数日眉即生矣。

按：为《解围元薮·卷四》"生眉方"。

【临证参考】《秘传大麻疯方》生眉毛药方：皂角刺（焙干）、鹿角（煅存性）、薄荷、蜂房、牛口茨、银花、天罗藤、地松各等份，为末，醋调敷上。

478 黄金汤加柞木枝

治疠成于酒毒。（《辨证录·卷十》）

黄金汤加柞木枝五钱。

蛇窠疮　蜘蛛疮

蛇窠疮，生于身体脐腹之上下左右，本无定处，其形象宛如蛇也。重者烂深，轻者腐浅。亦有皮肉蠕蠕暗动，欲行而不可得也。重者毒重而痛甚，轻者痛犹可受。治法不必问其重轻，总以解毒为神也。（《洞天奥旨·卷十》）

479 蜈蚣油

治蛇窠疮，兼治蛇咬伤成疮。

蜈蚣十条（为末，不可经火），白芷三钱（为末，白者佳），雄黄三钱（为末），生甘草末三钱，香油二两，将三味浸之三日，或随浸调搽。

【临证参考】《常见病验方》治带状疱疹（缠腰火丹）：煅蜈蚣一尾，雄黄、白芷各一钱，共研末，和茶油敷，一日数次。

【验案选要】

带状疱疹

胡某，男，20岁，胸背部成簇呈带状分布皮肤水疱疹，病程2天，疼痛剧烈，影响睡眠。用蜈蚣散局部外擦，每日2次，1天后病情明显好转，3天后症状消失，皮肤干燥，疱疹结痂痊愈。

蜈蚣散：蜈蚣两条，雄黄6克，枯矾0.6克，侧柏叶3克。蜈蚣文火焙干，侧柏叶炒黑，加雄黄、枯矾共研细末，用香油调成糊状，装瓶备用。先用0.5%碘酒消毒水疱壁，用无菌棉签蘸取药糊，局部均匀地涂于水疱部位。用药期间保持局部清洁干燥，防止摩擦和手抓，每日外涂2次。[卢树青，林蔚，王法娥.蜈蚣散治疗带状疱疹.中医外治杂志.2001（5）：49]

480 解蛇油

治蛇窠疮，生于皮毛作痛，并治诸恶疮。（《洞天奥旨·卷十六》）

川蜈蚣不拘多少，入真香油，瓷瓶收贮，搽之。

【临证参考】《常见病验方》治带状疱疹（缠腰火丹）：蜈蚣三条，焙干研末，用香油或茶油、烧酒调抹。又方：将蜈蚣放于醋内浸，用此醋先擦疱疹两头，然后擦中间。

481 解蛛丹

蜘蛛疮生于皮肤之上，如水窠仿佛，其色淡红，微痛，三三两两，或群攒聚，宛似蜘蛛，故以蜘蛛名之。（以下原文选自《洞天奥旨·卷十》）

苎麻根灰三钱，冰片二分，轻粉五分，抱出鸡蛋壳（烧灰）一钱，灯草灰二分，白明矾三分，共研细，掺疮上即痊。然必须用苎麻揉搽，皮破掺药。

【临证参考】《外科真诠》治蜘蛛疮：可用苎麻在疮上揉搓出水，即以苎麻烧灰为末掺之，即愈。或用白布包滚饭熨之亦佳。重者宜用解毒丹（冰片二钱，轻粉五分，白矾二分，灯心灰二分，麻根灰三钱，凤凰衣灰一钱，共研细末，掺，先用麻揉破，再掺方效）搽之。

482 治蜘蛛疮方

先用苎麻丝搓疮上，令水出，次以雄黄、枯矾等分，末，干掺之。（《洞天奥

旨·卷十六》）

【临证参考】《全国中草药汇编·卷下》治五色丹毒（包括小儿赤游丹、腮腺炎、大小额面丹毒、足丹毒等）：苎麻嫩茎、叶，捣烂榨汁，涂敷患处。又治痈疽发背，乳痈，无名肿毒：鲜苎麻根或嫩茎、叶，捣烂，敷于患部，干则更换，肿消为度。

阴阳湿痰破疮（附：脱脚）

阴阳湿痰疮，皆伤寒失汗，寒热郁而生痰，痰不能骤消于脏腑，留而不散，久之结于肌肉，遂成痰块，块久则肿，肿久则痛，痛久则溃，溃则成疮矣。但其疮有阴阳之分。阳疮多生于两手，阴疮多生于两足；阳证则热，阴证则寒；热者病在阳腑，寒者病在阴脏也。故治手上之疮者，宜治其阳之热经，而佐之去湿化痰之味。

483 通阳消毒汤

治阳湿痰破疮在手者。

茯苓三钱，神曲一钱，硝砂一钱，甘草一钱，麻黄五分，白术三钱，黄柏一钱，天花粉三钱，黄芪五钱，蒲公英三钱，水煎服。如已溃者，用"冲和膏"贴疮口，自愈。

484 治阴化湿汤

治阴湿痰破疮在足者。

白术五钱，茯苓五钱，肉桂二钱，附子一钱，黄芪一两，半夏三钱，水煎服。如已溃破者，用"玉龙膏"外敷之，内外兼治，则易愈也。

485 全活汤

治伤寒愈后，两足生疮，流水流脓。

白术三两，苍术二两，肉桂一钱，薏仁二两，车前子五钱，人参一两，如贫家，黄芪二两，水煎服，一连服十日，不特两足之烂可除，而余生亦可全活。

【临证参考】《重订通俗伤寒论·伤寒兼证》"消跌汤"治肢脱，由霉雨湿地，跣足长行，水气浸淫，留于肢节，隐隐木痛，足跗胖肿，趾缝出水不止者：生米仁、带皮苓各二两，绵茵陈、泽泻各三钱，酒炒防己、木瓜各一钱，官桂、苍术各钱半。

【验案选要】

特发性水肿

患者,女,45 岁,2003 年 4 月 10 日初诊。患者自 2001 年以来,每逢月经前 4～5 天出现双下肢轻中度浮肿,反复到其他医院诊治,2002 年被诊断为特发性水肿,经中西药治疗效果欠佳。此次发病 10 余天,双下肢膝关节以下中度浮肿,神疲乏力,纳可,眠可,二便调,舌淡苔薄白,脉缓。舌脉症合参属气虚湿侵。治以益气利湿,处方:黄芪 30 克,猪苓 30 克,茯苓 30 克,白术 15 克,泽泻 15 克,桂枝 15 克,丹参 30 克,益母草 30 克,怀牛膝 15 克,甘草 10 克,3 剂后水肿明显消退,精神好转。守方连服 4 剂后痊愈,随访半年,未曾复发。[欧阳波.黄芪五苓散加味治疗特发性水肿 12 例.云南中医中药杂志.2007（6）:57]

杨梅疮

凡好嫖者,恋垆酣战,自觉马口间如针戳之痛,此毒气已起也。未几而生鱼口矣,未几而生疳疮矣,又未几而遍身生疮矣,黄脓泛滥,臭腐不堪。（以下原文选自《辨证录·卷十三》）

486 二生汤

生黄芪三两,土茯苓三两,生甘草三钱,水煎服。

【方解】此方之妙,全不去解毒,止用黄芪以补气,气旺而邪自难留,得生甘草之化毒,得土茯苓之引毒,毒去而正自无亏,气生而血又能养。

按:《辨证奇闻·卷十五》《洞天奥旨·卷十》同。

【验案选要】

淋病

案 1:陈某,男,23 岁,未婚。淋浊 2 月有余,曾在某医院做尿道口分泌物涂片镜检,革兰氏阴性淋病双球菌阳性。曾以青霉素、淋必治等药及中药治疗,症状反复不愈。症见:小溲频数涩痛,溺后流脓,神疲纳少,少气懒言,形疲便溏,舌质淡红,苔白腻,脉细弱。拟花柳毒淋,证系脾气亏损,湿热未清。药用二生汤加味:生黄芪 30 克,土茯苓 30 克,甘草 10 克,党参 18 克,白术 12 克,淮山 30 克,萆薢 12 克,车前子 20 克,益智仁 12 克,乌药 10 克,茯苓 15 克,远志 10 克,琥珀 3 克(冲服)。以本方稍事加减治疗 20 天后,症状消失,再复查淋病双球菌阴性。

案 2：李某，男，45 岁，已婚。淋浊 1 个半月。曾查淋病双球菌阳性，确诊淋病，在外用过淋必治、氟呱酸等药，症状迁延不愈。诊见：小便频数涩痛，溺后流脓，腰膝酸软，头晕耳鸣，健忘梦遗，舌质红，脉细数。拟花柳毒淋，证系肝肾亏虚，湿热毒下结。方取二生汤加味：生黄芪 30 克，土茯苓 30 克，泽泻 12 克，萆薢 12 克，芡实 15 克，山茱萸 10 克，菟丝子 12 克，杜仲 12 克，益智仁 12 克，白芍 12 克，龙骨 15 克，牡蛎 15 克，琥珀 3 克（冲服），甘草 10 克。服药 18 剂后诸恙悉平，再查淋病双球菌阴性。

[邱英明，林祖贤．运用《青囊秘诀》方论治淋病．福建中医药．1994（4）：46]

487 散毒神丹

人有龟头忽生疳疮，服败毒之药，毒尽从大小便出。倘大肠燥结，则败毒之药不能径走大肠，势必尽趋小便，而小便口细，毒难罄泄，于是毒不留于肠中而反单结于外势。毒盛必发，安能不腐烂哉，往往龟头烂落，连龟身亦烂尽矣。

黄柏三钱，茯苓一两，生甘草三钱，炒栀子三钱，肉桂一钱，水煎服。连服四剂，则火毒自从小便而出，疼痛少止。然后用"生势丹"。

按：《辨证奇闻·卷十五》肉桂为一分，余同。

488 生势丹

炒黄柏三两，儿茶一两，冰片三分，生甘草一两，大黄三钱，乳香一钱，没药一钱，麝香三钱，丹砂一钱（不煅），各为绝细末，和匀掺之，掺上即止痛，逢湿即掺末。

按：《辨证奇闻·卷十五》麝香为三分，余同，当从。

【临证参考】荣氏生势丹治下疳蚀龟头再长神方：黄柏（生、炒各半）三两，生草一两，丹砂一钱，乳香一钱，儿茶一两，川大黄三钱，寸香三分，没药一钱，冰片三分，各为细末，和匀，搽患处；如干，用猪胆汁调。

489 十全大补汤

愈后须补气血。

【验案选要】

杨梅疮

一人杨梅疮后，两腿一臂，各溃二寸许，一穴脓水淋漓，少食不睡，久而不愈。

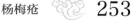

以八珍、茯神、酸枣仁服。每日以蒜捣烂涂患处，灸良久，随贴膏药。数日少可。却用豆豉灸，更服十全大补汤而愈。(《外科理例·卷七》)

490 早夺汤

人有疳疮初发，鱼口将生，苟不急治，必遍身生疮，迁延岁月，腐烂身体，多不可救，故必须早治为妙。治之法宜于补中攻泄，则毒既尽出而正又无亏。

人参一两，生黄芪一两，茯苓一两，当归一两，远志三钱，生甘草三钱，金银花一两，大黄一两，石膏一两，柴胡二钱，白术一两，天花粉三钱，水煎服。

加减：后可减去大黄、石膏，加土茯苓二两，同前药再煎服。倘病患阴虚阳燥，方中可加熟地数两，或加玄参一两亦可，余品不可乱加。

【方解】此方用大黄以泄毒，用石膏以清毒，用甘草、金银花以化毒，用柴胡、天花粉以散毒，非多助之以大补气血之药，妙在用参、芪、归、术之类自获全胜。此等之方，余实亲视而亲验者也。

按：《辨证奇闻·卷十五》《洞天奥旨·卷十》同。

【验案选要】

梅疮

一人患此，服攻毒等药，患处凸而色赤作痛，肢体倦怠，恶寒发热，脉浮而虚，此元气复伤而邪气实也。用补中益气，二剂而痊。(《外科枢要·卷二》)

491 护鼻散

人有遍身生杨梅之疮，因误服轻粉，一时收敛，以图目前遮饰，岂知藏毒于内，必至外溃，未几而毒发于鼻，自觉一股臭气冲鼻而出，第二日鼻色变黑，不闻香臭矣。治法必须多药以解其毒，以肺经不能直治，必隔一隔二治之也。

玄参三两，麦冬二两，生甘草一两，生丹砂末三钱，桔梗五钱，金银花三两，天花粉三钱，水煎，调丹砂末服。一剂而鼻知香臭矣。连服四剂，鼻黑之色去，不必忧鼻梁之烂落矣。更用"全鼻散"。

按：《辨证奇闻·卷十五》同。

【验案选要】

霉疮

李行甫患霉疮(俗名广疮)，误用水银、番硇等药搓五心，三日间，舌烂、齿脱、喉溃，秽气满室，吐出腐肉如猪肝色，汤水不入，腹胀，二便不通，医皆谢去。独用治喉药吹喉，痰壅愈甚，痛难忍，几死。鞠铭按其腹不痛，虽胀满未坚，犹未及心，知水银毒入腹未深，法宜以铅收之。急用黑铅斤余，分作百余块，加大剂甘桔汤料，金银花、粉草各用四五两，水二三十碗，锅内浓煎。先取三四碗入汤液中，徐灌之，任其自流。逾时，舌渐转动，口亦漱净，即令恣饮数盏，另取渣再煎，连前浓汁，频灌手足。次日二便去黑水无算，始安。方用吹口药及败毒托里药，数剂而愈。

后贾仆有颜孝者，亦患霉疮，误用水银熏条，其症亦如行甫，即以前法治之，次日立起。(《广笔记·卷三》)

492 全鼻散

玄参一两，生甘草三钱，金银花一两，当归一两，麦冬五钱，人参三钱，生丹砂末一钱，水煎服。

【方解】前方过于勇猛，所以救其急。后方近于和平，所以补其虚，而丹砂前后皆用者，以轻粉之毒，非丹砂不能去。轻粉乃水银所烧，而丹砂乃水银之母，子见母自然相逢不肯相离，丹砂出而轻粉亦出，此世人之所未知耳。倘鼻柱已倾，肉腐不堪，将前"护鼻散"救之，虽鼻不重长，而性命可援，亦不致死亡也。

按：《辨证奇闻·卷十五》人参为二钱，余同；为"护鼻散"去桔梗、天花粉，加当归、人参而量轻。

493 二苓化毒汤

人有生杨梅疮，遍体皆烂，疼痛非常，人以为毒气之在皮肤也，谁知是血虚而毒结于皮肤耳。治之法补其血，泻其毒，引之而尽从小便而出。

白茯苓一两，土茯苓二两，金银花二两，当归一两，紫草三钱，生甘草二钱，水酒各半煎服。

按：为《名医类案·卷十》引任柏峰传沈状元同名方，见下。《辨证奇闻·卷十五》白茯苓、当归为二两，余同。

【临证参考】《种福堂公选良方》治杨梅疮：腊猪骨头捶碎、土茯苓舂碎、金银花各一斤，水煎服，药毕即愈。

494 梅昆璧治杨梅疮水药方

金银花、防风、归尾、紫花地丁、川草薢、川牛膝、甘草梢、金蝉蜕、羌活、威

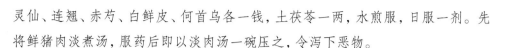

灵仙、连翘、赤芍、白鲜皮、何首乌各一钱，土茯苓一两，水煎服，日服一剂。先将鲜猪肉淡煮汤，服药后即以淡肉汤一碗压之，令泻下恶物。

加减：疮在头上，加荆芥、白芷各八分；疮在下部，加木瓜、木通各五分；疮在头上下部，荆芥、白芷、木瓜、木通并用。

495 保身散

外治痼疮。(《洞天奥旨·卷十》)

轻粉一钱，黄柏五钱，乳香一钱，水粉三分，孩儿茶三钱，百草霜一钱，冰片三分，各为末，猪胆汁调搽。

按："生势丹"去生甘草、大黄、没药、麝香、丹砂，加轻粉、水粉、百草霜。"治杨梅痼疮方"加水粉、百草霜。

【临证参考】《万病验方·卷十五》"神仙碧玉膏"治结毒溃烂臭秽，疼痛不敛，及风臁等疮：轻粉、杭粉各一两，白蜡五钱，乳香、没药各三钱，樟冰二钱，用公猪净油五两，同白蜡熬化，倾入碗内，入前药和匀，水内炖一时，取起。临用，挑膏，手心中捺化，摊油纸上，用葱汤洗净疮，对患贴之。

496 秦公传方

治杨梅风毒。(以下原文选自《洞天奥旨·卷十六》)

土茯苓三斤，生黄芪一斤，当归八两，先用水三十碗，将土茯苓煎汤三碗，取黄芪、当归拌匀，微炒，干磨为末，蜜为丸。每日白滚水送下三钱。

按："二生汤"去甘草，加当归。

497 刘氏经验方

治杨梅毒疮。

胆矾，白矾，水银(研不见星为度)，等分，入香油、津唾各少许，和匀，坐帐内，取药涂两足心，以两手心对足心，摩擦良久，再涂再擦，尽即卧，汗出或大便去垢、出秽涎为验。每次强者用四钱，弱者二钱，连用三日，外敷"疏风散"，并澡洗。

按：出《外科发挥·卷六》。

498 世传

治杨梅疮。

皂角刺七根,杏仁(去皮、尖)七个,肥皂子(去壳取肉)七个,僵蚕(真的)七个,蝉蜕七个(去爪、翅),红花五钱,当归尾一两,土茯苓八两(烧瓦刮去皮土,木器捶碎),以上共一处,用砂锅一个,井、河水各三碗,煎至三碗,早、中、晚各服一碗。

【验案选要】

杨梅疮

海口上顾春泉,船户也。秋月邀余治,切其脉,弦数而带涩滞。问其有痹痛否?云肢节酸疼,致足履不便。启衣示余,浑身紫黑块,如钱大者五六十枚,形如杨梅。余曰:"此杨梅疮也,予以大价买之,是有专科,非我之能治也。"顾自称家寒力薄,所以特请施治。余曰:"试一为之,若不应,速求他医。"乃为书荆芥、当归、银花、乳香、制军、土茯苓、皂荚子、甘草,加胰脂油,每服四两,土茯苓每服一两,吃服五剂。后六年,余至其宅,问一人云:"前年此地有生杨梅者,后如何?"其人曰:"即我是也,向求先生医治,服先生方五剂而疮如失,今六年矣。"余云:"竟未请他医治乎?"顾云:"若请他医,恐至今未必脱体也。"(《医案摘奇》)

499 全阳方

治前阴烂落。

金银花半斤,黄柏一两,肉桂二钱,当归三两,熟地二两,山茱萸三钱,北五味一钱,土茯苓四两,水五大碗同浸,干为末,每日滚水调服一两,服完,前阳不烂,如烂去半截者,重生。

500 鬼真君传方

治杨梅疮。

黄芪五两,生甘草一两,土茯苓四两,茯苓五两,白术五两,当归五两,大黄八钱,石膏五钱,水十碗,煎二碗,分作二次服,二剂毒自从大便出。

加减:倘疳疮已出,而杨梅未生,急加入大柴胡三钱,同上药煎服。

按:为"二生汤"、"二苓化毒汤"加减方。

501 不疼点药

真轻粉一钱,杏仁皮一钱,松花一钱,冰片三分,共为末,鹅胆汁调搽。

【验案选要】

霉疮

江应宿治苍头患霉疮在下部，用铜绿、杏仁，去皮焙熟，研如泥，涂疮上，干加醋点。(《名医类案·卷十》)

502 治杨梅疳疮方

真轻粉三分，冰片二分，儿茶五分，黄柏末二钱，上口鼻用"川椒汤"漱洗搽之，在下用"五根汤"洗熏毕，搽之如神。

按：为"保身散"去乳香、水粉、百草霜。

杨梅圈疮

杨梅圈疮，此杨梅疮发已久，将要结痂，而复犯房事，以致作痛生圈。此等治法，必须大补气血，气血足而精生，精生则脏腑还元，而疮自结痂矣。不可误认毒之未净，而仍用败毒之剂也。一用败毒，更伤损气血，终无奏功之日矣。惟内用大补之药，外用调搽之末，便易收敛，且庆安全也。(以下原文选自《洞天奥旨·卷十》)

503 加味十全大补汤

内治杨梅圈疮。

人参二钱，当归三钱，白术三钱，茯苓二钱，生甘草二钱，黄芪三钱，肉桂三分，川芎一钱，熟地五钱，柴胡五分，土茯苓五钱，水煎服十剂。虚甚者，多服为妙。

【验案选要】

杨梅疮

一妇患之皆愈，惟两腿各烂一块如掌，兼筋挛骨痛，三载不愈，诸药不应。日晡饮食少思，以萆薢汤兼逍遥散，倍用白术、茯苓，数剂，热止食进。贴神异膏，更服八珍汤加牛膝、杜仲、木瓜三十余剂而痊。(《外科理例·卷七》)

横痃

张。本属横痃，破口多日，去年十月起，脱血至今，精神疲惫，脉九候失调，面色少血，脱气虚，姑尽人力而已。

淡附子3克，西党参3克，生白术9克，归尾9克，生白芍9克，黄芪30克，陈皮 3 克，姜半夏 9 克，炙甘草 3 克。

二诊：前方去半夏，加茯苓 9 克，杞子 12 克，地龙 9 克，熟地 30 克，土黄芪 45 克。

三诊：稍见效，脓汁稀薄，可用洗方。

前方去附子、地龙，加蒙自桂 3 克，五味子 3 克，生黄芪 54 克。

又洗方：蜂房 9 克，紫河车 9 克，猪肉皮 30 克，白芷 9 克，清甘草 9 克，川芎 9 克，羌活 9 克，苍术 9 克。（《范文甫专辑》）

504 粉霜神丹

外治杨梅圈疮。

粉霜一钱，人参一钱，生甘草一钱，冰片三分，轻粉一钱，丹砂一钱，石膏二钱，槐米一钱，各研细末，猪胆汁调搽。

按："地龙粉霜丹"去蚯蚓粪、百草霜、黄丹、黄柏、胡粉，加人参、丹砂、石膏、槐米。

【临证参考】《赵炳南临床经验集》"粉霜神丹"治慢性湿疹（顽湿疡），神经性皮炎（顽癣），结节性痒疹（顽湿聚结），慢性溃疡（顽疮）。多兑入其他药粉或药膏中外用，或用在酒剂中，亦可用猪胆汁调上。很少单独使用，对肉芽疮面及汞过敏者禁用。

杨梅结毒

杨梅之疮，大约毒结脏腑之虚，俱是难救之疮，而结于鼻与玉茎者，尤为难救。

505 遍德汤

治下疳杨梅。

当归二两，白术二两，生甘草五钱，土茯苓一两，金银花四两，天花粉三钱，水煎服。

【临证参考】《种福堂公选良方》治广疮结毒：川芎、当归、金银花、花粉、防风、生半夏（姜矾制）、川贝母（去心）、海螵蛸（去皮水飞）、白芷各一两，南星一两半（姜汁制），用土茯苓一斤，米泔水浸，竹刀去皮捣烂，不犯铁器，放砂锅内，用水四碗，将竹箸量定深浅，再加水四碗，煎至四碗，将前药末十两五钱投入，再加水四碗，煎至四碗，滤去渣，一日内服尽。

【验案选要】

霉疮结毒

家僮患霉疮结毒已屡年，肿块遍体，得方士煮酒药服之愈。当归、牛膝各一钱，杜仲、川芎各二钱，真桑寄生、地蕨、金银花各一两，土茯苓四两，取头生酒十五斤，入药悬胎煮三炷香，置泥地上，三日后任服。(《名医类案·卷十》)

506 寒水再造丹

治结毒至鼻烂、茎烂者皆效。

麦冬三两，生甘草一两，桔梗三钱，黄芩三钱，连翘三钱，贝母三钱，土茯苓二两，寒水石(研细末)三钱，夏枯草二两，水煎汁二碗，调寒水石末服。倘鼻尚未落，一剂烂落也。如已烂落，一剂不再烂也，二剂全愈。倘结毒生于他处，减半多服，无不奏效。

507 土茯苓汤

治杨梅结毒。(以下原文选自《洞天奥旨·卷十六》)

土茯苓二斤(竹刀去皮)，雄猪油四两(铜刀切碎)，没药二钱，初次水七碗，煮四碗；二次水四碗，煮二碗；三次水二碗，煮一碗。共七碗，去滓并油，将汤共盛瓷钵内，露一宿，次日作三次温服。

【临证参考】《滇南本草·卷三》治杨梅疮毒：土茯苓，或一两或五钱，水酒浓煎服。

508 杨梅结毒末药方 *

防风五钱，荆芥五钱，何首乌五钱，苦参五钱，花粉五钱，肥皂子白肉二两五钱(炒)，为细末，用煎开土茯苓、猪油，加末药二钱，同煎。

【临证参考】《疡医大全·卷三十四》治杨梅疮：何首乌(忌铁，木棒打碎)、防风、净银花各三钱，荆芥二钱，当归五钱，肥皂子九个(打碎)，猪胰一付，土茯苓(磁锋刮去皮，木棒打碎)四两，河水六碗，砂铫内煎至三碗，每日空心及午饭后、晚饭前各温服一碗。

509 风藤散

治结毒。

人参，当归，赤芍，角刺，木瓜，木通，甘草，白芷，生地，皂子，花粉，金银花，白鲜皮，薏苡仁，青风藤各等分，每剂五钱，加芭蕉根四两，土茯苓四两，水四碗，煎至三碗，一日二次服之。

510 张真君方

治结毒，鼻柱将落，立可全之。

人参一两，麦冬三两，金银花三两，苏叶五钱，桔梗一两，生甘草一两，水五碗，煎一碗。

【方解】盖杨梅之毒，虽是毒气结成，然亦因虚极致之，故用人参、麦冬诸补气血之药于散邪解毒之内，所以奏功如神也。

翻花杨梅疮

此疮亦感淫毒之气也。视其疮势若重，其毒反轻，盖毒欲尽情出外也。古人云是湿热表虚。表虚则有之，不可全归于湿热也。总皆毒气外发，因表虚而反炽。谁知因炽而补其表，则表实而毒难藏，转易收功也。惟是表虚，不可再贪色欲，不独传其毒而害人，且虚而自害。（以下原文选自《洞天奥旨·卷十》）

511 黄芪外托散

内治翻花杨梅疮。

黄芪一两，当归三钱，人参三钱，茯苓五钱，土茯苓二两，白芍五钱，生甘草三钱，白矾二钱，水煎服四剂，重者十剂，外用药调搽即愈。

【验案选要】

杨梅疮

邵文泉仆者患杨梅疮，遍体疼痛。遇友人传示一方，用胡黄连五钱，银柴胡、人参、当归、牛膝各一钱，甘草五分作三服，每服加土茯苓、猪肉各四两，水煎服，痛止，其疮亦渐愈。（《名医类案·卷十》）

512 地龙粉霜丹

外治翻花杨梅疮。

粉霜二钱，蚯蚓粪一两（火焙干），百草霜三钱，轻粉二钱，黄丹三钱（飞过），生甘草二钱,冰片二钱,黄柏炒二钱,胡粉二钱,各为细末,点搽自愈。

按:"粉霜神丹"去人参、丹砂、石膏、槐米,加蚯蚓粪、百草霜、黄丹、黄柏、胡粉。"治杨梅疳疮方"去儿茶,加粉霜、蚯蚓粪、百草霜、黄丹、生甘草、胡粉。

阴阳杨梅疮

杨梅疮有阴阳之分,以阳属气虚而感毒,阴属血虚而感毒,阳必高突,阴必低陷,阳必痛,阴必痒,而其色皆红也。故阳宜用补气之药,而佐之化毒之味;阴宜用补血之药,而辅之消毒之品。然后外以末药调搽。

513 六君加味汤

治阳杨梅,色红作痛而高突者。

人参五钱,白术五钱,半夏一钱,生甘草三钱,茯苓三钱,陈皮五分,土茯苓一两,金银花一两,水煎服。

按:"六君子汤"加土茯苓、金银花。

【验案选要】

杨梅疮

一人皆愈,但背肿一块甚硬,肉色不变,年余方溃出水,三载不愈。气血俱虚,饮食少思。以六君子汤,加当归、藿香三十余剂。更饮萆薢汤,两月余而痊。(《外科理例·卷七》)

梅疮

进士刘华甫,患此症数月,用轻粉、朱砂等药,头、面、背、臀各结一块二寸许,溃而形气消弱,寒热口干,舌燥唇裂,小便淋沥,痰涎上涌,饮食少思,此脾胃伤,诸脏弱而虚火动也。先用六君子汤二十余剂,又用补中益气汤加山药、山萸、麦冬、五味,服之,胃气复而诸症愈。惟小便未清,痰涎未止,用加减八味丸而痊。(《续名医类案·卷三十五》)

514 加味四物汤

治阴杨梅,色红不起,不破作痒者。

熟地五钱,川芎二钱,当归五钱,白芍一钱,白茯苓二钱,生甘草二钱,金银花一两,天花粉二钱,土茯苓一两,水煎服。

【验案选要】

结毒穿破不敛

朱。结毒穿破不敛，在于当额眉棱，俱属阳明部位，已及半载，当养气血以化毒。

大熟地、党参、川芎、皂荚子、茯苓、土贝母、黄芪、当归、生甘草、银花、土茯苓。(《王旭高临证医案》)

515 丹砂敛毒丹

外治阴阳杨梅疮，兼治疳疮。

丹砂一钱，雄黄二钱，粉霜一钱，孩儿茶三钱，露蜂房(烧灰)五分，冰片三分，生甘草一钱，轻粉一钱，各为细末，猪胆汁调搽。

按：为"蜗牛柏霜散"去黄柏、没药、枯矾、蜗牛，加露蜂房、生甘草。

杨梅癣疮

此乃女子感染男子余毒而生者也，毒结不散，乃生癣矣。或血干而起白屑，或肉碎而流红水，以致淋漓臭秽者有之，用"蜗牛柏霜散"原易奏功，然内不服药以补虚，则气血双亏，外难即愈。必须内外兼治，否则日久不痊，必生虫蚀，反难速瘥也。

516 双补化毒汤

内治杨梅癣。

天花粉二钱，当归五钱，黄芪五钱，柴胡一钱，生地三钱，麦冬三钱，天冬三钱，荆芥一钱五分，威灵仙二钱，白鲜皮一钱，胡麻二钱，槐角二钱，乳香末一钱，生甘草二钱，水煎，外用末药搽之。

517 蜗牛柏霜散

外治杨梅癣。

黄柏二钱，没药一钱，轻粉一钱，粉霜一钱，雄黄二钱，冰片三分，丹砂五分，孩儿茶三钱，枯矾一钱，蜗牛十个，各为末，猪胆汁调搽，日数次。

按：为"丹砂敛毒丹"去露蜂房、生甘草，加黄柏、没药、枯矾、蜗牛。以上诸方宜互参。

杨梅痘子

其疮细小，亦是淫毒，与大者相较，其毒尚轻。盖其人气体壮实，感毒不重，故疮亦不恶也。急用内托之药十数剂，则毒易散，而痘亦易回。总之，杨梅之疮，毋论轻重，必须速治，加之绝欲，则病去如扫。

518 早夺汤（重方）

治初出杨梅疮痘。

方见前"杨梅疮"。

519 外表汤

治杨梅痘子。

黄芪一两，当归五钱，麦冬五钱，金银花一两，天花粉三钱，木通一两，泽泻二钱，柴胡二钱，黄芩二钱，生甘草二钱，水煎服。

【验案选要】

梅毒

蔡某，女，21岁，某宾馆服务员。患者半年来常出现发热，头痛、咽痛、四肢痛等症状，白天轻晚上重。起初在大小阴唇出现单个红色斑丘疹，逐渐隆起成圆形或椭圆形无痛性硬结，中心软化发糜烂及浅溃疡，四周焮肿，中间凹陷，腐烂成窝，色紫红，亮如水晶，边缘整齐，分币大小。近一月余出现皮疹，先于胸部，后发展到腰部，四肢屈侧，颜面及颈部，以散发性红色梅斑疹多见，数目多，丘疹有浸润，对称发生于躯干、四肢和掌跖部。舌红、苔黄腻，脉弦滑，血清反应为阳性。诊断为早期梅毒。治疗用托毒汤（银花、土茯苓各45克，公英30克，生黄芪、薏苡仁、赤小豆各20克，龙胆草、马齿苋、苍耳子、皂刺各10克，大枫子仁3克，车前子15克另包）加孩儿茶3克，牛膝12克，连服9剂，1剂/天，外用盐汁石硇液频洗，2～3次/天，10天后皮疹消退，溃疡皮损部干结；继服托毒汤6剂，加党参、白术、当归、五味子、淫羊藿各10克，外洗方1次/天，2周后全身症状好转，梅斑疹全部消失，血清反应为阴性。经随访2年未见复发。[柏选正，张利亚托里攻毒法治疗梅毒59例.陕西中医.1991（6）：252]

齿窟疮

齿窟疮,因伤损齿牙,其齿堕落而成者也。内用加味地黄丸以填其精,外用填齿散修之,自然精不涸而气血相助,则齿窟不至空缺也,即不生齿,而生肉必速矣。

520 加味地黄丸

内治齿伤成窟。

熟地五钱,山药三钱,山茱萸二钱,茯苓二钱,骨碎补二钱,补骨脂二钱,丹皮二钱,当归五钱,麦冬三钱,泽泻一钱五分,水煎服,以齿满为期。

加减:气虚甚者,加人参五钱。

按:"六味地黄汤"加骨碎补、补骨脂、当归、麦冬。

【验案选要】

牙痛龈溃

男子晡热内热,牙痛龈溃,常取小虫,此足三阴虚火,足阳明经湿热。先用桃仁承气汤二剂,又用六味地黄丸而愈。(《口齿类要·齿痛》)

521 填齿散

外治齿窟。

人参一钱,骨碎补一钱,三七末一钱,同川蒺藜二钱,乳香一钱,鼠脊骨末一钱,各为末,用黄蜡化开,团成丸,如齿窟大,填入隙,数日即愈。如蜡化,频填自愈。

按:人参、三七配伍外用,《外科证治全书》名"胜金散",见后。

522 齿窟疮方

齿时有伤,成疮作痛。(《洞天奥旨·卷十六》)

生肌散,将旧棉花托一二分,入窟内,过夜即愈,或捣饭内,塞之亦妙。生肌方载在前。

按:为《外科启玄·卷十二·恶疮部》"生肌散":轻粉、乳香、没药各一钱,黄丹二钱(微炒),赤石脂五钱,寒水石三钱,上末湿则干搽,干则油调最妙。

【验案选要】

干槽症

吴某,男,41岁。已往二次拔牙史,一次拔除下双尖牙,一次拔除下颌磨牙时,术后均发生干槽症。此次拔除下颌阻生第三磨牙后放入"牙槽锭"，经观察，术后4分钟止血。次日复诊，创口血块充盈，无任何不适。

附方：洋金花粉 12 克、白及粉 3 克、三七粉 9 克、花蕊石粉 9 克、黄丹 9 克、乳香 3 克、没药 3 克、赤石脂 9 克、土霉素 16 克、丁香油 1 毫升制成 200 粒。[胡北平 . 牙槽锭用于拔牙创伤的临床观察 . 中成药研究 .1979（4）：19-20]

胎溻皮疮

胎溻皮疮，初生婴儿所长之疮也。有肉无皮，视之可痛。(《洞天奥旨·卷十》)

523 全蝎生皮散

治父母生疮，因产胎溻皮疮之子者，此方主之。

全蝎一两，生黄芪四两，金银花八两，生甘草一两，麦冬四两，各为末，蜜为丸。每日服五钱，子服三丸，一料全愈。

按："回疮金银花汤"加全蝎、麦冬，为丸。

【验案选要】

胎溻皮疮

患儿吴某，女，出生后第九天，因全身皮肤出现红斑、大小水疱及脓疱、部分糜烂剥脱，伴有发热，病史两天。入院前两天先后自背、臀、面部及四肢发生广泛性不规则红斑，随即在红斑上出现大小不等的水疱，并于一天内疱液变为混浊，黄豆至银币大小，周围有红晕。体温 38℃，生长发育良好，吐奶厌食，大便日 3 ～ 4 次。躯干、四肢、外阴部皮肤广泛性红斑，其上散在性脓疱与水疱，背与皱折部皮肤明显松弛而剥脱，露出潮红温润之糜烂面。患儿指纹紫红色，舌质红润。白细胞总数 18200，中性 0.5，杆状 0.03，淋巴 0.33，伊红 0.12；红细胞 440 万 / 立方毫米，血红蛋白 13 克。诊为胎溻皮疮（西医：新生儿天疱疮）。入院后即以清热解毒、凉血化斑，用黄耀燊老师犀角银花汤：犀角 3 克先煎，银花、生地、花粉、连翘各 6 克，灯心花 3 扎，薏米根 15 克，赤芍 4 克，水煎至 50 毫升，分次吸入，每天一剂；同时用马齿苋、苦参、羊蹄草、鱼腥草、九里明各 30 克，煎水浸泡及外洗，每天早晚各 1 次，外用 1% 黄连素氧化锌油涂搽，并以干擦散外扑皱折处皮肤，每天多次。用药两天后体温下降，哺乳复常，部分皮疹开始干燥，但仍有广泛的潮红，少许水疱、糜烂及剥脱渗液。续用上方加野菊花、蒲公英、绵茵陈各 6 克，水煎分服。

第六天后用前方改加西洋参 2 克，另炖服，外治同前。白细胞降至正常，于入院后第八天痊愈出院。出院时仍有少量皮屑脱落。住院期间未用过任何西药。[张曼华，黄耀燊新生儿剥脱性皮炎一例报告.新中医.1985（12）：38]

大面积烧伤后期残余创面

付某，女，35 岁。因酒精桶爆炸致伤，烧伤总面积达 73%，其中三度 38%，创面分布全身。经专科治疗 58 天，双下肢剩余 3% 残余创面，经生肌油纱敷盖 21 天，创面全部愈合。

生肌油纱：全蝎 45 只，蟾蜍 7 ~ 10 只，小麻油 1 公斤，鲜蛋黄 0.5 公斤，煎后去渣装瓶备用。先用生理盐水或 1 ：1000 新洁尔灭清洗创面，再按创面大小贴敷生肌油纱布，每天换药 1 次。其中肉芽创面 400 例，脱痂创面 50 例，全部治愈。一般很少形成疤痕。[王长惠，王涛.生肌油治疗 450 例大面积烧伤后期残余创面的疗效观察.中医杂志.1989（5）：29]

524 白及雄黄散

治食五辛热物，子生漏皮疮。

白及一两，雄黄末三钱，各为末，掺之，自然生皮且又不痛。

525 玉粉散

治胎毒漏皮疮。(《洞天奥旨·卷十六》)

滑石(桂府粉，包)一两(水飞过)，甘草三钱，冰片二分，共为细末，掺之疮上即愈。

按：为《保婴撮要·卷十二》"金黄散"加冰片。

风热疮

风热疮，多生于四肢、胸胁。初起如疙瘩，痒而难忍，爬之少快，多爬久搔，未有不成疮者。甚则鲜血淋漓，似疥非疥。乃肺经内热而外感风寒，寒热相激而皮毛受之，故成此症也。（以下原文选自《洞天奥旨·卷十一》）

526 三圣地肤汤

地肤子一两，防风二钱，黄芩三钱，煎汤一大碗，加猪胆二个，取汁和药同煎，

以鹅翎扫之,即止痒,痒止而疮亦尽愈。

【临证参考】朱明松治湿疹皮炎类疾病,取地肤子两份,防风、艾叶各一份置于茶缸、洗脸盆等容器内,开水浸泡二十分钟左右,(加盖浸泡)洗患处,病情轻者,每晚睡前洗一次,重者每日可二至三次。洗涤次数根据病情决定,至彻底痊愈为止。对急性湿疹、婴儿湿疹、荨麻疹等疗效较好。

黄水疮

527 安体散

黄水疮,又名滴脓疮,言其脓水流到之处,即便生疮,故名之也。治法内服除湿清热之药,而佐之凉血之味。

内治黄水疮:茯苓三钱,苍术二钱,荆芥二钱,防风一钱,黄芩一钱,当归五钱,蒲公英二钱,半夏一钱。

【验案选要】

湿疹(黄水疮)

黄某,女,2 岁,1969 年 5 月 29 日。出生 3 月后即患湿疹,屡治不愈,头面到处浸淫,尤以面部更多,拟以下方 3 剂,已愈八九,嘱继服原方 3 剂,以免复发。

附方:金银花 30 克,土茯苓 30 克,蒲公英 30 克,紫花地丁 30 克,白鲜皮 15 克,野菊花 10 克,炒黄柏 10 克,炒黄芩 10 克,干生地 10 克,连翘 10 克,蝉蜕 10 克,荆芥 3 克。浓煎,分 3 次服。小儿在 1 岁者,分 3 天 15 次服完;3 岁者,分 2 天 10 次服完。(《临证会要》)

528 舒解丹

外治黄水疮。

雄黄五钱,防风五钱,荆芥三钱,苦参三钱,水煎汤,取二碗,洗疮即愈。

按:为《石室秘录·卷四》"雄防散"加荆芥、苦参。

【验案选要】

急性湿疹

张某,男,11 岁,1981 年 6 月右小腿患湿疹,初起水疱奇痒,抓破后流出黄水,流到之处均被感染,4天后小腿与脚面均感染,擦龙胆紫药水,疗效不佳。来我院治疗,用雄防汤煎水外洗,1天后患部奇痒与渗液有明显好转,治疗5天后痊愈。

雄防汤:雄黄60克(过120目筛),防风60克,枯明矾20克(过100目筛),花椒10克(研细),苦参60克,蛇床子30克(布包),生地榆50克,地榆炭30克(过100目筛),炒苍术30克,黄柏30克。先将雄防汤用武火煎开,再用文火煎10分钟,煎药时加一块纯棉纱布同煎,取出纱布并倒1/4的药液外擦洗10分钟,每天洗4次,每次换一块干净纱布与药水烧沸,洗法同前。面部湿疹或婴儿湿疹洗后或结痂时,皮肤有紧绷不适感,可用熟猪油少许在患部外擦。面部湿疹用药水外洗时勿将药水弄到口或眼内。[王敬忠,等.雄防汤外洗治疗急性湿疹229例.中医外治杂志.1999(4):22-23]

529 粉黄膏

治黄水疮。

蛤粉一两,石膏五钱,轻粉五钱,黄柏五钱,共为细末。暑天用无根水,秋冬用麻油调敷。

按:为《外科正宗·卷四》"蛤粉散"。

【验案选要】

黄水疮

案1:张某,男,78岁。半年前左侧臀部皮肤出现粟米样小疮,四周略呈红晕,瘙痒,搔破后流黏稠黄水,浸淫成片,曾服用利菌沙片,阿莫西林胶囊,抗菌优片,环丙沙星片,菌必治等;外用硫黄炉甘石粉,硫黄软膏,达克宁霜,红霉素软膏,克霉唑软膏,洁尔阴洗液等,效果不佳,呈反复发作。现患处皮肤溃破,流黄水,面积为12厘米×10厘米。用"蛤粉散(轻粉、蛤粉、石膏、黄柏)"研极细末。外涂患处,1日4次,二周后,渗出减少,有新鲜肉芽长出,改用"蛤粉散"膏外敷患处(用凡士林同"蛤粉散"按6:1比例调膏),2周后痊愈,随访一年未见复发。[杨白玫."蛤粉散"的药理作用.山西医科大学学报.1999增刊:62]

530 小儿黄水疮方 *

治小儿黄水疮,湿热结于皮上也。(以下原文选自《洞天奥旨·卷十五》)

石膏一两,雄黄一两,各研细末,砂锅煎汤,候冷洗之。

531 五苓散

内治亦佳。

方无。

【验案选要】

黄水疮

案1:黄水疮,延蔓作痒,出水结痂。营分积湿蒸热,宜清化之。

桑白皮,银花,生米仁,通草,连翘,川草薢,赤苓,白茅根,丹皮,淡竹叶,泽泻。

案2:王。烂皮黄水疮:风湿热蒸郁营分,烂皮黄水疮延蔓,作痒水粘,湿热深重,其势方张。当风湿热两治。

桑叶三钱,银花三钱,石决明(煅)一两先煎,甘菊花三钱五分,丹皮三钱五分,赤芍三钱,淡竹叶三钱,赤苓三钱,连翘三钱,土贝四钱,滑石四钱,泽泻三钱,白茅根一两。

(以上选自《曹沧州医案·外疡总门科》)

532 黄水疮方

(以下原文选自《洞天奥旨·卷十六》)

蕲艾一两,烧灰存性为末。

加减:痒加枯矾五分。

【验案选要】

黄水疮

案1:张某,女,5岁。两膝以下患黄水疮已两年,经用下方,两剂痊愈。

案2:周某,男,7岁。头部长黄水疮已三年,反复发作,用下方治疗,一剂痊愈,已五年未复发。

附方:陈艾50克、带壳杏仁30克。用艾叶加水1500毫升,煎至60毫升,浸洗患部;再将带壳杏仁放入文火中烧至壳黑取出杏仁,捣成霜状,涂抹患处。一日3~4次。[周作玉.艾叶烧杏霜治疗黄水疮.四川中医.1983(2):34]

533 黄水疮又方 *

雄黄末二钱,砂罐内熬,水洗之。

【临证参考】宿国进治黄水疮:雄黄20克,硫黄30克,枯矾40克。诸药共研细末,装瓶备用。用时取上药20克,香油10克,调成糊状,涂于患处,每日3次。

534 雄防散

黄水疮,凡毒水流入何处,即生大水泡疮,即为黄水疮,手少动之即破。此热毒郁于皮毛也,当以汤洗之即愈。(《石室秘录·卷四》)

雄黄五钱,防风五钱。二味用水十碗,煎数沸,去渣取汁,洗疮上即愈。

【临证参考】《石室秘录评述》经验:雄黄、防风一方,不仅治黄水疮有效,即治稻田皮炎和其他皮肤瘙痒症亦效,若方中加入枯矾少许更妙。紫、白癜风用本方外,尚须配合外用鲜嫩核桃汁或补骨脂酊,方中亦最好再加入蒺藜、茶叶二药。

【验案选要】

黄水疮

徐某,男,2岁。1981年7月13日初诊。头面、耳后、上肢生疮,流脓水一周余。经西医治疗无效。现症:疮形如黄豆大,流脓水,伴瘙痒、疼痛,烦躁不安。即用雄黄15克、防风15克,煎水外洗疮面,并嘱避免搔抓。洗一日诸症大减,二日全消,三日而愈。[许秀平.防雄煎剂治疗黄水疮.四川中医.1985(7):54]

伤守疮

伤守疮者,言不守禁忌也。凡生疮毒,必须坚守房帷,无论大小,皆宜如此。大疮毒而不守禁忌,必致丧亡;小疮毒而不守禁忌,必至痛苦。今名伤守者,犹言小疮疖也。凡犯色欲,其疮口必黑黯,痛如刀割,腐烂必深,非大补精血神气,万难奏效。内服加味补中益气汤,或加味十全大补汤以补之,外用末药敷之,始可转危为安,变死为生也。(以下原文选自《洞天奥旨·卷十一》)

535 补中益气加金银花汤

治不慎色欲。

人参五钱,黄芪一两,柴胡一钱,升麻五分,生甘草一钱,当归五钱,陈皮五分,白术五钱,金银花一两,加枣二枚,水煎服。

加减:如虚极者,倍加参、芪、归、术;寒虚者,加附子、肉桂各一钱,余不必加。

【验案选要】

血栓闭塞性脉管炎

某男,56 岁,河南人,流落静升村多年。一生嗜烟酒。3 年前因双下肢血栓闭塞性脉管炎,在省二院齐膝截肢。术后已成残废,万念俱灰。自制木板车,以手代足,日日进出于茶馆酒肆之间,整日大醉昏睡。不遵禁忌,日吸烟 3 ~ 4 盒。术后半年多,1964 年 9 月 17 日,截肢处开始电击样剧痛,周围紫红溃烂,脓水秽臭,腐烂见骨。托人求余诊治,见症如上。六脉洪数而虚,舌红少苔。近 2 个月于夜间 3 次发作心绞痛,经抢救脱险。情绪消沉,多次服安眠药,欲一死以求解脱。病痛为人生一大不幸,遂婉言劝慰,嘱戒烟酒,振作精神。证属湿热化毒,血瘀气弱,又兼真心痛,颇难措手。遂予四妙勇安汤合丹参饮,清热解毒,下病上取,重加生芪益气托毒生肌,生水蛭、炮甲珠破栓塞,化瘀通络为治。

生芪240克,二花、元参各90克,当归、丹参各60克,甘草30克,檀降香、桃仁、红花各10克,砂仁5克,另用生水蛭、炮甲珠、醋元胡各6克研粉分冲。以脸盆煎药,取浓汁1500毫升,6次分服,日4剂,夜2 ~ 3剂。

9月25日二诊:患者无人护理,平均两天服药1剂,服药2剂时,患处灼热,剧痛消失。第4日下午脓水消失,第5日溃烂处收口结痂。第6日左侧结痂脱落,肉芽嫩红,心绞痛亦愈。嘱原方再服3剂,遂愈。事隔3月,又托人请诊。见患处又开始脓水淋漓,周围紫黑、秽臭,剧痛夜不能寐。诊脉洪大无伦,腰困如折,微喘,询其致变之由,忸怩难以启齿。知其行为失检,犯房室之忌,致伤肾气,生命根基动摇,年近六旬,论治谈何容易,遂婉辞。不久家乡来人领回原籍,不知所终。(《李可老中医急危重症疑难病经验专辑》)

536 加味十全大补汤

治伤守疮。

熟地一两,川芎二钱,当归五钱,生黄芪一两,白术五钱,茯苓二钱,甘草一钱,肉桂一钱,白芍二钱,人参二钱,金银花一两,水煎服。

537 救败丹

外治伤守。

人参二钱,三七根末三钱,孩儿茶三钱,乳香一钱,白僵蚕二钱,轻粉一钱,发灰二钱,各为细末,掺于膏药内贴之。若不用膏药者,干掺妙,猪油调搽亦妙。

手足丫毒疮

手足丫毒疮，虽生于手足，名同而丫宜辨也。生于手丫者，属手经；生于足丫者，属足经。然手足亦宜辨也。生于手足之背丫者，是三阳经；生于手足之掌丫者，是三阴经。看其何经，而用何经之药，托里调中，更加引经之味，则计日可以奏效矣。倘内既服药，而外复加敷药以箍其毒，则毒不走散，一出脓而即安，尤治法之神也。手足丫毒近于井穴，最宜早治，万勿因循，至轻变为重也。

538 全消饮

治手足丫毒疮。

当归三钱，生黄芪三钱，红花二钱，生地三钱，荆芥叶一钱五分，贝母一钱，茯苓二钱，黄柏二钱，地骨皮三钱，菊花根一把，水煎一碗，急服数剂，无不内消。若失治，一至溃烂，多费时日矣。然肯服此方，亦不大溃。

539 箍毒神丹

地榆二钱，天花粉一钱，菊花根一把，生甘草一钱，芙蓉叶十四叶，蒲公英（鲜者）一把，将干研末，捣鲜药取汁，调之敷上，则毒不走开，内自化矣。

【临证参考】痈症初起方：把新鲜地榆根皮洗净晾干，刮去粗皮，取白皮切碎，加桐油适量捶细，地榆根白皮每次以50～100克为宜，用单层纱布包裹压扁敷患处，外包塑料薄膜，然后用胶布固定。每天一次换药，直至痊愈。

胎窬疮

胎窬疮，乃初生小儿背上或有一二孔也，此等小儿，明是脏腑不足，少气少血，以长皮肉也。倘虽有孔窬，而肉膜遮护，犹有生机。急用气血峻补汤，大剂与母吞服，儿食其乳，尚有生机。再嚼人参、三七之片数，分填于孔窬之内，则气血壮旺，生皮亦速也。苟孔窬之中无有脂膜，洞见脏腑，数日即死，救之亦无益也。总补母之气血，一时填隙，而儿之先天大缺，仅可延数年之日月，不能享百岁之光阴也。

540 气血峻补汤

治儿生胎窬疮。

黄芪一两，当归一两，白术五钱，川芎五钱，红花五分，益母草一钱，水煎服二十剂，至月余后，可服"补中益气汤"数十剂。

541 胎窬疮外治方 *

嚼人参、三七之片数，分填于孔窬之内。

按："救败丹"去儿茶、乳香、僵蚕、轻粉、发灰。

【临证参考】《外科全生集·卷四》治溃烂并斧破伤：人参、三七研极细末，涂患处，消肿止痛，患湿者干掺。

湿毒疮

湿毒之疮，多生于两足，非在足胫，即在足踝，非在足背，即在足跟，其故何也？盖湿从下受，而两足亲于地，故先受之也。治之法，必须去湿为主，而少加杀虫之味，则愈病甚速，转不必解其热也，盖湿解而热自散。况生疮既久，流脓流水，气血必虚，安在热存乎。

542 除湿解毒汤

治湿毒足疮。

白术五钱，山药五钱，薏仁五钱，金银花一两，肉桂三分，泽泻二钱，乌柏根一把，水煎服，十剂自愈。如未愈者，再用"龙马丹"（方见下）敷之。

【验案选要】

湿毒

方，肿：表热六日，右脚大肿，肿过脚骱。舌绛多刺，湿毒深重。质小，能胜任乎？

大豆卷，赤芍，川萆薢，泽泻，桑叶，土贝，丝瓜络，川牛膝，白蒺藜，连翘，忍冬藤。（《曹沧州医案》）

543 龙马丹

统治湿毒疮。

马齿苋二钱，黄柏五钱，陈年石灰二钱，轻粉一钱，地龙粪三钱，伏龙肝二钱，黄丹三钱，赤石脂二钱，各为细末，蜜调敷之。

【临证参考】《赵炳南临床经验集》治湿疹、湿毒疡、丹毒、脓疱(黄水疮):马齿苋二两(鲜马齿苋半斤),净水洗净后,用水四斤煎煮二十分钟,过滤去渣(鲜药煮十分钟),用净纱布8～7层沾药水温敷患处,每日二至三次,每次20～40分钟。功能清热解毒,除湿止痒。

【验案选要】

化脓性皮肤病

管某,女,农村社员,其三个小孩,大者八岁,小者三岁,一岁。初,其大孩因感染,在四肢出现脓疱疮,后由于不注意防治,三个小孩相继传染,在头面部、颈脖及四肢出现多处脓疱疮,奇痒难忍,小孩乱抓,黄水外流,不断蔓延,曾用西药治疗不见好转。后用下述药水,不断涂搽,三天之内,三个小孩相继治愈。

附方:鲜马齿苋、鲜灯笼草各适量,洗净捣烂,用纱布绞汁,装瓶备用。用时以棉签或毛笔蘸药水涂患处,每日不拘次数。[江学友.草药治疗脓疱疮.新中医.1977(4):27]

火丹疮(附:赤白游风)

火丹疮,遍身俱现红紫,与发斑相同。然斑随现随消,不若火丹,一身尽红且生疮也。发斑,热郁于内而发于外;火丹,热郁于外而趋于内。发于外者,有日散之机;趋于内者,有日深之势,故发斑轻而火丹重。然而火丹有二种;一赤火丹,一白火丹也。赤色皮干,白色皮湿,似乎各异。而热郁于皮毛之外,由外而入内,则赤白无异也。大约赤者纯是肺经之火热,若色带白,乃是脾经之火热也。故赤者竟解肺经之热,补水之不足,以散火之有余,此"消丹饮"之为妙也。白者解脾经之热,利水湿之气,从膀胱而下走,不必又去外逐皮毛。盖湿气之盛,在脾而不在肺耳,此桑白分解散之所以妙也。更有一种赤白游风,往来不定,小儿最多,此症有似发斑,但发斑有一定之根,而赤白游风无一定之色,此胃火郁热不解,故亦结疮而不愈。治之法必须清热,而清热又必须凉血。盖血寒则凝滞不行,虽火得血而可止,终不能散火,此"清火消丹汤"所以妙也。三症分而治之,自有奇验,正不可混耳。

544 消丹饮

治红紫火丹。

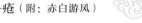

玄参三两，升麻二钱，麦冬一两，桔梗二钱，生甘草一钱，水煎服。小儿减药之半。

【方解】此方用玄参解其浮游之火，以麦冬滋其肺金之气，用桔梗、升麻表散于毛窍之间，用甘草调和于脏腑、经络之内，引火外行，所以奏功神速耳。（《辨证录·卷十》）

按：《辨证奇闻·卷十》《辨证录·卷十》同。

【临证参考】《外科真诠·丹毒》"消丹饮"治丹毒：玄参一两，升麻一钱，麦冬三钱，桔梗一钱，丹皮二钱，牛蒡子二钱，甘草七分，淡竹叶十片，引。

【验案选要】

赤游丹毒

年七岁，遍身红点，赤如丹砂，又如蚊迹。发前两夜发热作寒，状类伤寒，今则寒热皆退，惟口牙出血，小水短赤，此名丹毒，用升麻防风汤。

升麻，防风，山栀，元参，荆芥，丹皮，牛蒡子，葛根，木通，甘草。引加灯心，水煎服，二贴全愈。

按：赤游丹毒皆由心火内壅，热与血搏，或起于手足，或发于头面胸背，游移上下，其热如火，痛不可言，赤如丹砂，故名丹毒。凡自腹出四肢者易治，自四肢入腹者难治。治丹之法，先用辛凉解表，使毒渐消，方可搽敷，若先不解表，遽用搽敷，必逼毒入腹，以致不救。小儿一岁以外者易治，未周岁者难治。（《医案偶存》）

545 桑白分解散

治白火丹。

薏仁二两，泽泻三钱，升麻一钱，天花粉三钱，桑白皮三钱，神曲三钱，水煎服。

按：《辨证录·卷十》同。

【临证参考】《外科真诠·丹毒》丹毒色白而湿，烂流黄水，痒不时者，名水丹，又名风丹，属脾肺湿热，宜内服桑白分解散治之：桑皮三钱，米仁一两，泽泻二钱，升麻一钱，花粉二钱，猪苓二钱，神曲一钱，甘草五分，陈皮七分。

【验案选要】

流火

案1：孙。伤于湿者，下先受之，湿溃肌肤，郁蒸化热，左足痛红肿焮热，渐成流火。当清化主之。

桑白皮三钱,银花三钱,防己三钱五分,滑石四钱,丹皮三钱五分,连翘三钱,丝瓜络三钱,赤苓三钱,赤芍三钱,生米仁四钱,粉草薢四钱,桑枝一两,白茅根一两去心。(《曹沧州医案·外疡总门科》)

案2:金,左。湿火下注,营卫不从,左腿足流火肿红焮痛,不便步履,寒热晚甚,姑拟清疏消解。

清水豆卷八钱,荆芥穗钱半,京赤芍二钱,当归尾三钱,茯苓皮三钱,通草八分,六一散(包)三钱,金银花三钱,连翘壳三钱,大贝母二钱,丝瓜络二钱,桃仁泥钱半,杜赤豆一两,流火药冷粥汤调敷。(《丁甘仁医案续集》)

丹毒

周左,慧山,石工。甲寅九月病流火,两足红肿。或专用水浸海蛇皮敷贴,足胫冷遏,湿火内闭,转筋而痛,胀坠不能行走。脉濡数,苔白。即疏薏仁、茵陈、防己、茯苓、猪苓、泽泻、归尾、海桐皮、松节油、白茄根、丝瓜络、蚕沙、炙乳香、路路通。外用蚕沙、木瓜、樟脑、红花,煮酒揩之。一二次,痛定肿消。(《周小农医案》)

546 清火消丹汤

治赤白游风丹。

生地一两,丹皮三钱,甘草一钱,玄参三钱,牛膝二钱,赤芍三钱,天花粉一钱,水煎服。

【方解】此方凉血而兼行血,清火而并散火,既无大寒之虞,自无甚热之虑,郁易开而火易达矣。(《辨证录·卷十》)

按:《辨证奇闻·卷十》《辨证录·卷十》有荆芥,余同。

【临证参考】《冯氏锦囊秘录·卷十九》"荆防饮"治赤丹游走:用荆芥,防风,丹皮,天花粉,橘红,连翘,甘草,粘子(炒杵),玄参,赤芍,羌活,金银花(等分),水煎服。

547 赤游丹外治方 *

赤游丹又可外治。

用积年胞衣所化之水,和金汁涂之即消。

按:胞衣水,《本草纲目·卷五十二》治:小儿丹毒,诸热毒。

【临证参考】《经验丹方汇编》治火丹满身生遍,形如水泡者:小儿胎衣瓶内水,将鸡毛抹上,随手而愈。

548 经验方

外治小儿丹毒，皮肤热赤。

寒水石五钱，白土一分，为末，米醋调涂之。

按：为《小儿药证直诀·卷下》之"白玉散"；亦见《本草纲目·卷十一》引《经验方》。

【临证参考】《万病验方·卷十四》治赤游丹毒：寒水石、滑石各一两，为末，米醋调敷肿处。或肿至外肾有破处，只水调。《常见病验方》治小儿丹毒：寒水石1两，研末水调外敷。

549 柏叶散

治三焦火盛，致生火丹作痒，或作痛，延及遍身。（以下原文选自《洞天奥旨·卷十六》）

侧柏叶（炒黄，为末）五钱，蚯蚓粪五钱，黄柏五钱，大黄五钱，赤豆三钱，轻粉三钱，共为细末，新汲水调搽。

按：为《外科正宗·卷四》方。

【临证参考】《常见病验方》治丹毒：大黄末、侧柏叶（捣烂），调敷患处。林晶用"双柏散"治下肢丹毒：大黄2份，侧柏叶2份，黄柏1份，泽兰1份，薄荷1份，研粉以适量蜂蜜水调成糊状，外敷并超出炎症范围，外以纱布包扎。

550 达郁汤

火丹砂疹。（以下原文选自《石室秘录·卷三·达治法》）

升麻三钱，元参八两，干葛三两，青蒿三两，黄芪三两，水煎服。

【方解】此方之奇，奇在青蒿与元参同用。盖火丹砂疹之病，乃胃火与肝结之火，共腾而外越，治肝则胃不得舒，治胃则肝不得泄。今妙在用青蒿，青蒿平胃火，兼能平肝火，然未免性平而味不甚峻，又佐之元参之重剂，则火势散漫，无不扑灭矣。然而青蒿虽平胃肝之火，而胃肝二火相形，毕竟胃火胜于肝火，又佐以干葛之平胃。

夫升麻之可多用者，发斑之症也。凡热不太甚，必不发斑，惟其内热之甚，故发出于外，而皮毛坚固，不能遽出，故见斑而不能骤散也。升麻原非退斑之药，欲退斑，必须解其内热。解热之药，要不能外元参、麦冬与芩、连、栀子之类。然元参、麦冬与芩、连、栀子,能下行,而不能外走,必藉升麻,以引诸药出于皮毛,而斑乃尽消。倘升麻少用,不能引之出外,势必热走于内,而尽趋于大、小肠矣。夫火性炎上,引其上升者易于散,任其下行者难于解。此所以必须多用,而火热之毒,随元参、麦冬与芩、连、栀子之类而行,尽消化也。大约元参、麦冬用至一二两者,升麻可多用至五钱,少则四钱、三钱,断不可只用数分与一钱已也。(《本草新编·卷二》)

【临证参考】《经验选秘·卷二》治游风丹毒,身上突然红肿,游走无定,身热作痒,或痛或不痛,或生头面,或生手足:防风、升麻、栀子、麦冬、荆芥、木通、干葛、薄荷、元参、牛蒡子、甘草各一钱。灯心草十茎,水煎服。大便闭者加大黄、枳壳各一钱。

551 固本散

白芍三钱,柴胡二钱,丹皮二钱,元参三钱,麦冬三钱,荆芥三钱,生地三钱,炒栀子三钱,防风一钱,天花粉二钱,水煎服。

【方解】此方专散肝木中之火,达其肝木之火,而诸经之火尽散矣。

【验案选要】

赤丹

一女子赤晕如霞,作痒发热,用加味小柴胡汤加生地、连翘、丹皮而愈。(《外科枢要·卷二》)

赤游风

幼童,5岁。患赤游风,偶感外邪,前医皆作痧治,用开药表药不愈。两臂两腿发瘰瘤而色红,浮肿焮热,痒而兼痛。脉浮缓。

针:先针刺百会及委中,寻按爪弹,俾气散而风解。

药:细生地三钱,全当归二钱,赤芍一钱,川芎一钱,荆芥钱半,防风钱半,苏薄荷一钱,生桑皮一钱,蝉蜕一钱,川柴胡七分,独活七分。

服一剂,病稍减轻。次日复刺一次,又进一剂,至三日而痊。(《全国名医验案类编》)

赤游丹毒

北关江姓一小儿,甫六月,胎毒未去,偶然大啼不止,乳食减少。迎余往视,见小儿手背红点如豆,余命宽衣细看,左腿膝上红如云片,此是赤游丹毒。古云

"此证起于四肢，入于腹者死"。急用二花解毒汤，以免后患。一剂即效，二剂痊愈。

二花解毒汤：金银花5克，荆芥4克，防风5克，生地5克，当归5克，紫草3克，连翘6克，木通2克，玄参5克，知母4克，乳香2克，甘草3克，水煎服。

按：瞿氏自拟二花解毒汤清热凉血解毒，佐以除风活血，该方是从万氏防风升麻汤化裁而来。若作风治，误用辛温，转生他变，必致难挽。（《湖岳村叟医案·幼科门》）

552 火丹神效方

丝瓜子一两，柴胡一钱，元参一两，升麻一钱，当归五钱，水煎服。

【临证参考】《种福堂公选良方》治男妇小儿一切无名肿毒：将苦丝瓜连筋带子，烧存性为末，每服三钱，白蜜汤送下，日二服，夜一服，则肿消毒散，不致内攻。

553 防桔汤

人有身热之后，其身不凉，遍身俱红紫之色，名曰火丹，人以为热在胸膈，谁知热在皮肤乎。夫火丹似与发斑相同，何分二名？不知二病热虽相同，而症实各异。盖发斑者，红白相间也；火丹者，一身尽红也。发斑，热郁于内而发于外；火丹，热郁于外而趋于内。发于外者，有日散之机；趋于内者，有日深之势。故发斑之症轻，火丹之病重。然不知消火之法，轻者未必不变为重，苟知散郁之方，重者亦变为轻也。故治火丹之病，补其水之不足，散其火之有余，使火外出，不在内攻可也。（以下原文选自《辨证录·卷十》）

此症用防桔汤亦效。

防风一钱，麦冬、玄参各一两，桔梗三钱，甘草一钱，天花粉二钱，黄芩二钱，水煎服。

按："消丹饮"去升麻，加防风、花粉。

【验案选要】

丹毒

庄敛之艰嗣，辛酉幸举一子，未及三月，乳母不善抚养，盛暑中拥衾令卧，忽患丹毒，遍游四肢，渐延背腹。敛之仓皇求告。予曰：儿方数月，奈何苦之以药？急以犀角绞梨汁磨服。敛之问故，予曰：犀角能解心热，而梨汁更能豁痰，且味甘，则儿易服。别疏一方，用荆芥穗钱半，鼠粘子二钱，怀生地四钱，牡丹皮一钱五分，玄参三钱，栝蒌根三钱，薄荷叶一钱，竹叶百片，麦门冬去心四钱，生甘草三钱,连翘三钱,贝母去心三钱,生蒲黄二钱,令煎与乳妇服之,乳汁即汤液矣。敛之依法治之,一日夜,赤者渐淡。再越日,丹尽退。(《广笔记·卷三》)

554 荆芥祛风汤（重方）

方见后"内丹"条。

555 除湿逐丹汤

人有满身发斑,色皆黄白,斑上有水流出,时而作疼,久之皮烂,人以为心肝二经之火,谁知脾肺之湿热乎。

防风三分,苍术三钱,赤茯苓五钱,陈皮五分,厚朴一钱,猪苓一钱,山栀子三钱,甘草三分,白术三钱,薄桂三分,水煎服。

【方解】此方利水多于散火者,以湿重难消,水消则火亦易消也。

按:《辨证奇闻·卷十》防风作三钱,余同。为《外科正宗·卷四》"除湿胃苓汤"去木通、泽泻、滑石。

【验案选要】

火丹

湿热阻络,腿胯结肿,渐延臁膀浮肿,而为火丹,脉弦恶寒,拟宣络和湿法。

大豆卷,焦茅术,薏苡仁,川独活,黄防风,川萆薢,川通草,茯苓皮,左秦艽,川黄柏,嫩桑枝。(《高氏医案》)

流火

姜某,男,56岁。1988年7月26日初诊。左小腿红肿疼痛3天。患者素有足癣,经常搔抓。3天前左小腿突发红肿疼痛,伴壮热恶寒,头痛恶心。左小腿至踝部,大片焮红肿赤,色如涂丹,匡廓鲜明,皮面紧绷光亮,其上燎浆大疱,触之灼热。便结溲赤,舌绛苔腻,脉洪数。中医诊断流火,西医诊断丹毒。治以清热凉血,解毒除湿。

苍术10克,黄柏10克,川牛膝10克,泽泻10克,生苡仁30克,白茅根30克,生地30克,丹皮10克,赤芍10克,板蓝根15克,忍冬藤15克,生川军6克。水煎服7剂。外用紫金锭水调涂擦。

5天后复诊,体温正常,大便已通,患处疼痛减半,皮损色淡,水疱渐退,肿胀始退,苔腻未化。遂于前方再进5剂,停用外涂药。

三诊皮损基本消退,留有色素沉着斑,其上有皮屑,擦之即落,舌脉如常人。

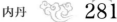

嘱服中成药二妙丸1周。病愈后至今未见复发。(《现代名中医皮肤性病科绝技》)

内丹

内丹者,生赤色于皮毛之内,而外不十分显出也,点灯照之,若用纱裹朱砂而透明,故以内丹呼之。此等之丹,得于胎热。此火欲出而不得遽出,隐隐外突于皮毛。倘发于腰脐而作痛,或大小便闭结不通,皆死症也。苟生于渊腋、京门等穴,或左或右,尚非死症,以热在胆经而不在肾经也。方用"荆芥祛风汤",实可救治。然救之亦必须早,盖内丹不早治,亦必死耳。(以下原文选自《洞天奥旨·卷十一》)

556 荆芥祛风汤

治内丹。

荆芥二钱,甘草一钱,半夏五分,麦冬五钱,当归三钱,白芍三钱,水煎服。

按:《辨证录·卷十》麦冬为五分,余同。

【临证参考】《外科心法要诀·卷十三》"四物消风饮"治赤白游风:生地三钱,当归二钱,荆芥、防风各一钱五分,赤芍、川芎、白鲜皮、蝉蜕、薄荷各一钱,独活、柴胡各七分,红枣肉二枚,水二钟,煎八分,去渣服。

557 散丹汤

治火丹。

当归三钱,生甘草一钱,赤芍药三钱,大黄一钱,丹皮二钱,柴胡八分,黄芩一钱,水煎服。

【验案选要】

丹毒

王某,男,54岁。1964年7月17日入院。患者于1964年7月13日晨,突然形寒发热,头痛泛恶,周身骨节酸楚,左小腿焮红肿胀疼痛,不能步履。以往同样发作史3次。烦躁不安,苔黄腻,舌红,脉数。体温39.5℃,左小腿明显肿胀,并有大片红斑,边界清楚,约15厘米×20厘米,压之退色。在红斑上并有粟米大小出血点,部分密集顶层片按之不退色。左腹股沟淋巴结肿大,压痛明显。两足趾间皮色发白,有轻度脱屑。白细胞总数1.35万,中性粒白细胞0.78,淋巴细胞 0.22。诊断为下肢丹毒、紫癜、足癣。治以凉血清热、解毒利湿。

鲜生地一两,粉丹皮三钱,京赤芍三钱,金银花六钱,净连翘六钱,黄柏三钱,生米仁四钱,紫草五钱,粉草薢四钱,生大黄三钱后下,川牛膝三钱。外敷玉露膏。

服药后次日体温 37.5℃,小腿部红肿退去三分之一,出血点由紫红转淡。再以原方连服 2 剂后,第三日体温正常,诸症好转,已能下床活动。下肢仍有肿胀,再以原方去生地、银花,连翘改为四钱,连服三剂,痊愈出院。(《外科经验选》)

飞灶丹

小儿丹毒有十种:一飞灶,二吉灶,三鬼火,四天火,五天灶,六水激,七胡次,八野火,九烟火,十胡漏也,皆父母胎毒所成。治症必须辨明,不可混治。……飞灶丹者,从头顶上红肿起,此火毒在泥丸也,本是难救,然急用葱白捣自然汁,调白及、炒黄柏,涂之即消,又不可不知也。

558 及柏散

白及三钱,黄柏三钱(炒),各为细末,急用葱白捣烂,取自然汁,涂在泥丸顶上,一昼夜即消。

【临证参考】姬广萍治带状疱疹:白及、黄柏各 30 克,黄连 40 克,地榆 50 克,冰片 100 克,明矾 10 克,以上药物细末,用浓茶水调成糊状,外涂患处。

吉灶丹

吉灶丹,从头上向脑后红肿者是。亦有肿而作疼者,尤为可畏。是足太阳膀胱风热,故作痛也,更有浑身作热者。内宜服"防风通圣散"加减,外宜用"紫荆散"调搽自愈。

559 防风通圣散

防风、荆芥、连翘、麻黄、薄荷、川芎、当归、白芍、白术、山栀子、大黄、芒硝、黄芩、石膏、桔梗、甘草、滑石等分,水煎服。

按：为《宣明方论·卷三》方。

560 紫荆散

外宜用。

紫荆皮一钱，赤小豆一钱，荆芥一钱，地榆一钱，各等分为细末，以鸡子清调涂。

【临证参考】《外科真诠·赤游丹毒》"紫荆散"治吉灶丹，以上方加冰片，共研末，用鸡子清调涂。

鬼火丹

鬼火丹，先面上赤肿，后渐渐由头而下至身亦赤肿也，是手足阳明经内风热。治宜用白虎汤以泄胃热，加防风、荆芥、薄荷、桑白皮、葛根以散其风，引其从皮毛而外散也。然大肠亦热，何故不泻大肠之火？不知胃之火甚于大肠，胃火散而大肠火亦散，不必又治之也。但外用"伏龙散"末，以鸡子清调搽尤妙。

561 白虎加味汤

内治鬼火丹。

石膏二钱，知母一钱，麦冬三钱，半夏一钱，防风一分，荆芥二钱，薄荷一钱，甘草一钱，桑白皮二钱，葛根一钱，竹叶三十片，水煎服二剂。

【验案选要】

丹毒

许某，女,37 岁。下肢慢性丹毒已十余年。1959 年 2 月 4 日因再度复发而来诊。检查：右小腿外侧明显红肿，并有扩大趋势，皮肤光亮而赤；伴寒热，脉来细数,舌无苔。诊为丹毒。遂用砭法，放出少量紫血，然后外敷四味拔毒散（明雄黄、苏雄、白矾、冰片），以陈醋调敷。经二天，基本消退，再内服化斑解毒汤（升麻、石膏、连翘去心、牛蒡子、黄连、知母、元参、人中黄、竹叶）加减三剂而愈。(《中医外科证治经验》)

562 伏龙散

外治鬼火丹。

伏龙肝末三钱，炒黄柏三钱，为末，鸡子清调搽。

【临证参考】《外科真诠·赤游丹毒》以上方加冰片，研末，用鸡子清调搽，治赤游丹毒。又治烂皮火丹，用莲蓬（煅），面粉，伏龙肝，黄柏末，上片，研细，和匀干掺。

【验案选要】

烫伤

一使女，炭火汤足，背烂一也，以伏龙肝散乳调敷，不三日而愈。（《外科证治全生集》）

天火丹

天火丹，从脊背先起赤点，后则渐渐赤肿成一片，是肾、督脉中热毒，兼足太阳经风热。宜治肾而并治膀胱为是，不可纯用"防风通圣"也。外用"桑榆散"外敷，则得之矣。

563 解苦散

内治天火丹。

玄参五钱，生地五钱，羌活一钱，黄柏二钱，白茯苓三钱，升麻五分，丹皮三钱，水煎服。

【验案选要】

丹毒

苏林生，年七岁，遍身红点，赤如丹砂，又如蚁迹。发前两夜发热作寒，状类伤寒，今则寒热皆退，惟口牙出血，小水短赤，此名丹毒，用升麻防风汤：

升麻、防风、山栀、元参、荆芥、丹皮、牛蒡子、葛根、木通、甘草。

引加灯心，水煎服，二帖愈。（《医案偶存》）

564 桑榆散

外治天火丹。

地榆二钱，桑白皮二钱，羌活一钱，玄参三钱，各为细末，羊脂溶化调涂。

【临证参考】《外科真诠·赤游丹毒》"桑榆散"以上方加上片三分，共研细末，羊脂溶化调涂，治丹毒。马建国等治小腿丹毒除内治外，取地榆较大剂量，水煎待凉持续湿敷，能收热清毒解炎症消散之良效。

天灶丹

天灶丹，从两臂起赤肿，少黄色，或止一臂见之，皆手阳明经风热。内服解毒之药，外用柳枝烧灰为末，水调涂之，亦易愈也。盖天灶丹，乃丹毒之最轻者，故亦可轻治之耳。

565 轻解散

内治天灶丹。

防风五分，麦冬三钱，生地三钱，桑白皮二钱，黄芩一钱，柴胡八分，白芍三钱，天花粉五分，水煎服。

【验案选要】

赤丹

汤治一女，病发赤丹，诸治不效。以生料四物汤加防风、黄芩，一日而愈。即四物用生地、赤芍、川芎、归身、防风各半两，黄芩减半煎，大小加减。此方治血热生疮，遍体肿痒，及脾胃常弱，不禁大黄等冷药，尤宜服之。（《名医类案·卷十二》）

566 柳灰散

外治天灶丹。

柳枝（烧灰）五钱，荆芥（炒末）二钱，滑石三钱，生甘草二钱（为末），水调涂之即愈。

【临证参考】《外科真诠》"柳灰散"治天灶丹：柳枝灰一钱，荆芥炭二钱，太宁石三钱，生甘草一钱，共研末，用水调涂，加生蜜少许更佳。

水激丹

水激丹，初生于两胁，虚肿红热，乃足少阳胆经风火也。此丹亦热之轻者，治胆经之火而去其风，可计日而瘥也。方用"加味小柴胡汤"治之最神，外更以敷药涂搭，又何患乎？

567 加味小柴胡汤

柴胡一钱,半夏五分,甘草五分,黄芩一钱,陈皮三分,白芍二钱,防风五分,荆芥一钱,水煎服,数剂丹消。

【验案选要】

赤丹

一女子赤晕如霞,作痒发热,用小柴胡汤加生地黄、连翘、丹皮而愈。(《疡疡机要·卷中》)

568 铁屑散

生铁屑二钱,母猪粪(烧灰)二钱,和蜡水调涂。

按:为《千金要方·卷二十二》"治小儿丹毒:煅铁屑研末,猪脂和之"加母猪粪。原文为"缺屑散""生缺屑",当为"铁屑散""生铁屑",今改。

【临证参考】《万病验方·卷十四》治火丹:以锈铁磨水,调厕坑上泥,涂之。

胡次丹

胡次丹,先从脐上起黄肿,是任经湿热也。去其湿热而丹毒自散。古人用"三黄解毒汤",未免过峻,恐小儿气虚难受。铎受异人之传,另用"化湿饮"方治之,尤觉安稳,更用槟榔外治,万无一失也。

569 化湿饮

内治胡次丹。

白果十个,白术一钱,黄柏二钱,山药二钱,茯苓三钱,泽泻一钱,木通一钱,赤芍二钱,荆芥一钱,天花粉一钱,水煎服。

【临证参考】王绍臣"蜈蚣白果解毒汤"治丹毒:白果 10 克,蜈蚣 3 条,金银花 30 克,连翘 20 克,蒲公英 30 克,紫花地丁 15 克,紫草 15 克,生桑白皮 30 克,牡丹皮 15 克,赤芍 15 克,土茯苓 30 克,大青叶 15 克,生甘草 10 克。颜面丹毒加菊花 30 克;躯干丹毒加柴胡 15 克;下肢丹毒加怀牛膝 15 克;真菌感染引起者加炙百部 15 克;水疱明显加车前草 30 克;发热加水牛角 30 克;小便短赤加白茅根 30 克;大便干燥加大黄 10 克。每日 1 剂,水煎约 600 毫升,分早中晚 3 次口服。将前煎剩药渣加芒硝 30 克,加水煎取 1500 毫升,待温后分早中晚 3 次敷洗患处,每次约 10 ~ 15 分钟。

【验案选要】

流火

病流火,两足红肿。或专用水浸海蛇皮敷贴,足胫冷遏,湿火内闭,转筋面痛,胀坠不能行走。脉濡数,苔白。即疏薏仁、茵陈、防己、茯苓、猪苓、泽泻、归尾、海桐皮、松节油、白茄根、丝瓜络、蚕沙、炙乳香、路路通。外用蚕沙、木瓜、樟脑、红花,煮酒揩之。一二次,痛定用消。(《周小农医案》)

570 槟榔散

槟榔(为末)二钱,生甘草一钱,米醋调搽自愈。

野火丹

野火丹,从两腿上起赤肿,痛甚,如火之烧,乃足阳明胃经风热也。内服"凉膈散"加减,外以羊脂调末药,涂搽自易愈也。此丹虽火盛极,不可信是胃经热炽,竟用"石膏汤"与"泻黄散"也,恐小儿脾胃欠实,不禁大泻,反恐胃气损伤,转难救耳。

571 凉膈散

内治野火丹。

连翘二钱,大黄一钱,芒硝五分,甘草一钱,栀子二钱,黄芩二钱,薄荷一钱,茯苓一钱,水煎服二剂。

按:为《和剂局方·卷六》方。

【验案选要】

丹毒

王某,男,6岁,1994 年 9 月 24 日就诊。其母代诉:胸背及颜面部突起红色斑块。刻诊:斑块成片,扪之略高出皮肤,局部颜色鲜红,伴发热,眼睛胀痛,大便稍干,舌红、苔黄,脉弦。查体温 38.1℃,白细胞 1.72 万,中性粒细胞 0.80,淋巴细胞 0.20。诊为丹毒,证属风热夹瘀于上,气血不和。治宜疏风散热,凉血解毒,方拟凉膈散加减。处方:连翘、菊花、金银花各 15 克,栀子、玄参各 9 克,牡丹皮、黄芩、紫草各 10 克,大黄、薄荷、牛蒡子、甘草各 6 克。2 剂,水煎服。嘱忌辛辣之品。二诊：发热已退，斑片略消散，眼肿减轻，大便日 3 ~ 4 次，舌脉同前。继以上方加赤芍 9 克，4 剂而愈。复查血白细胞计数降至正常。

缠腰火丹

李某，男，48 岁，1990 年 3 月 22 日就诊。腰背及前胸出现簇积成串之水疱 6 天。查水疱如黄豆大小，拥集成簇，串之如珠，疱疹间皮色如常，局部疼痛剧，伴有腰胀、纳差，舌红、苔黄，脉弦。诊为缠腰火丹（带状疱疹）。初用龙胆泻肝汤 3 剂治疗，诸症无明显改变。细思之，本例虽有湿热壅滞之象，然热毒不解，湿热之邪终难自去，故当内泄外散，上清下利，遂改用凉膈散加减治疗。处方：栀子、金银花、大黄各 10 克，黄芩、连翘、茯苓、牡丹皮各 12 克，甘草 6 克。3 剂，每日 1 剂，分 2 次内服。外用二味拔毒散治疗，每日 3 ~ 4 次。再诊：诉服上方后大便作泻，疼痛减轻，局部疱疹无发展，查舌红、苔黄而燥。继守上方改大黄为 6 克，加玄参 15 克，板蓝根 30 克，服用 5 剂而愈。

[汪方记 . 凉膈散在外科皮肤科运用举隅 . 新中医 .1998,30（10）：43]

572 消肿散

外治野火丹。

乳香一钱，白及一钱，火丹草一钱，各为末，羊脂调涂。

按：火丹草，名景天，又名慎火草。

【临证参考】《神农本草经》：治大热火疮。《千金要方·卷二十二》治小儿殃火丹，毒著两胁及腋下者，若入腹及阴：以慎火草取汁服之。《千金翼方·卷二十四》治赤游又方：捣慎火草如泥涂之，此最大效。又：治火游肿方，大黄、慎火草和为末，涂之。《图经本草·卷五》攻治疮毒及婴孺风疹在皮肤不出者：生取苗、叶五大两，和盐三大两，同研，绞取汁，以热手摩涂之，日再。但是热毒丹疮，皆可依用。《证类本草·卷七》引《杨氏产乳》：疗烟火丹发，以背起，或两胁及两足，赤如火，景天草、珍珠末一两，捣和如泥，涂之。又方：疗蛰火丹从头起，慎火草捣，和苦酒涂之。《卫生易简方·卷九》治大小丹赤游风肿：用景天即慎火草捣汁，或干末和苦酒敷之。

烟火丹

烟火丹，有从两足跗起，赤色肿痛，乃足三阳经风热也。亦有从足底心起，乃足少阴肾经大热也。内宜服滋阴抑火之药，使水旺足以制火也，外以末药兼治为妙。

573 抑火制阳丹

内治烟火丹。

玄参五钱，豨莶草二钱，黄柏一钱，生地三钱，熟地一两，丹皮三钱，细甘草一钱，沙参二钱，牛膝一钱，金钗石斛二钱，水煎服。

【临证参考】《外科真诠·赤游丹毒》"抑火制阳丹"：玄参二钱，黄柏五分，生地一钱五分，熟地二钱，豨莶草一钱，丹皮七分，沙参七分，牛膝五分，石斛一钱，甘草梢五分，生黄柏五钱，上片三分，研末，用水腐调涂，或用蜜亦可。

574 柏土散

外治烟火丹。

猪槽下土，黄柏末，蜜调，涂之自愈。

按：为《千金要方·卷二十二》：治小儿五色丹方，用猪槽下烂泥敷之，干即易。加黄柏。

【临证参考】《外科真诠·赤游丹毒》：治烂皮火丹，用莲蓬(煅)，面粉，伏龙肝，黄柏末，上片，研细，和匀干掺。

胡漏丹

胡漏丹，从阴上起黄肿，皆厥阴肝经虚火发于外也。内宜服补阴精火散风之药，外用末药调搽可愈。倘用"当归龙荟丸"与"泻青散"，皆不能成功耳。

以上丹症，小儿百日内发者，不论是何丹，皆胎毒也，三日内治之，皆可救，迟则无及矣。倘百日之外生丹者，迟尚不至于死亡，然亦必须急治，不可令其入腹，一入腹亦难救。故腹胀不饮乳者，必死无疑。盖丹症能食乳者，皆可治疗，以其胃气之未绝也。更有一种红线瘤者，尤难救援，以父服热药，遗热在胎，非药所能解耳。

575 清散汤

内治胡漏丹。

白术一钱，茯苓一钱，甘草五分，当归二钱，炒栀子一钱，荆芥一钱，防风三分，生地二钱，麦冬二钱，黄柏一钱，水煎服。

【临证参考】《外科真诠·赤游丹毒》"清散汤"：白苓一钱，赤苓一钱，当归一钱，栀炭一钱，荆芥一钱，防风三分，生地二钱，麦冬二钱，黄柏一钱，甘草五分。

【验案选要】

丹毒

血分湿热，遏于皮肤，发为游丹，两关脉大而滑数，心脉亦盛，兼有邪扰心包络，夜不能寐，舌赤苔白，治当从血分清化之。

云苓块四钱，嫩白芷一钱，防风一钱，栀子炭三钱，地肤子三钱，蒲公英四钱，知母三钱，忍冬藤四钱，芥穗炭二钱，朱莲芯钱半，滑石块四钱，川黄柏二钱，地骨皮三钱，桑叶三钱，薄荷叶钱半，首乌藤一两，桑皮三钱，六神丸三十粒（分吞）。（《孔伯华医集》）

576 屋土散

外治胡漏丹。

瓦上陈土，炒黄柏，生甘草，各研细末，蜜与醋同调涂即消。

【临证参考】《外科真诠》"屋土散"治胡漏丹，以上方加冰片三分，研末，用蜜醋调涂。

粉瘿瘤

瘿与瘤虽俱生于肌上，而瘿生于颈下，瘤则不止生于颈也；瘿则不破，瘤则久而破者多矣。瘿感沙水之气，皮宽不急，垂垂然也。古云瘿有三种：一血瘿，一肉瘿，一气瘿。血可破，肉可割，气可针。其实三种俱宜内消，不宜外治。惟瘤则可外治也，然亦有宜有不宜者。大约粉瘤宜用外治。盖粉瘤大而必软，久则加大，似乎有脓而非脓也，乃是粉浆藏于其内，挤出宛如线香焚后之滓，又受水湿之状。如已破矣，必挤净后用生肌药搽之，不再生，否则仍复长也。初生此瘤，必须治之，如不治，日必大甚，亦被其累。当用艾灸十数壮，即以醋磨雄黄涂纸上，剪如螺蛳盖大，贴灸处，外用膏药贴，一二日一换，挤出其脓必愈，妙法也。

577 消瘿散

统治各瘿。

海藻一钱,龙胆草一钱,昆布五分,土瓜根二钱,半夏一钱,小麦面一撮,甘草一钱,干姜五分,附子一片,水煎。

按:为《外台秘要·卷二十三》"深师疗瘿又方"合"四逆汤"。

【验案选要】

颈瘿

江应宿治一妇人颈瘿,知其为少阳厥阴肝胆,因郁怒痰气所成。治以海藻三两,昆布一两五钱,海带一两,俱水洗净,半夏制,小松萝、枯矾、蛤粉、通草各一两,龙胆草(洗)三两,小麦面(炒去湿)四两,共为细末,食后用酒调下五钱。去枕睡片时,或临卧服,以消止药,不必尽剂,一月愈。(《名医类案·卷九》)

瘿瘤

褚某,女,40岁,工人。1965年3月1日就诊。近5月来,自觉有压迫感,气憋、心悸,烦躁不安,情绪易激动,咽喉发紧,舌麻,食欲增加,常有饥饿感,渐瘦,大便一日三四次。经期错后,量中等。经某院诊断为甲状腺瘤,因畏手术转中医治疗。甲状腺6厘米×2厘米,摸之坚硬,随吞咽动作上下移动。舌淡红,苔薄黄,舌尖有紫刺。脉沉滑数。属气郁痰结,致成瘿瘤。治宜解郁化痰,软坚消瘿。

生牡蛎15克,夏枯草12克,龙胆草6克,炒山栀6克,元参10克,赤芍10克,川贝母10克,昆布10克,海藻10克,郁金6克,青皮6克。

服药12剂后,情绪稳定,心悸、烦躁等症状已消失,自觉气出舒畅,甲状腺肿瘤摸之已软,已无明显症状。前方加天花粉10克,枳壳6克,继服12剂。1965年6月13日复查,甲状腺肿瘤已消失,月经期准。(《中医医话医案集锦·陈家扬》)

地方性甲状腺肿

刘某,女,44岁。甲状腺肿三度,常年气喘,不能做体力劳动,颈围42厘米,服药1个月后,颈围37.5厘米,三个疗程以后,颈围32厘米,痊愈。

方药:海藻、昆布各等分,水泛为丸。每次一钱,每天两次。(《新医疗法资料选编》)

578 化瘿丹

治诸瘿。

海藻三钱，桔梗三钱，生甘草一钱，陈皮一钱，半夏三钱，茯苓五钱，水煎服。

【验案选要】

瘿瘤

吴某，男，49岁。右侧甲状腺发现肿块一月余。在某医院作放射性同位素扫描，见右侧结节，建议手术治疗。患者要求服中药内消，乃来诊。查：右侧甲状腺部有一乒乓球大肿块，质较硬，可随吞咽动作上下移动。此痰气互结而生瘿瘤，治拟化痰理气。

海藻10克，昆布10克，海浮石10克，木香2克，醋炒三棱、莪术各3克，陈皮3克，川军2克，生草2克，大枣2枚。

上药服十帖后，肿瘤缩小如绿豆大，稍有触痛，即再以原方续服三帖，核子完全消失。(《许履和外科医案医话集》)

579 瘿病点药 *

瘿不同，形亦各异，然皆湿热之病也。由小而大，由大而破，由破而死矣。初起之时，即宜用小刀割破，略出白水，以"生肌散"敷之立愈。倘若失治，渐渐大来，用药一点，点其陷处，半日作痛，必然出水。其色白者易愈，黄者、红者皆难愈。然服吾药，无不愈也。(以下原文选自《石室秘录·卷一》)

水银一钱、硼砂一钱、轻粉一钱、鹊粪一钱、莺粪一钱、冰片五分、潮脑五分、绿矾一钱、皂矾一钱、麝香三分，为绝细末。用针刺一小孔，然后乘其出血之时，将药点上，则粘连矣。约用一分，以人乳调之，点上大如鸡豆子。一日点三次，第二日必然流水。流水之时，不可再点，点则过痛，转难收口矣。三日后必然水流尽，而皮宽如袋，后用煎方，必然平复如故。

按：为"统治各瘤神效方"去儿茶，加轻粉、鹊粪、莺粪、潮脑、绿矾、皂矾。《疡医大全·卷十八》名"点瘿法"。

580 瘿病煎方 *

人参三钱，茯苓五钱，薏仁一两，泽泻二钱，猪苓一钱，黄芪一两，白芍五钱，生甘草一钱，陈皮一钱，山药三钱，水煎服。

筋瘤　骨瘤　石瘤

筋瘤者，乃筋结成于体上也。初起之时，必然细小，按之乃筋也，筋蓄则屈，屈久成瘤而渐大矣。然虽渐大，亦不甚大也。固是筋瘤，亦无大害，竟可以不治置之。若至大时，妄用刀针，往往伤筋，反至死亡，故筋瘤忌割也。必要割去，亦宜于初生之日，以芫花煮细扣线系之，日久自落。因线系而筋不能长大。或可用利刀割断，辄用止血生肌之药敷之，可庆安全。倘初生根大，难用线系，万不可轻试利刀割断也。至于骨瘤石瘤，亦生皮肤之上，按之如有一骨生于其中，或如石之坚，按之不疼者是也。皆不可外治，或用"陷肿散"内治则可。(《洞天奥旨·卷十一》)

581 芫花扣 *

筋瘤初生。

宜于初生之日，以芫花煮细扣线系之，日久自落。

【验案选要】

翻花菌

一人曾染妓毒，几年后因有病正虚，淫毒乘间窃发，龟头生如翻花菌，大小十数枚，逐一用药线扣住，过一日收紧线一次，待落下，随上生肌散而痊。(《医门补要·卷下》)

肉瘤

东岗李姓小童，八九岁。头上生一肉瘤，大似核桃，根如指粗，不痛不痒，有时误触动则流血不止。余再三详看，患处无赤脉，必非血瘤。遂用药线将本根扎紧，每日紧线一次，七八天后，患根尽成腐黑烂肉，如瓜熟蒂落。后上玉红膏，收口痊愈。(《湖岳村叟医案》)

582 陷肿散

治骨瘤、石瘤。

乌贼鱼骨一钱，白石英二分，石硫黄二分，钟乳三分，紫石(英)二分，干姜一钱，丹参八分，琥珀末一钱，大黄一钱，附子三分，朝燕尿一钱，石矾一钱，水煎服。

按：为《千金要方·卷二十四》"陷肿散"燕屎改朝燕尿加石矾，彼为外用方，此改内服。

583 消瘤丹

可消诸瘤。

白术三两,茯苓十两,人参三两,陈皮三钱,生甘草一两,薏仁五两,芡实五两,泽泻五两,半夏五两,各为末,米饭为丸,常服自消。

按:"六君子汤"加薏仁、芡实、泽泻。

【验案选要】

淋巴管瘤

姚某,男,17 岁。会阴及左大腿根部出现肿物已 6 年,如手掌大,色透明,经某医院切除,病理诊断为淋巴管瘤。约一年后,在阴囊及左腿根部又起群黄豆大透明水疱,擦破后流水,涓涓不止,尿少而黄,脉滑,舌淡,苔薄白。辨证属脾经湿盛,水湿外溢。治当健脾理湿:

苍术、白术、赤苓、猪苓、泽泻、陈皮、山药、扁豆衣、炒苡仁、萹蓄、萆薢、六一散各 9 克,水煎服。

后加五味子 9 克,先后共服 60 余剂治愈。(《朱仁康临床经验集》)

气瘤

瘤何名之曰气? 盖有时小,有时大,乃随气之消长也。断宜内散,不宜外治。既随气消长,亦可随气治之。其症不痛不红,皮色与瘤处同也,其赘则软而不硬,气旺则小,气衰反大,气舒则宽,气郁则急。故治法必须补其正气,开其郁气,则气瘤自散矣。古人有用枳壳扣其外,以艾火在外灸之,似亦近理,然终非妙法也。不若纯用补气之味,而佐之开郁散滞之品,即不全消,亦必不添增其火也。

584 沉香化气丸

治气瘤。

沉香一两,木香二两,白芍四两,白术八两,人参二两,黄芪八两,枳壳一两,槟榔一两,茯苓四两,香附二两,附子五钱,天花粉四两,各为细末,蜜为丸。每日服三钱。

【临证参考】《寿世保元·卷六》"治瘿验方"治瘿瘤:沉香、乳香、丁香、木香、藿香各一钱五分,上用腊月母猪靥子七个,同药配好,酒煮三炷香,露一宿,连药焙干,为末,炼蜜为丸如白果大,临卧嚼化,服一料。又"神效开结散":沉香、木香各二钱,橘红四两,珍珠四十九粒(入砂罐内,以盐泥封固,煅赤,取出,去火毒),猪靥子肉四十九枚(用豚猪者,生项间,如枣子大),上为末,每服一钱,临卧酒调,徐徐咽下。患小三五服,大者一剂愈。

【验案选要】

气瘿

王左,肩膊肿大如盆,名曰气瘿,难治之症也,治宜调营顺气。

潞党参二钱,云茯苓三钱,生白术一钱,全当归二钱,大白芍二钱,大川芎八分,陈广皮一钱,仙半夏一钱,制香附一钱五分,淡昆布二钱,淡海藻二钱,红枣四枚,生姜二片。外用冲和膏。(《丁甘仁医案》)

585 统治各瘤神效方

统治各瘤神效,但不可治日久之瘤也,小瘤根细最效。

水银一钱,儿茶二钱,共研至无星为度,加入冰片二分,再加入麝香五厘,再研,又入硼砂五厘,再研,不见水银始可用。此药敷于瘤处,肉瘤、血瘤、粉瘤、气瘤俱化为水,约三日必消尽。然后服"消瘤丹"(方见前),每用一两,滚水吞服,不拘时。如筋骨之瘤,内外二法俱不必用,盖二瘤无害于人,不必治亦不须治也。

按:《石室秘录·卷一》"肉瘤方"去黄柏、血竭;亦为"内托外消散"外用方去轻粉,用量不同。

血瘤赘

血瘤而赘生于皮外者,乃脏腑之血瘀,而又有湿气入于血中,故生于外也。初生之时,亦有细于发者,久之而大矣,小者如胆,大者如茄,以利刀割断,即用银烙匙烧红,一烙即止血,且不溃,不再生也。否则复出血瘤,一月如旧。

586 银锈散

治初起血瘤。

水银一钱,冰片三分,轻粉一钱,儿茶三钱,黄柏二钱,潮脑一钱,镜锈一钱,贝母一钱,各为末,搽擦即堕落。

按："银锈散"为"统治各瘤神效方"去麝香、硼砂，加轻粉、黄柏、潮脑、镜锈、贝母。

【验案选要】

瘤

铎于腋中曾生此瘤，甚小，如细指也，偶尔发痒。友人绐生八角虱，余心疑而更痒。自思虱遇水银则死，而书斋之中无水银也。曾为人治下疳，方中用水银，乃取而擦腋下甚重，至痛而止，夜卧则忘其痛矣，早起见席上有血筋一条，取观之，乃腋下所生血瘤已堕落矣。余啮之不能断，始知前方能去瘤也。因商酌载之，治初起之瘤颇多验。（《洞天奥旨·卷十一》）

肉瘤赘

肉瘤，乃于皮上生一瘤，宛如肉也。初生如桃如栗，渐渐加大如拳，其根皆阔大，非若血瘤之根细小也。不疼不痒，不红不溃，不软不硬，不冷不热，其形可丑，而病则不苦也。倘必欲治之，用刀割伤，用火烧灸，不特无功，转添痛楚矣。

587 内托外消散

治肉瘤、血瘤、粉瘤，盖湿热生耳。

水银一两，儿茶二两，共研至无星为度，冰片一钱，轻粉三钱，麝香五分，又入硼砂五分，不见水银始可用。以此药敷于瘤处，肉瘤、粉瘤俱化为水，约三日必消尽。

按：为"统治各瘤神效方"加轻粉。

588 六君子汤加减

然后再服汤药。

人参二钱，白术三钱，茯苓三钱，陈皮五分，生甘草五分，柴胡八分，白芍三钱，水煎服。

【验案选要】

瘿病（桥本甲状腺炎）

万某，女，40岁。甲状腺肿大1月。患者由于工作劳累，自觉神疲乏力，经常容易感冒。1月来出现咽部、颈部不适。外院B超检查发现双侧甲状腺肿大，光点增粗。……查体：双侧甲状腺弥漫性肿大，表面高低不平，未触及明显的结节和肿块，咽部红肿。舌淡苔薄脉濡。诊为瘿病。六君子汤合逍遥散加减：

生黄芪 30 克，太子参 30 克，白术 15 克，茯苓 15 克，柴胡 9 克，郁金 9 克，香附 9 克，陈皮 9 克，姜半夏 9 克，象贝 9 克，玄参 12 克，海藻 12 克，板蓝根 15 克，金银花 12 克，生甘草 6 克。

服药 2 周后，咽部疼痛消失，颈部不适感好转。上方去陈皮、姜半夏，加萼梅 9 克，淡婆婆针 12 克。又治疗 2 周后，自觉颈部舒适，近来未发生感冒、咽痛，为进一步提高患者免疫力，在上方的基础上加滋补肝肾的淫羊藿 12 克，何首乌 15 克，白芍 12 克。治疗 3 月，无不适，各项检查恢复正常。（《跟名医做临床：外科难病》）

589 治肉瘤方 1*

治肉瘤，或男妇生在面上、颈上、手上，即可去之。

白芷五分、人参五分，煎汤；生半夏十粒，泡于白芷、人参之内数日，将半夏切平，频擦患处，效如手取。但不可治痰血之瘤也，恐难收口。

【临证参考】《疡医大全·卷十八》"化毒丹"治瘿瘤：人参三钱，甘草一钱，硼砂、冰片各一分，轻粉五厘，各为细末和匀，掺上，即化为水矣。又引胡公弼"灰浆膏"消瘤神效：天南星、半夏各一两，草乌（存性）五钱，三味煎浓汁，去渣，入木莲蓬蒂上白浆一二两，采时以蛤蜊壳在蒂上刮取。搅匀，再用锻石以竹片拨炒，俟竹片焦黑成炭为度。徐徐投下，调成不稀不浓膏子，入瓷瓶收贮，黄蜡封口。用时如干，以唾津润开，敷瘤上，或木莲蓬浆润敷尤妙。二三日即愈。

【验案选要】

海绵状血管瘤

患者男性，1 岁半。患儿出生后其母即发现患儿背部有一大红点，随年龄增长，红点逐渐增大，高出皮肤，呈紫蓝色，柔软似海绵状。经某市医院皮肤科确诊为海绵状血管瘤。至 1976 年来诊时已有花生米大，经用鲜半夏，洗净，去外皮，蘸醋涂擦患处，每日 2 ~ 4 次。治疗 40 天，瘤体完全消失，皮肤恢复正常，未留痕迹。未再复发。

患者女性，1 岁。患儿左眉处有一豆粒大肿物，柔软，无痛痒，其色紫红，压之退色，放手又复故。经某医院皮肤科确诊为海绵状血管瘤。经用上法治疗 20

余天而瘤体消失，皮肤正常，未损及左侧眉毛。[刘兴忠.鲜半夏外用治疗海绵状血管瘤.中国民间疗法.2002,10（12）:26-27]

瘤

590 枯瘤方

治瘤初起成形未破者，及根蒂小而不散者。（以下原文选自《洞天奥旨·卷十六》）

白砒一钱，硇砂一钱，黄丹一钱，轻粉一钱，雄黄一钱，乳香一钱，没药一钱，硼砂一钱，斑猫二十个，田螺（大者，去壳）三枚晒干切片，共研极细，糯米粥调，按捏作小棋子样，晒干。先灸瘤顶三炷，以药饼贴之，上用黄柏末水调，盖敷药饼，候十日外，其瘤自然枯落，次用敛口药。

按：出《外科正宗·卷二》；《经验广集·卷四》名"落瘤饼"。

591 秘传敛瘤膏

血竭一钱，轻粉一钱，龙骨一钱，海螵蛸一钱，象皮一钱，乳香一钱，鸡蛋十五枚（煮熟，用黄熬油一小钟）。以上各为细末，共再研，和入鸡蛋油内，搅匀，每日早晚，甘草汤洗净患上，然后鸡翎蘸涂，膏药盖贴。

按：为《外科正宗·卷二》方。

592 治肉瘤方 2*

瘿瘤不同，瘿者连肉而生，根大而身亦大；瘤者根小而身大也。即瘤之中又各不同，有粉瘤，有肉瘤，有筋瘤，有物瘤。筋瘤不可治，亦不必治，终身十载，不过大如核桃。粉瘤则三年之后，彼自然而破，出粉如线香末，出尽自愈，亦不必治也。肉瘤最易治。（以下原文选自《石室秘录·卷一·碎治法》）

水银一钱，儿茶三钱，冰片三分，硼砂一钱，麝香三分，黄柏五钱，血竭三钱，各为细末。将此药擦于瘤之根处，随擦随落，根小者无不落也。

按：为"统治各瘤神效方"加黄柏、血竭。

593 生肌散

物瘤则根大，最难治。不特而动。无故而鸣，或如虫鸣，或如鸟啼。必须用刀破其中孔，则物自难居，必然突围而出。后用生肌神药敷之，则瘤化为水，平复如故矣。

人参一钱，三七根末三钱，轻粉五分，麒麟血竭三钱，象皮一钱，乳香（去油）一钱，没药一钱，千年石灰三钱，广木香末一钱，冰片三分，儿茶二钱，各为绝细末，研无声为度。

【方解】人参益气，木香行气，二药合用皆可止痛，促进创口早期愈合；三七根为血中之圣药，既行瘀止血，又能消肿定痛；轻粉、石灰除热消毒，去瘀生新；象皮、儿茶收湿泻热，生肌长肉；乳香、没药、血竭行气活血，散瘀止痛。诸药全用，有解毒防腐，行气活血，散瘀止痛，止血生肌之效。(《串雅内编选注》)

【验案选要】

下唇血瘤

一人下唇中生一小血瘤，用手掐破，流血水止，此系任脉之尽故也。后以三七、人参末敷之，再用吴茱萸末、白面为糊，搅匀摊如膏，蓖麻子研敷两脚底心，以前膏盖之。遂血止，其瘤较前十倍，幸其根小，遂用系瘤方，治之而愈。(《惠直堂经验方·卷三》)

594 足上生瘤方 *

有足上生瘤如斗大者，我有一法，不必破碎治之，止用针轻轻刺一小针眼，以前药敷之，必流水不止，急用煎方治之，方用：

人参三两，黄芪三两，生甘草、薏仁各五两，白芥子三钱，水煎服。二剂即消尽其水，而人绝无惫色。(《石室秘录·卷一》)

【方解】此方之妙，乃补其本源之气，又利水而不走其气。刺其孔而出水，未免大损元气，今补其气，又何惧水之尽出哉。此方之所以奇也，妙也。

走马牙疳

走马牙疳，小儿之病也。言其势如走马之急也。火重则急，火轻则缓。若不早治，则火铄津液，牙龈蚀断，齿多脱落而死者有矣。治之得法，往往有响应者。大约内服清胃之药，外用白绿丹，无不神效也。(以下原文选自《洞天奥旨·卷十二》)

595 清胃消疳汤

内治走马牙疳：

石膏一钱，人参三分，芦荟一钱，黄柏五分，茯苓一钱，炙甘草三分，生地一钱，天花粉一钱，水煎服。

【验案选要】

牙疳

谢左。肾主骨，齿为骨余，牙龈属胃。痘疹后，热毒内蕴肾胃两经，以致牙疳腐烂，苔黄，脉数。听其蔓延，恐有穿腮落齿之险，重症也。姑拟芦荟消疳饮加味，清阳明而解热毒。

真芦荟八分，甘中黄八分，金银花四钱，活贯众三钱，川升麻三分，胡黄连四分，黑山栀一钱五分，京玄参一钱五分，生石膏（打）三钱，银柴胡八分，活芦根（去节）一尺，外用走马牙疳散，桐油调敷。（《丁甘仁医案·卷八》）

走马牙疳

钱，小。走马牙疳腐烂，颧面肿痛，身热不退，症势危笃，勉拟芦荟消疳饮清疳解毒，以尽人工。

真芦荟八分，京元参钱半，荆芥穗一钱，熟石膏四钱，甘中黄八分，苦桔梗一钱，银柴胡一钱，连翘壳三钱，金银花四钱，胡黄连四分，鲜竹叶三十张，薄荷叶八分，活贯众炭三钱，活芦根一尺。（《丁甘仁医案续编》）

596 白绿丹

外治走马牙疳。

人中白一钱（煅），铜绿三分，麝香一分，蚯蚓二条（葱白汁浸，火炙为末），各为细末，敷之立愈。

【验案选要】

牙疳

萨嘉乐太史夫人患牙疳，肿疼异常，已落一齿几于穿鼻透腮。延余诊视，脉洪有力，知为热毒。内服金银花散加减，外用硼砂、冰片、红枣烧灰、儿茶、人中白、陀僧、青盐、枯矾研细末敷，继用犀黄散加轻粉麝敷之。旬日，遂愈。（《许氏医案》）

口疳

口生疳疮，皮破涎流，重者每每血出，甚而唇吻腮颊俱烂。治法内服泻胃之药，导脾之湿；外用"榄核散"搽之。

597 泻导汤

治口生疳疮。

石膏一钱，茯苓二钱，滑石二钱，泽泻一钱五分，甘草五分，黄柏一钱，贝母一钱，水煎服，小儿减半，二剂即用搽药。

598 榄核散

外治口疮。

橄榄干一钱，儿茶一钱，冰片五厘，白薇三分，生甘草三分，百部三分，各为细末，日日搽之，每日搽五次，数日即愈。

【临证参考】《回生集·卷上》"口疳神方"治口疳，亦治喉癣喉痈：橄榄核（存性）三钱，儿茶二钱，人中白三钱，凤凰衣（即孵退鸡蛋壳，存性）三钱，共研细末，每用药一钱，加冰片三分，吹搽患处神效。《春脚集·卷一》：橄榄核三钱，烧存性，凤凰退（即小鸡壳）三钱，烧存性，儿茶三钱，冰片二钱七分，另研，涂患处，或吹入甚效。《常见病验方》治口疮：青果二三粒，放于口内，约1刻钟，吐出唾液，再将青果嚼细咽下。

599 口舌生疮方 *

口舌生疮，又不可如是治之。乃心火郁热，而舌乃心苗，故先见症。（以下《石室秘录·卷二》）

黄连二钱，菖蒲一钱，水煎服。

【方解】此方不奇在黄连，而奇在菖蒲。菖蒲引心经之药，黄连虽亦入心经，然未免肝脾亦入，未若菖蒲之单入心也。况不杂之以各经之品，孤军深入，又何疑哉，此所以奏功如响也。

600 口舌生疮又方 *

口舌生疮者，乃心经热也，宜用黄连、黄芩之类，凉散之自愈。今不用，用：黄柏一钱，姜蚕一钱，枳壳烧灰五分，炙甘草末五分、薄荷末五分，冰片三厘，山豆根五分，各为末绝细。掺上，一日掺三次。

月蚀疮

月蚀疮者，多生于耳边，或耳之下也，此疮小儿生居多。此乃小疮耳，不必内治。倘其疮大，而蚀不止者，必宜内治为佳。内治之法，泻胃与小肠之湿热，而外用末药调搽，断不久延也。

601 龙化丹

治月蚀疮。

黄丹一钱，赤枯矾一钱，蚯蚓粪三钱，冰片一分，轻粉三分，烟胶一钱，炉甘石一钱，各为末，研细，用香油调搽。

【临证参考】《皮肤病中医诊疗学》治月蚀疮：黄丹(煅赤)、枯矾、真粉各3克，冰片0.5克，研细末，外掺或茶水调敷。

602 粉灰散

治小儿耳烂生疮。

轻粉一钱，枣子(烧灰)一钱，蚯蚓粪(火焙干)五钱，生甘草五钱，各研末，油调搽即愈。

【临证参考】《疡医大全·卷十三》治耳生疳疮：黄连(去毛须，蜜炙数次)、儿茶各等分，轻粉半匙，冰片、麝香各少许，共乳细搽。《奇效简便良方·卷一》治耳内耳外生疮：蚯蚓粪为末吹(用香油调搽亦可)。

旋指疔

疔疮生于手足，最不易治，以十二经井穴多起于手足也。井穴既有十二经之分，则疔生于少商宜治肺，生于少冲宜治心，生于大敦宜治肝，生于隐白宜治脾，生于涌泉宜治肾矣；生于中冲宜治心包络，生于商阳宜治大肠，生于少泽宜治小肠，生于窍阴宜治胆，生于厉兑宜治胃，生于至阴宜治膀胱，生于关冲宜治三焦矣。然而手足者，四肢也，四肢属脾之部位，故疔虽生于十二经之井边，而治法断不可单治井经也。盖疔之生也，本于脾脏之湿热也，湿热善腐诸物，长夏正湿热盛之时也,不见万物之俱腐乎?故治法必须治脾之湿热为主。治脾而胃亦不可置之也,脾胃表里,治则同治耳。或见疳生于井穴,少分各井而佐之何经之药,尤治之神也。

603 加味五苓散

治手足旋指疳。

白术二钱,苍术二钱,金银花五钱,猪苓一钱五分,泽泻一钱五分,肉桂二分,龙胆草二钱,茯苓三钱,天花粉三钱,水煎服,四剂后以外治治之。

按:"五苓散"加苍术、金银花、龙胆草、天花粉。

【临证参考】《皮肤病中医诊疗学》治旋指疳属湿热者:白术、苍术、炒胆草各6克,银花15克,猪苓、泽泻、茯苓皮、花粉各10克,上肉桂0.6克,炒黄连、焦山栀、丝瓜络、橘络各3克,丹参、赤小豆各30克。

604 六星丹

儿茶五钱,雄黄一钱,冰片二分,轻粉三分,滑石二钱,血竭五分,各为绝细末,先以炙甘草三钱、苦参五钱煎汤洗之,后搽之。

【临证参考】《皮肤病中医诊疗学》治旋指疳:儿茶15克,雄黄3克,冰片0.6克,研细末,植物油调成糊状,外涂。

袖手疳

605 暗治饮

袖手疳者,生龟头之颈上,皮包于内,而外不显也。内用泻火祛毒之药数剂,然后以外药水浸之,自必收功。

黄柏三钱,茯苓五钱,蒲公英三钱,柴胡一钱,白芍五钱,生甘草一钱,龙胆草一钱,豨莶草二钱,水煎服,服数剂。

【临证参考】《皮肤病中医诊疗学》治袖口疳属淫毒蚀阴证者:黄柏、蒲公英各10克,茯苓、白芍各15克,生甘草、龙胆草、柴胡各3克,豨莶草、琥珀各6克,白茅根、赤小豆各30克,灯心草3扎。

606 外护丹

猪胆二个(取汁),龙胆草三钱(煎汁),蚯蚓五条(捣烂),用二汁淋洗,去蚯蚓,加入冰片末三分,入鸡蛋壳内,套在龟头上,浸之渐愈。

【临证参考】《卫生易简方·卷九》治下疳疮:黄连、黄柏等分,以猪胆两个拌浸,却用瓦或砖于火上烧红,放药在上焙干。

臊疳

607 化淫消毒汤

臊疳生于玉茎之上,亦杨梅之先兆也。疮名臊疳,以肝性主臊,故疳亦以臊名之也。内用平肝之剂,外用"六星丹"(方见上)搽之。

白芍一两,当归五钱,炒栀子三钱,苍术三钱,生甘草一钱,金银花一两,青黛三钱,生地三钱,土茯苓五钱,水煎服,四剂愈。外用"六星丹"。

【临证参考】《外科真诠》"忍冬汤"治臊疳:银花三钱,土茯苓一两,丹皮一钱,栀炭一钱,赤苓三钱,赤芍一钱,甘草七分。

阴疳

阴疳者,生疮于阴户之内也,时痛时痒,往往有不可忍之状,其气腥臊作臭,无物可以解痒。总无湿不生虫,亦无湿不生疮也。

608 加味逍遥散

内治阴疳。

柴胡五钱,白术五钱,茯苓三钱,甘草一钱,白芍五钱,陈皮一钱,当归二钱,炒栀子三钱,荆芥一钱,防风五分,龙胆草二钱,天花粉二钱,玄参五钱,水煎。

【验案选要】

阴疮

唐氏。数年经闭,阴疮内溃,晡热食减,头眩口干,肢痛便燥,身面俱发丹毒红晕。据述为根据夫疳毒所染,内服加味四物汤,添金银花、甘草、嫩桑枝。外用忍冬藤、鱼腥草、甘草、苦参,煎汤熏洗,拭干,用海螵蛸、人中白、冰片,名螵蛸散掺之。数次热痛减，红晕消，改加味逍遥散去术，加生熟地黄、麦冬等服，又用青黛、黄柏（研面）、山栀、薄荷（俱研），麻油调搽。（《类证治裁·卷八》）

阴痒

王妇。阴户痒甚欲死，肝经郁热，湿热下溜，逍遥散加川连、元参而愈。（《雪雅堂医案》）

609 桃仁散

外治阴疮。

桃仁二十一粒（研烂），雄黄末二钱，白薇末二钱，炙甘草五分，各研细末，蘸鸡肝内，纳阴户中，日三易之，先用针刺鸡肝无数孔，纳之。

【验案选要】

女阴瘙痒症

蔡某，女，24 岁，教师，已婚。1972 年 5 月 10 日来我院就诊。自述阴户奇痒难忍已三年，月经时多时少，带下微黄，下腹部常有不适感，婚后三年不孕，经中西药治疗无效。曾在某市人民医院妇科求诊，临检阴道分泌物霉菌阳性，诊为霉菌性阴道炎。症见形体肥胖，倦怠纳差，口中无味，舌苔薄腻微黄，脉弦细而滑。诊为肝经湿热下注，阴户生虫，拟清利湿热，杀虫止痒之法。予桃仁雄黄膏外用，内服逍遥散合龙胆泻肝汤去薄荷、甘草、白芍，加白鲜皮、地肤子、蛇床子。5 天后症状大减，经第二疗程治疗，复查阴道分泌物，化验检查霉菌阴性。一年后生一男孩，三年后随访未复发。

附方：桃仁 20 克研膏，雄黄适量研粉，调成膏状，鸡肝 1 具切片，将膏药涂鸡肝上，塞入阴道内，一天一换。[石先洲，石习功 . 桃仁雄黄膏外用为主治女阴瘙痒症效佳 . 新中医 .1987（10）：32]

610 阴户疮方

治阴户作痒作痛，生疮生虫。（以下原文选自《洞天奥旨·卷十六》）

猪肝一具（切长条），雄黄二钱，枯矾五分，轻粉一钱，将肝条水滚一二滚，取出，蘸药均，入阴户内，一二时再换，不三五次，虫出即愈。

【临证参考】《家用良方·卷二》治阴痒：桃仁七粒，研碎加雄黄末五分，以鸡肝切片，粘药，纳入阴户，夜间纳入，次早取出，其痒自止。

【验案选要】

阴痒

治一少妇, 阴蚀, 痒时如针刺虫钻, 擦破流水, 殊苦, 以古方猪肝煮熟, 削梃, 钻孔数十, 蘸雄黄末, 纳阴中良久取出, 果有虫在孔中, 另易一梃纳之, 虫尽自愈。屡用屡验。(《医案偶存》)

611 护阴丹

治阴外中生疮。

桃仁三两(捣烂), 蛇床子(为末)一两, 绢绫做一长袋如势大, 泡湿, 将药装入袋中, 纳入阴户内, 神效。

【临证参考】《食疗本草·卷二》治女人阴痒方, 捣生桃叶, 绵裹内阴中, 日三四易。亦煮汁洗之。今按煮皮洗之, 良。

【验案选要】

阴痒

案 1: 族某妇, 常患阴痒, 有时阴中痒极难忍, 洗擦不已, 荆室转述求治。余用蛇床子煎汤洗, 内服六味加龟板、鹿角, 四服而愈。(《医案偶存》)

案 2: 一妇人前阴热痒, 且有虫蠕蠕, 以龙胆泻肝汤服之, 并研杀虫末药, 设法纳入, 遂瘥。(《遯园医案》)

612 止痒杀虫汤

妇人阴中生疮长虫, 痛痒难受。

蛇床子一两, 苦参一两, 甘草五钱, 白薇五钱, 水五碗, 煎二碗, 将阴户内外洗之。另用绫一尺, 缝如势一条, 将药渣贮于中, 乘湿纳于阴之内, 三时辰虫尽死矣。

【临证参考】《验方新编·卷六》治阴户生疮: 芦荟、黄柏、苦参、蛇床子、荆芥、防风、花椒、明矾各三钱, 煎水熏洗数次。《外科真诠》"渴痒汤" 治阴蚀: 苦参、狼毒、归尾、蛇床子、灵仙各五钱, 鹤虱一两, 用河水十碗煎去渣, 投公猪胆汁二三枚和匀洗。

【验案选要】

阴痒

周某, 女, 28 岁, 已婚。外阴发痒 3 月之久。某院镜检发现阴道滴虫, 内服镇静剂及维生素，外用含酚类、薄荷脑、樟脑和灭滴虫等药物，但痒感仍未减轻。查见小阴唇处可见散在性搔痕，部分抓破，结有血痂；带下黄稠，腥臭很重，小便短赤，大便燥结，心烦口苦。脉沉细数，舌红，少苔。辨为湿热下注，邪火郁结，治以清热利湿，解毒止痒。

忍冬藤、土茯苓各12克，黄柏、马鞭草、炒车前子各10克，甘草梢6克。局部用蛇床子汤（蛇床子18克，艾叶9克，苍术、黄柏、苦参各15克）熏洗，每日23次，洗后用甘石散药棉外扑，如发现干燥疼痛则嘱其用纱布摊黄连膏加甘石散贴之，每日换药二次。按法坚持治疗一周，痒痛完全消失。二月后追访一次，未见复发。（《单苍桂外科经验》）

613 小柴胡汤加味

内用小柴胡汤加栀子三钱，苦楝根三钱，茯苓五钱，煎服，不服亦得。

【验案选要】

下疳疮

案1：王锦衣年逾四十，素有疳疮，痛倦怠。用小柴胡汤加黄连、黄柏、青皮、当归而愈。（《续名医类案·卷三十五》）

案2：庶吉士刘华甫，或茎中作痛，或窍出白津，或小便秘涩。先用小柴胡汤加山栀、泽泻、黄连、木通、胆草、茯苓二剂，以清肝火，导湿热，诸证渐愈。后因劳倦，忽然寒热，此元气复伤也，用补中益气而安。又用六味丸，以生肝血滋肾水而全愈。（《景岳全书·卷四十七》）

614 妇人阴内生虫方 *

妇人阴内生虫，乃湿热也，用鸡肝入药末引之亦妙，终不若夫子之方更神也。（以下原文选自《石室秘录·卷二》）

蚯蚓三四条，炙干为末，用葱数条，火上炙干为末，用蜜一碗，煮成膏，将药捣于其中，纳入阴户，虫尽死矣，自然随溺而下。

615 妇人阴门边生疮方 *

妇人阴门边生疮，作痒作痛不止者，以此方煎水洗之。

蛇床子一两，花椒三钱，白矾三钱，水十碗，煎五碗，乘热熏之，温则洗之。分作五日洗之，每日止消洗一次。

【验案选要】

阴痒

夏氏。暑月孕后，小水赤涩，子户痒甚，日晡寒热。此由胞宫虚，感受湿热也。内用龙胆泻肝汤，加赤苓、灯心煎服。外用蛇床子、川椒、白矾、煎汤熏洗。再用杏仁、雄黄、朝脑研末，掺入户内愈。（《类证治裁·卷八》）

616 产门内生虫

鸡肝一副，以针刺无数孔，纳入产门内，则虫俱入鸡肝之内矣。三副全愈，不必添入药味也。止要刺孔甚多，则虫有入路。（以下原文选自《石室秘录·卷四》）

617 去湿化虫汤

内治产门内生虫。

白芍五钱，当归五钱，生甘草三钱，炒栀子三钱，陈皮五分，泽泻三钱，茯苓三钱，白术五钱，水煎服。

618 治产门外生疮久不愈

黄柏三钱（炒，为末），轻粉五分，儿茶三钱，冰片五分，麝香三分，白薇三钱（炒，为末），蚯蚓粪三钱（炒），铅粉三钱（炒），乳香三钱（出油），潮脑三钱，各为末，调匀，以药末掺口上。

妒精疮

妒精疮，乃生于玉茎，亦臊疮、袖手疮之类也。此等之疮，其症尚轻，外用"五根汤"洗之，再用"首经散"搽抹则愈矣，不必又用败毒汤剂而内治之也。（以下原文选自《洞天奥旨·卷十二》）

619 五根汤

葱根一两，韭菜根一两，槐根一两，地骨一两，土茯苓一两，煎水，先熏后洗毕，点前药，效。

按：原有名无方，据《洞天奥旨·卷十六》"五根汤"补。为《外科启玄·卷十二》同名方。

620 首经散

治妒精脚疮，并治诸疳。

室女首经抹布烧灰，加轻粉二分、冰片一分，各研细末，搽之立效。

无辜疳伤疮

无辜疳疮，或生于脑后，或生于项边，结核如弹丸，推之则动，软而不疼，岁久失治，羸瘦壮热，便脓便血，头骨缝开，肢体生疮而溃烂矣。治法亦需消毒为主。

621 消辜汤

治无辜疳疮。

天花粉一钱，贝母一钱，蔷薇根三钱，杏仁十四粒，桔梗一钱，黄矾五分，白蒺藜一钱，乌梅一个，槟榔五分，乌桕根二钱，白芍二钱，人参五分，水煎服，大人倍之。

按：蔷薇根，《名医别录》：疽癞诸恶疮，金疮伤挞，生肉复肌。《日华子本草》：治热毒风，痈疽恶疮……恶疮疥癣，小儿疳虫肚痛。

【临证参考】《外科真诠·小儿部》"消辜汤"治无辜疳：人参五分，白芍一钱五分，蒺藜一钱，乌梅一个，槟榔五分，天葵一钱，贝母五分，桔梗五分，陈皮三分，甘草五分，乌桕根一钱五分，蔷薇根一钱五分。

湮尻疮

湮尻疮，生于新生之儿，或在颐下项边，或在夹肢窝内，或在两腿丫中，皆湿热之气湮烂而成疮也。

622 龙石散

伏龙肝不拘多少，为细末，滑石少许，各为极细末，和匀，掺在疮上，外用草纸隔之。

【临证参考】《赵炳南临床经验集》"痱子粉"治痱子、尿布皮炎（湮尻疮）：冰片一钱，薄荷冰一钱，甘石粉五钱，滑石粉一两，黄柏二钱。

落脐疮

623 去湿生肌散

落脐疮，乃小儿之症也。治宜祛湿为主，而少加生肌之药。

茯苓一钱，贝母三分，枯矾三分，草纸灰五分，雄黄二分，三七三分，共为末，入在脐内，用纸包之即愈。

【临证参考】《外科真诠·小儿部》治脐疮，宜用：大草纸烧灰敷之，或加枯矾、龙骨少许，掺之即效。

脐漏疮

624 加味补中益气汤

脐中生疮，时时流脓血，名脐漏疮。皆不慎欲纵色，或因气恼，而故借房帏以怡情消忿，遂至生疮成漏也。若但治漏疮，而不绝欲戒气，断有死亡之祸。必须内治为佳，纵色者，用补中益气加熟地、山茱以治之；动怒者，亦用前方加白芍、当归、丹皮、熟地以治。外更用艾灸脐上，加"生肌散"填满脐口，一日一换，始可奏功也。

人参三钱，黄芪五钱，白术一两，当归三钱，柴胡八分，升麻四分，生甘草一钱，陈皮一钱，金银花一两，水煎服。

加减：纵色者，加熟地一两、山茱萸四钱；动怒者，加白芍药一两、当归二钱、丹皮三钱、熟地五钱。

【验案选要】

漏脐疮

一人脐漏年半，臭不可近，年将六十，妻少而不自惜，百治不效，自分必死。其老母哭拜求余，且曰：君能存吾子以接香烟，则母子没齿不忘大德。余以补剂治之，外以艾灸脐上，次日则不臭矣。更以膏贴之，后用生肌散填满脐口，又以补中益气散数剂，方半月而安。

脐漏

又一老人，七十有五，因气恼，脐忽疮漏三月余，自分必死，请余治之，亦照前法，不半月而愈，后至八十三岁而卒。

（以上选自《外科启玄·卷八》）

625 生肌散（重方）

外治脐漏。

木香二钱，黄丹五钱，枯矾五钱，轻粉二钱，共为末，猪胆汁拌匀，晒干，再研细，敷患处。（《洞天奥旨·卷十五》方）

金刃疮（附：自刎）

金刃疮，乃刀伤之疮也。误伤者，心不动而失血，其症轻；自刎者，心大动而失血，其症重；或自割其皮，自切其肉，倘无激怒而伤之，其症犹在轻重之间；惟涕泣而刎颈，郁怒而断指，其症皆重也。

626 加味补血汤

治金刃自伤将死者，俱可救。若伤轻者，减半救之。

生黄芪一两至二三两，当归五钱至一二两，三七末五钱，没药末二钱，白及三钱至一两，白芍五钱，水煎服数剂，断无性命之忧。

【临证参考】《古方汇精·卷二》"参芪紫金丹"治伤重而气虚者：上黄芪（炙）、党参各四两，丁香、当归（酒洗）、血竭、骨碎补、北五味各一两，五加皮、没药（去油）各二两，甘草八钱，茯苓一两五钱，炼蜜为丸，每服三钱，早晚淡黄酒化服，童便亦可。

627 完肤丹

外治金刃伤血出。

三七末一两，乳香末二钱，陈年石灰一两，血竭三钱，女人裈裆末一钱，人参二钱，各为细末，掺上即止血生肌。

【临证参考】《外科证治全生集·医方》"胜金散"治刀斧伤：人参、三七，磨粉，米醋调涂，患消痛息。溃者干敷，立愈刀斧伤。《家用良方·卷五》治枪刀伤重：人参、三七七分，轻粉八分，血竭一钱二分，象皮一钱（锉末，煨去油），乳香一钱二分（去油），白蜡一钱二分，没药一钱二分（去油），千年石灰六分，降香一钱（锉末），冰片一分。上为细末，敷伤处，止血生肌，长肉止痛，神效。

628 完肤续命汤

人有杀伤而气未绝，或皮破而血大流，或肉绽而肠已出，或箭头入肤，或刀断背指，死生顷刻，不急救可乎。大约金刀之伤，必过于流血，血尽则发渴，渴若饮水，立刻即亡，故刀伤之渴，断须坚忍。故补血之中，仍须用止血之药，而止血之内，更须用生肉之剂，则恶血不致攻心，内火不致烧胃，庶死者可生，破者可完，断者可续也。（《辨证录·卷十三》）

生地三两，当归三两，麦冬三两，元参三两，人参二两，生甘草三钱，三七根末五钱，续断五钱，地榆一两，乳香末、没药末各三钱，刘寄奴三钱，花蕊石二钱，白术五钱，水煎服。

【方解】此方补血，加之止涩之味，使血之不流，肉之易长是也。何以又用补气之药？盖血伤不易速生，补气则气能生血，且血生以接肉，又不若气旺以接肉之更易，所以于补血之中兼用补气之药也。然不用参、术，未尝不可建功，终觉艰难不速。此方凡有刀伤，皆可治疗，但视其所伤之轻重，以分别药料之多寡耳。

按：《辨证奇闻·卷十五》同，《洞天奥旨·卷十六》名"完体续命汤"。

【临证参考】《秘方集验·卷上》治跌扑伤损及金疮出血过多、昏沉不醒者：人参一两（切片），水二碗，煎一碗，温服。渣再煎服，其人自醒，再用渣，加大米一合，煎服，愈。《贵州名医名方选析》治外伤晕厥：人参4.5克，琥珀、珍珠（豆腐煮过）、血竭、制马钱子各9克，沉香、广木香、苏木、当归、白芍、茯苓、干漆、桃仁、红花、广陈皮、枳壳、自然铜、人中白、虎骨各11克，上肉桂3克，三七30克，共研细末，每服4.5克，黄酒送服。

629 补血救亡汤

救杀伤危亡诸症。（以下原文选自《洞天奥旨·卷十六》）

玄参二两，生地四两，黄芪四两，当归二两，地榆四钱，荆芥（炒黑）五钱，木耳二两，败龟版二个，水二十碗，煎汁五六碗，恣其醉饮。盖刀刃之伤必大流血，无不渴者，饮水有立刻亡者。其饮此汤，则渴止而疮口亦闭，又无性命之忧。

按：参见前"加味补血汤"。

630 及膏散

治刀斧伤损。

白及一两，石膏（煅）一两，为细末掺之，亦可收口。

按：出《卫生易简方·卷九》。

【临证参考】《卫生易简方·卷九》治金疮：白及为末涂之。《本草汇言·卷一》：治刀斧伤损肌肉，出血不止，用白及研细末，掺之，即止血，收口。治刀伤出血，白及、人发各等份，将白及炒炭，人发煅灰，分别研细粉，然后混匀撒于伤口。

631 治刀伤损骨方*

治刀伤损骨，止有皮连者。

生明矾一钱，生老松香一钱，研极细，放于布包，止以药裹，即止痛生肌。

按：为《外科正宗·卷四》"如圣金刀散"去枯矾。

【验案选要】

刀伤

郑某，女，11岁，患者食指第一节被菜刀切伤见骨，严重出血，即以松矾散撒上，并用纱布包扎，没有换药，四天后痂下痊愈。[广东省潮安县凤塘中学红医班科研组.松矾散治疗外伤出血.新中医.1973（3）：29]

632 金刃伤方

用小猪揪出来肠子一条，陈石灰二两，苎叶一两，龙骨三钱，共捣烂作饼，干为末，搽之，即止血合口。

【临证参考】《文堂集验方·卷四》治金疮：端午日取野苎麻叶和风化煅石（炒）同捣烂，阴干研细末，敷上，止血如神。

633 又方

端午日采百草，捣烂取汁，拌古石灰内藏之，干则研为细末，渗伤处，即止血、止痛、生肌，且无瘢痕。

【临证参考】《卫生易简方·卷九》治金疮：五月五日采露草一百种阴干，烧作灰，与煅石等分，以井花水和丸，烧白刮敷疮上，止血生肌。治刀伤出血，用五月五日午时取青蒿，和煅石捣捻，作饼子收藏。凡金刃所伤者，刮末敷之。《外科正宗·卷四》"桃花散"治金疮出血不止：煅石半升，同大黄一两五钱切片，同炒，锻石变红色为度，去大黄，筛细掺损上，纸盖绢扎；止血后用葱汤洗净，换搽玉红膏长肌收敛。

634 岐伯天师传方

治金疮。

陈年石灰四两，三七根二两，各为末，敷上即止血生肌。

【临证参考】《本草求真·上编》凡金刃刀剪所作及跌仆杖疮血出不止：(三七)嚼烂涂之，或为末掺其血，即止。《医学衷中参西录·三七解》：外用善治金疮，以其末敷伤口，立能血止疼愈。若跌打损伤内连脏腑经络作疼痛者，外敷内服，奏效尤捷。《常见病验方》治外伤出血：三七粉五钱，龙骨、五倍子各三钱，共研细末，涂搽出血处。

【验案选要】

剪刀伤

何某，男，5岁。玩耍时不慎被剪刀伤及右眼下部，伤口长约2厘米，深约1厘米。当时用酒精棉球将伤口周围消毒，撒上桃花散，用纱布包好。第四日告愈。

桃花散：将石灰一斤、生大黄片三两放锅内同炒，当石灰呈桃红色时去大黄，将石灰筛后即成桃花散。冷却装瓶内备用。[徐公询.桃花散治外伤出血有效.赤脚医生杂志.1975（1）：48]

635 又传方

治金疮出血，又可治脚缝出水。

花蕊石研末，三七根末，硫黄末，各等分，和匀再研，敷上即合，仍不作脓，又止痛止血如神。

按：为《和剂局方·卷八》治一切金刃箭镞伤中，及打扑伤损等，"花蕊石散"加三七根末而成。

【临证参考】《疡科选粹》"立应散"治诸疮血出不止并久不生肌：花蕊石、龙骨、黄丹、没药各五钱，黄药子七钱五分，寒水石(煅)一两五钱，上为末。一切金刀伤，以药敷之，绢帛扎定，止痛不作脓，干贴生肌定痛。一方有白及、乳香、轻粉。《医学衷中参西录·治吐衄方》治咳血，兼治吐衄，理瘀血，及二便下血"化血丹"：花蕊石三钱(存性)，三七二钱，血余一钱(存性)，共研细，分两次，开水送服。盖三七与花蕊石，同为止血之圣药，又同为化血之圣药，且又化瘀血而不伤新血，以治吐衄，愈后必无他患。此愚从屡次经验中得来，故敢确实言之。即单用三七四五钱，或至一两，以治吐血、衄血及大、小便下血皆效。为"花蕊石散"去硫黄加血余而成的内服之方。《常见病验方》治外伤及刀伤出血：花蕊石三钱，苏木五钱，研末，敷伤处。

636 永类钤方

治金疮出血不止。

紫苏叶，桑叶，同捣，贴之自止。

按：出《永类钤方·卷七》：嫩紫苏叶和桑叶，捣烂贴效。

【临证参考】《文堂集验方·卷四》治金疮，血出不止：陈紫苏叶，蘸所出血，研烂敷之，既不作脓，且愈后无斑痕。

637 止血散

凡刀疮口破裂，血出不止，用此厣之，血即止。

血竭二钱五分，没药五钱，龙骨（五花者）二钱，俱另研，灯心一把，苏木二钱，桔梗五分，降真香四钱（同苏另研），当归三钱，鸡一只（连毛，尿、醋煮熟烂，捣作团，外以黄泥固济，以文武火煅干，为末），入后药：红花（要马头者）二钱焙为末，共为细末，每用干厣疮口，以止其血，候干，少将熟油疮上。

按：上文"厣"（yè）意为"按捺"。上文"血蝎"于义理当为"血竭"，传抄之误，二字形似。"鸡一只（连毛，尿、醋煮熟烂，捣作团，外以黄泥固济，以文武火煅干，为末）"，于义理不通，"尿"当做"用"，二字亦形似，亦传抄之误，当为"鸡一只（连毛，用醋煮熟烂，捣作团，外用黄泥封固，以文火煅干，为末）"。参见《华佗神医秘传》治破口伤神方：血竭二钱五分，没药五钱，龙骨（五花者）二钱，俱另研，灯心一束，苏木二钱，桔梗五分，降真香四钱（同苏另研），当归三钱，鸡一只（连毛，用醋煮熟烂，捣作团，外用黄泥封固，以文火煅干，为末），再用红花二钱（焙为末），共为细末，掺于创口，立能止血。

【临证参考】《本草汇言·卷八》治一切金疮及肿毒溃烂，不生肌肉：用麒麟竭、净发灰、乳香、没药、轻粉、象牙末各等分，冰片些少，共为末，掺之。又治金疮出血不止：用麒麟竭为末，敷之。

638 接舌神丹

龙齿(用透明者)三钱，冰片三分，人参(亦用透明者)三钱，象皮一钱，生地三钱，土狗三个(去头翅)，地虱二十个。先将人参各项俱研末，后用地虱、土狗捣烂，入前药末内捣之，佩身上三日，干为末，盛在瓶内，遇有此等病，为之医治可也。此药末接骨最奇，服下神效。骨断者，服一钱即愈，神方也。(以下原文选自《石室秘录·卷二》)

639 生舌仙丹

人参一两，煎汤含漱者半日，以一两参汤漱完，然后已；再用龙齿末三分，人参末一钱，麦冬末一钱，血竭三分，冰片二分，土狗一个，地虱十个，各火焙为末，放在土地上一刻出火气；将此末乘人参漱口完时，即以此末自己用舌蘸之使令遍，不可将舌即缩入口中，放在外者半刻，至不能忍，然后缩入可也，三次则舌伸长矣。

640 跌损唇皮方

跌损唇皮之类，以桑白皮作线缝之，后以"生肌散"掺之自合。

按：为《石室秘录·卷一》"生肌散"，亦治物瘤术后收口(见前)：人参一钱，三七根末三钱，轻粉五分，麒麟血竭三钱，象皮一钱，乳香去油一钱，没药一钱，千年石灰三钱，广木香末一钱，冰片三分，儿茶二钱，各为绝细末，研无声为度。

杖疮

641 卫心仙丹

人之腿受官刑，皮肉腐烂，死血未散，疼痛呼号，似宜用膏药、末药外治为佳。然而受刑深重，不急内消，专恃外治，则逍遥膜外，安能卫心，使恶血之不相犯乎？此内治之断不宜迟也。(以下原文选自《辨证录·卷十三》)

大黄三钱，当归一两，红花三钱，桃仁三十粒，生地一两，丹皮三钱，木耳三钱，白芥子二钱，水煎服。

按：《辨证奇闻·卷十五》、《洞天奥旨·卷十五》同。当归配大黄，为方中主要药对，其通血导滞之功显著。如《太平圣惠方·卷六十七》、《和剂局方·卷八》"导滞散"，《玉机微义·卷十七》"当归导滞散"，《仙传外科集验方·卷四》"通血散"等，皆是当归、大黄的对药方。

【临证参考】《鳟溪秘传简验方》治跌打损伤，遍身青肿，瘀停作痛，及坠仆内伤：木耳四两，焙细末，每服一两，麻油三匙，好酒调送，日服二次。《伤科方书》"鸡鸣散"治跌打瘀血攻心，脉绝欲死：生地二钱，大黄三钱，杏仁（去衣）一钱，当归（酒洗）一钱五分。《常见病验方》治跌打损伤，内有瘀血，大小便不通：当归二钱，生地、川芎、桃仁、大黄、红花各一钱，开水、酒各半煎服，每日一剂。

【验案选要】

打伤

安徽巡抚沈秉成船户，被石桥人打伤。和营祛伤。

当归一钱五分，丹参一钱五分，桃仁一钱五分，荆芥一钱，延胡一钱五分，参三七（磨冲）四分，乌药一钱，川芎四分，丹皮一钱五分，赤芍一钱五分，自然铜一钱五分，陈酒（冲）一两。（《外科集腋》）

642 护心仙丹

然后以膏药贴之。

大黄一两，没药三钱，乳香三钱，白蜡一两，松香五钱，骨碎补五钱，当归一两，三七根三钱，败龟板一两，麝香五分，各为细末，猪板油一两，将白蜡、松香同猪油在铜锅内化开，后将各药末拌匀，为膏药。贴在伤处，外用油纸包裹，再用布缠住。

【方解】此二方至神至奇，内方使恶血尽散，外方使死肉之速生，合而用之，又何至损人性命哉。

按：《洞天奥旨·卷十五》同，《辨证奇闻·卷十五》名"护身仙丹"，余同。

【临证参考】《疡医大全·卷三十七》引周鹤仙"夹棍伤神验膏"治夹棍伤：大黄、白蜡各四两，败龟版、当归各三两，松香、乳香各二两，骨碎补、没药各一两，川续断五钱，麝香二钱，以上各为细末，猪板油三两，将白蜡、松香、乳香，置在铜锅内，同猪油化开，将前药末入油调匀为膏，贴于夹伤处，第二日即可行走。

643 调中化瘀汤

杖疮，受官刑而成疮也。气血有余，易于生合，气血不足，难于化消。倘受刑少者，血不凝滞，受刑多者，血必秽瘀；受刑轻者，气不萧索，受刑重者，气必败残。盖刑轻刑少，忍痛而断不叫号，刑重刑多，悲伤而自多涕泣，此气血所以愈亏也。倘受刑之先，身体原弱而不强，则恶血奔心，往往有死者。必须活其血而补其气，败其毒而消其火，然后外用膏药贴之，或末药敷之，不至死亡也。（以下原文选自《洞天奥旨·卷九》）

内治杖疮神效，服之无性命之忧。

当归五钱，生地五钱，三七根末三钱，丹皮二钱，白芍三钱，生黄芪三钱，生甘草一钱，大黄一钱，枳壳三分，水一碗、童便一碗，同煎服，二剂瘀血即散，外用末药、膏药贴之。

加减：虚极者加人参三钱。

【临证参考】参见"散瘀至神汤"，加黄芪、甘草以调中益气。

【验案选要】

左足击伤

男，年未详。下马时踏凳，击伤左足，登时不能行走，抬回家中，经伤外科数人治疗，不能消肿，日夜号叫。某医云"十日包好"，索银百元。其家云只求伤好，百元亦可拿。经吃药推拿，毫无改进，饮食反而减少。后延吴诊之，吴以十日内包走路，不取分文。拟方：

当归半斤，黄芪半斤，川牛膝半斤，甘草四两，蜈蚣十六条。

嘱其放心服至足能下床，手揣不痛时方停药。服至四剂，能下床行走。服至十包，完全复矣。（《医学经验录·医案》）

644 仙花散

外治杖疮。

凤仙花叶捣汁，马齿苋捣汁，黄蜡二两，葱白捣汁，松香二两，五倍子为末一两，乳香二钱，将凤仙、葱、苋先捣取汁二碗，将黄松香熬膏，入倍子末，指令膏贴之自愈。

【临证参考】《普济方·卷三百五》治杖疮：马齿苋捣敷之。《万病验方·卷十六》：杖出即将松香四两熔化，又将葱一握，捣入松香内，搅匀，摊一膏药贴患处，外以绵帛包扎定，五六日愈。《秘传奇方·济生简便方》治打杖肿痛：凤仙花叶捣如泥涂肿破处，干则又上一夜，血散即愈。

645 三黄膏

治杖疮。（以下原文选自《洞天奥旨·卷十五》）

生大黄三两（为末），樟脑一两五钱（研末），黄丹三两（水飞过），黄香三两，生猪油三两，将猪油熬熟，入余药化为膏，一大个贴棒疮上，外用布缠紧。

按：黄香即松香。

【临证参考】《外科心法要诀·卷十五》"清凉拈痛膏"治杖疮：如意金黄散一两，加樟脑末三钱和匀，又用：生白锻石块三四斤许，以水泡开，水高石灰二三指，露一宿，将锻石面上浮起油水结如云片者，轻轻带水起入碗内，有水一盅，对香油一盅，竹箸搅百转，自成稠膏，调前药稀稠得所。不用汤洗，遍敷伤处，纸盖布扎，夏月一日，冬月二日，方用葱汤淋洗干净，仍再敷之，以肿消痛止为度。《经验广集·卷四》治腿打两开：大黄一两，樟脑二钱，为末，蜜调敷，布裹自合。

646 白蜡膏

专治杖疮。

真白蜡一两，猪骨髓五个，潮脑三钱，共入铫内熬成膏，用甘草煮油纸摊贴，神效。

【临证参考】《疡医大全·卷三十七》治棒疮：腊猪油一两七钱，黄蜡三钱，潮脑二钱五分，白蜡、轻粉、铅粉、各五钱，没药（去油）二钱，冰片一分，乳香一钱（去油），先将猪油、二蜡化开，再入各末搅匀摊贴。油纸用甘草汤煮熟揉软，热汤炖化摊贴。凡棒疮破烂至重疼痛者，一日换一张，三日全愈。

647 活血红花汤

棒疮煎药。

红花一钱，苏木一钱，山栀子一钱，黄柏一钱，白芷一钱，黄芩一钱，桂皮三钱，芍药三钱，川芎二钱，甘草一钱，桃仁十四粒，当归五钱，乳香一钱（去油），没药一钱，研细，用酒二大钟煎熟；次入童便一钟，再煎数沸；次入乳香、没药，一滚就起就服，神效。

【临证参考】《实用伤科中药与方剂》"消肿止痛汤"治肢体损伤，肿胀疼痛：当归16克，赤芍16克，桃仁10克，防风10克，黄柏10克，木通10克，红花7克，乳香5克，木香5克（后下），水煎服，1日1剂，每日服2～3次。

【验案选要】

跌伤

左环跳骨尚未脱骱。辨诸遍足俱痛，如已脱骱，须先按骱。

地、芍、归尾、芎、杜、牛膝、寄生、狗脊、乳没、地鳖、桑枝、瓜络、桃仁、落得打。

外治用韭菜，葱炒熨痛处，间服嶙峒丸。

地、归、杜、断、杞、膝、首乌、苓、药、蒺、芄、寄生、桑枝、舒筋草、再造丸。接服此等药。（《鲟溪医案选摘要》石晓山治案）

648 盖体汤

治杖疮神效。

木耳二两，丹皮一两，苏木五钱，小蓟五钱，水煎服。

按：现代药理研究证明木耳有抗凝血、抗血小板聚集、抗血栓、抗炎作用，为该药治疗血证提供了现代依据。

【临证参考】《疡医大全·卷三十七》治杖伤：人中白一两，木耳烧灰存性五钱，乳香、没药（俱用箬炙去油）、怀牛膝各三钱，自然铜五钱，共研细末，再用牛膝酒煎，调服三五钱。《经验广集·卷四》"止痛散"治受刑肿痛不堪，亦可预服：乳香、没药各二钱，人中白煅一两，木耳烧存性、自然铜各五钱，为末，每服三钱，用牛膝三钱煎汤下。又方"护心散"，未受刑先服，减痛，免血攻心：木耳炒五钱，乳香、没药各三分，白蜡三钱，热酒调下。

649 鬼代丹

主打着不痛。

无名异，没药，乳香，各研，地龙（去土），自然铜（醋淬、研），（木）鳖子去壳，上为末，蜜丸如弹大，温酒下一丸，打不痛。

按：为《仙授理伤续断秘方》常用整骨药又方：用乳香、没药各一两，别研，次用血竭、自然铜、无名异、醋煮黄木鳖子各一两，地龙二两，并为末，蜜丸如龙眼大。嚼烂，热酒咽下。俟了，用生葱嚼解。去血竭。为《宣明论方·卷十五》方，《外科启玄·卷十二》同名，多草乌。《外科正宗·卷四》《疡医大全·卷三十七》名"铁布衫丸"。

【临证参考】《疡医大全·卷三十七》临审预服，受刑不痛，亦且保命"铁布衫丸"：自然铜（煅红，醋淬七次）、苏木、无名异（洗去浮土）、当归（酒洗，捣膏）、没药（去油）、地龙（去土，晒干）、乳香（去油）、木鳖子（香油搽在壳上，灰焙，用肉）各等分，研细，炼蜜丸如芡实大，每服三丸，预用白汤化服，纵受非刑辱拷，可保无虞。又，受杖不痛，可用"鬼代丹"：无名异、木鳖子（去壳，油炙）、自然铜（火醋淬七次）、地龙（去土）、乳香（去油）、没药（去油）、草乌各等分，地上挖一小土坑，用炭火烧红，浇醋在坑内，入草乌蒸软。一方无草乌。为末，蜜丸弹子大，每服一丸，温酒化下。凡用此丸，可先用出过蛾的蚕茧子，烧灰二钱为末，酒调下，再服此丸，不曾遇责，可用牛膝、甘草煎汤服之，即解。《串雅内篇·卷二》"胜金丹"治夹打损伤：血竭三钱，乳香三钱，没药三钱，地龙十条，自然铜一两，无名异五钱，木鳖子五个，上为末，炼蜜为丸，如弹子大。临用，好酒化下一丸；如不打，用红花、苏木煎汤送下。

跌打损伤疮（附：跌扑断伤　接骨）

跌打损伤疮，皆瘀血在内而不散也。血不活则瘀不能去，瘀不去则折不能续。初伤之时，必须内服活血止痛之药。（以下原文选自《洞天奥旨·卷十三》）

650 跌打损伤初伤之时方 *

初伤之时。

外用三七研末，加酒调烂敷之，痛即止，血则散。疮上如沾三七末干燥，再不溃矣。如不沾者，频用三七末掺之，多用三七药末调服尤妙。

加减：倘不破损，用前药不效者，此日久瘀血留中，非草木之味所能独散也。加入水蛭三钱、当归、大黄、白芍治之，连用三剂，瘀血无不即散，而痛亦止矣。三剂之外，断不可多服，仍单服三七，未有不愈者矣。

【临证参考】《疡医大全·卷三十六》治跌打之后，凡大小便通利者：广三七二三钱，酒煎饮。《灵验良方汇编·卷四》治金疮：单用三七捣烂敷之。又治跌打损伤：以三七捣烂罨之。

651 散瘀至神汤

治跌打损伤至重者。

三七三钱，当归五钱，白芍五钱，大黄三钱，丹皮三钱，枳壳一钱，桃仁十四粒，生地五钱,大小蓟三钱,红花一钱,水酒各半,煎八分服。

加减:如日久疼痛,或皮肉不破而疼痛,加水蛭,切碎如米大,烈火炒黑,研碎,煎前药,煎好,加入水蛭末吞服,三剂则不痛矣。其水蛭必须炒黑,万不可半生,则反害人矣。

按:为《石室秘录·卷二》"逐瘀至神丹"去败龟版,加三七、枳壳、大小蓟,赤芍改白芍;又为"调中化瘀汤"(见下)去生黄芪、生甘草,加桃仁、红花、大小蓟。

【临证参考】《家用良方·灵验仙方》"跌打神效仙方"治跌打损伤:大田七二钱半(研末冲服),末药一钱五分,牛七三钱,木桃仁三钱(打),白芷二钱,锦军三钱,丹皮一钱五分,苏木三钱,黄柏二钱,白茯三钱,红花二钱,木香一钱(研末冲服),生地三钱(醋炒),桂枝一钱,乳香一钱,如头伤加川芎;肚伤加大腹皮;腰伤加杜仲;胸伤加桔梗。酒水各半煎服,将渣敷患处。

【验案选要】

右臂跌伤

小河,苏左。右臂跌伤,瘀血凝滞,木硬作痛,虑成残废。宜和气血,通经络。

当归一钱五分,桃仁一钱五分,炙乳没各一钱,参三七(磨冲)四分,自然铜一钱,延胡索一钱五分,赤芍一钱五分,红花四分,大贝母一钱五分,桑枝三钱。(《外科集腋》)

652 逐瘀至神丹

跌扑断伤。(以下原文选自《石室秘录·卷二·不内外治法》)

当归五钱,大黄二钱,生地三钱,赤芍药三钱,桃仁一钱,红花一钱,丹皮一钱,败龟板一钱,水一碗,酒一碗,煎服。

加减:再加生地三钱,枳壳五钱。

【方解】方中最妙当归、芍药和其血,大黄、桃仁逐其瘀,生地、红花动其滞,一剂即可病去也。倘以大黄为可畏,或不用,改为别味,则虽有前药,亦用之而不当。盖有病则病受之,用大黄之药,始能消去其瘀血,而终不能大下其脾中之物,又何必过忌哉。盖生地乃折伤之圣药,多多益善,少则力不全耳。折伤之病,未免瘀血奔心,有枳壳之利于中,则瘀血不能犯也。

按:《洞天奥旨·卷十六》同。

【临证参考】《贵州名医名方选析》"龟甲活血汤"治跌打骨伤，疼痛肿胀：龟板 24 克，当归 15 克，生大黄 16 克，生地 9 克，赤芍 9 克，桃仁 6 克，红花 6 克，丹皮 4.5 克，酒水各半煎，每日 1 剂分 3 服。

653 接骨至神丹

倘跌伤打伤，手足断折，急以杉板夹住手足，不可顾病人之痛，急为之扶正凑合安当，倘苟不正，此生必为废人。故必细心凑合端正，而后以杉板夹之，再用补骨之药，令其吞服，则完好如初矣。

羊踯躅三钱（炒黄），大黄三钱，当归三钱，芍药三钱，丹皮二钱，生地五钱，土狗十个（捶碎），土虱三十个（捣烂），红花三钱，自然铜末一钱。先将前药酒煎，然后入自然铜末，调服一钱，连汤吞之，一夜生合。

【方解】盖羊踯躅最能入心而去其败血。人受伤至折伤手足，未有不恶血奔心者。引诸活血之药，同群共入，则恶血必从下行，而新生之血必群入于折伤之处；况大黄不特去瘀血，亦能逐而生新，瘀去而各活血之品必能补缺以遮其门路，况土狗、土虱俱是接骨之圣药，即有缺而不全，又得自然铜竟走空缺而补之，此所以奏功之速耳。骨断之处，自服药后，瑟瑟有声，盖两相连贯，彼此合缝，若有神输鬼运之巧。

按：土狗，名蝼蛄；土虱，当为地虱，名鼠妇；"胜金丹""土狗子十个，地虱（干者）一钱，土鳖（干者）一钱"，三虫同用可证之。自然铜用量原方缺，按《洞天奥旨·卷十六》同方加，余同。

【临证参考】《本草新编·卷四》治折伤：羊踯躅炒黄为丸，以治折伤，亦建奇功。然只可用至三分，重伤者，断不可越出一钱之外耳。《伤科汇纂·卷八》"续骨神丹"：当归二两，大黄五钱，生地、龟板、白芍各一两，丹皮三钱，桃仁三十个，续断、牛膝、乳香、没药、红花各二钱，羊踯躅一钱，水煎服，一剂瘀去生新，骨即合矣。又二剂，去大黄，再服痊愈。按：此方去瘀滞则新生，然内羊踯躅一味未可轻服。

【验案选要】

髋关节结核

夏某，男，10 岁，学生。1971 年 5 月发病，病初感觉右髋疼痛，食欲差，午后微烧，全身不适，头昏，夜惊痛。经重庆市第九人民医院诊断为右髋关节结核，曾服用过中西药无效。三个月后病情加重。体温 37.8℃，痛苦病容，面容苍白，右腹股沟淋巴结肿大如胡豆。右侧髋关节肿胀和运动功能障碍，下肢肌肉呈反射性痉挛和进行性萎缩，疼痛并放射到膝关节及股前内侧，臀折变平，皮下脂肪变厚。患者内服土狗烧鸡蛋，早晚各服一个，连服 15 日后，全身症状消失，髋关节肿胀消失，行走时自觉不痛，关节运动功能正常。患者步行四华里上街镇小学读书。至今三年追访，仍未复发，身体健康，发育正常。[刘正善 . 土狗治疗髋关节结核 . 赤脚医生杂志 .1976（11）: 20]

654 续骨神丹

人有跌伤骨折，必须杉木或杉板将已折之骨凑合端正，用绳缚住，不可偏斜歪曲，紧紧又用布扎，无使动摇，万不可因呼号疼痛，心软而少致变动轻松，反为害事。收拾停当，然后用内服之药。苟或皮破血出，尤须用外治之药也。但骨内折，而外边之皮不伤，正不必用外治之药，然内外夹攻，未尝不更佳耳。内治之法，必须以活血去瘀为先，血不活则瘀不能去，瘀不去则骨不能接也。（以下原文选自《辨证录·卷十三》）

当归二两，大黄五钱，生地一两，败龟板一两(为末)，丹皮三钱，续断三钱，牛膝二钱，乳香末、没药末各二钱，桃仁三十个，羊踯躅一钱，红花二钱，白芍一两，水煎服。二剂而瘀血散，新血长，骨即长合矣。

加减：再服二剂，去大黄。

按：为"逐瘀至神丹"赤芍改白芍，加续断、牛膝、乳香、没药、羊踯躅，增强活血、止痛、接骨之功。

【临证参考】《石室秘录评述》认为"逐瘀至神丹"和"接骨至神丹"均由力量较强的活血化瘀药组成，后方《串雅内编》亦有记载。方中踯躅即闹羊花，麻醉镇痛作用强，但辛温大毒，慎不可过量，本篇所载剂量过大，须加注意。方中用及土狗、土虱二味虫类活血药，其作用甚强，笔者体会，功胜水蛭，且能续筋。另有新伤多兼表之说，故方中尚可加入白芷、羌活等解表之剂，则疗效更佳。

【验案选要】

骨伤未愈

朱女。从高处下坠，右臀其骨脱臼，日久未能愈合，伤处作痛，不利于行。深虑骨骼腐蚀，转成骨痨。内服剂无非营养强壮之药。

全当归9克，杜仲9克，川续断9克，补骨脂9克，鹿角霜12克，落得打9克，炙乳没各3克，小金丹一粒（化服）。另：龙骨18克，虎骨30克，乌贼骨18克，三味炙研细末，每次和入饮食中少许。或用：川草乌各12克，藏红花9克，毛姜12克，煎汤熏洗患处。（《章次公医案》）

655 全体神膏

外治之法，必须用膏药而加之末药，掺于伤处为妙。

当归二两，生地二两，续断一两，牛膝一两，甘草五钱，地榆一两，茜草一两，小蓟一两，木瓜一两，杏仁三钱，人参一两，皂角二钱，川芎一两，刘寄奴一两，桑木枝四两，红花二两，白术一两，黄芪一两，柴胡三钱，荆芥三钱，用麻油三斤，熬数沸，用麻布沥去渣，再煎，滴水成珠，加入黄丹末（水漂过）一斤四两，收为膏，不可太老。再用乳香三钱，没药三钱，自然铜（醋浸烧七次）三钱，花蕊石三钱，麒麟竭五钱，白蜡一两，海螵蛸三钱，为细末，乘膏药未冷时投入膏中，用桑木棍搅匀取起，以瓦器盛之。临时以煨摊膏，大约膏须重一两。

按：《辨证奇闻·卷十五》同；《洞天奥旨·卷十六》无桑木枝，海螵蛸为三两，当为三钱，余同。

【临证参考】《医林纂要探源》"续绝膏"，治接骨用以外治者：当归二两，生地黄一两，牛膝一两，续断一两，地榆一两，小蓟一两，茜草一两，木瓜一两，党参一两，白术一两，川芎一两，刘寄奴一两，红花一两，黄芪一两，甘草梢五钱，杏仁三钱，柴胡三钱，荆芥穗三钱，皂角一钱，桑树枝四两，麻油三斤。入药熬数沸，用棉滤去渣再熬，滴水成珠，加黄丹（水飞过）一斤四两收为膏，再加乳香三钱，没药三钱，自然铜三钱（醋淬七次为末），花蕊石三钱（火煅研末，水飞过），血竭五钱，海螵蛸五钱，白蜡一两，共为细末，乘膏未冷投入，桑枝搅匀，起贮瓷罐中，用时以火烊化摊布上，每张约一两重。

656 胜金丹

既摊膏药，再入细药：

麝香三钱，血竭三两，古石灰二两，海螵蛸一两，自然铜末（如前制）一钱，乳香一两，没药一两，花蕊石三钱，冰片一钱，樟脑一两，土狗子十个，地虱（干者）一钱，土鳖（干者）一钱，人参一两，象皮三钱，琥珀一钱，儿茶一两，紫石英二两，三七根末一两，木耳炭一两，生甘草末五钱，和匀，以罐盛之。每膏药一个，用"胜金丹"末三钱，掺在膏药上贴之。大约接骨不须二个也，重则用膏药二个。此膏此末皆绝奇、绝异之药，倘骨未损伤，只消贴一张即痊，不必加入胜金丹末药也。

按：《辨证奇闻·卷十五》同，《洞天奥旨·卷十六》无土鳖，木耳炭作木耳灰，余同。

【临证参考】《医林纂要探源》"续绝丹"，治跌打，外有破伤加此，否则不用：人参一两，乳香一两，没药一两，海螵蛸一两，樟脑一两，琥珀一钱，孩儿茶一两（研），三七一两（炙研），木耳一两（烧存性），古矿石灰二两，紫石英二两（火煅醋淬七次为末），生甘草五钱（锉细末），麝香三钱（研），冰片三钱，自然铜一钱，象皮三钱，土狗二个（炙研），土鳖（干者，炙研）一钱，花蕊石三钱，血竭二两，共为细末，和匀贮小口瓷罐，蜡封待用。用时约撒三钱于膏药上贴伤处。此膏此丹，用之自当有奇效，但多珍异，难猝办。然折骨非常药可愈，而此方不至于有孩儿骨、人胎之残忍也。

【验案选要】

外伤骨折

吴巧生责打小女，右半臂击断，外反欲脱，痛叫声震屋瓦，予用血竭，生草，山奈，赤芍，防风，白芷，当归，川草乌，乳香，没药，红花，白及，芙蓉叶，为末，醋调敷，外以红布包裹，再用夹板紧扎，两旬而痊。另服韭菜法，以痛止为度。（《巢渭芳医话》）

657 苏气汤

人有从高而下堕于平地，昏死不苏，人以为恶血奔心也，孰知是气为血壅乎。

乳香末一钱，没药末一钱，苏叶三钱，荆芥三钱，当归五钱，丹皮三钱，大黄一钱，桃仁十四粒，羊踯躅五分，山羊血末五分，白芍五钱，水煎。调服一剂而气苏，再剂而血活，三剂全愈。

【方解】此方苏气活血兼而用之，故奏功神速。方中妙在用羊踯躅与苏叶、荆芥，因其气乱而理之，则血易活而气易苏矣。

按：《辨证奇闻·卷十五》大黄为二钱，余同。《本草汇言》：山羊血，能活血、散血，如跌扑内损，血胀垂绝，或内伤藏腑筋骨膜络，外损血脉破裂，皮肉色变，气将绝者，用一二厘，温酒调化，灌入喉中。

【临证参考】《喻选古方试验方·卷四》治打扑损伤，瘀血作或垂死者：山羊血，酒服立效。《疡医大全·卷三十六》治跌打损伤：以山羊心血碾细末，二三分冲滚酒服，忌鱼腥三日。

658 张真君六神散

治折伤最验。（以下原文选自《洞天奥旨·卷十六》）

当归五钱，续断五钱，骨碎补五钱，牛膝五钱，桃仁五钱，金银花五钱，黄酒二碗，煎一碗，空心服，不拘轻重，服数剂永无后患。

【临证参考】

《少林寺伤科秘方·卷八》治跌打损伤：骨碎补、五加皮、川断、威灵仙各三钱半，苏木三钱，蒲黄二钱，归尾三钱，赤芍一钱，大黄六分，水酒各半煎服，欲吐将生姜嚼之，若牙关不开以姜擦之。《林如高正骨经验》治骨折伤筋：当归、续断、骨碎补、破故纸、牛膝、自然铜各9克，川芎、桃仁各6克，熟地、红花、甘草、乳没（制）各3克，水煎服。

【验案选要】

陈旧性骨折

方某，男，16岁。1965年1月10日初诊。18天前跌仆致伤，即感左肘剧痛，不能伸屈活动，局部瘀肿。当地复位三次，未见好转，瘀肿益甚，疼痛不堪。诊断为肱骨髁间骨折，远端向背侧移位。予插棍拉拔复位，夹缚固定良好后，外敷四黄膏，内服破血消瘀退肿之剂：

归尾、赤芍、泽兰各6克，桃仁、茜草、川断、申姜各9克，生地12克，川芎、乳香、没药各3克，红花2.4克。

二诊骨折位置良好，治疗同前。

三诊瘀肿全消，内服参茸丸，继续功能锻炼。

四诊功能恢复良好，内服补气养血舒筋之剂而愈。（《陆银华治伤经验》）

659 仓公方

治骨伤折痛。

用葱一斤，捣烂，入乳香一两，同捣匀，厚封伤处，立止痛。

【验案选要】

拇指并爪甲掰裂

取葱新折者，便入火煻灰火煨，趁热剥皮，擘开，其间有涕，便将罨损处。仍多煨取续续易热者。崔云：顷在泽潞，与李抱真作判官。李相方以球杖按球子。其军将以杖相格，便乘势不能止，因伤李相，拇指并爪甲擘裂。遽索金创药裹之，强坐，频索酒饮，至数盏已过量，而面色愈青，忍痛不止。有军吏言此方，遂用之。三易，面色却赤，斯须云已不痛。凡十数度，用热葱并涕缠裹其指，遂毕席笑语。（《图经本草·卷十七》引《传信方》）

金创折伤血出

张氏《经验方》云：金创折伤血出，用葱白连叶煨热，或锅烙炒热，捣烂敷之，冷即再易。石城尉戴尧臣，试马损大指，血出淋漓。余用此方，再易而痛止。翌日洗面，不见痕迹。宋推官、鲍县尹皆得此方，每有杀伤气未绝者，亟令用此，活人甚众。（《本草纲目·卷二十六》）

660 太仓公传方

治跌扑经月，瘀血作痛方。

水蛭炒黑（研碎）二钱，当归一两，桃仁十四粒，赤芍五钱，水煎服，一剂即止痛。

【临证参考】《世医得效方·卷十八》治从高坠下，及打扑损伤：麝香、水蛭各一两，上用水蛭锉碎，炒至烟出，研为末，入麝再研匀。每服，酒调一钱，自当下蓄血，未效再服，其应如神。《本草纲目·卷四十》引《经验方》治折伤疼痛：水蛭，新瓦焙为细末。酒服一钱。食顷作痛，可更一服。痛止，便将折骨药封，以物夹定，调理。

661 定痛散

治跌打损伤，骨折疼痛等症。

麻黄（烧存性）一两，头发灰一两，乳香五钱，共为细末，每三钱，温酒调服，立瘥。

按：《疡医大全卷·三十六》名"接骨散"。

【临证参考】《普济方·卷三〇九》"接骨散"治折伤：米壳一两（去顶，蜜炒黄色),麻黄一两,乳香一钱半,当归一钱半,甘草一钱半,芍药一钱半,上为细末,酒煎熬至七分,和滓温服,病上食后,病下食前服。《常见病验方》治骨折:苏木1两,麻黄5钱(烧炭),乳香(去油)、没药(去油)各3钱,各研细末,治疗时先把骨折用手术对好,然后将苏木、麻黄用黄酒煎热去渣,冲入乳香、没药内,用碗将药合住,少停片刻,温服出汗。

662 葛真君传方

治跌伤神效。

灼过败龟一个,大黄一钱,生地五钱,桃仁二十个,红花一钱,归尾三钱,一服即止痛。

【临证参考】《傅青主女科·卷上》"逐瘀止血汤"治妇人从高坠落,或闪挫受伤,以致恶血下流,有如血崩之状:生地一两(酒炒),大黄三钱,赤芍三钱,丹皮一钱,当归尾三钱,枳壳三钱,龟版三钱(醋炙),桃仁十粒(泡、炒、研),水煎服。

破伤风疮

663 蚕鳖散

如破伤风,头痛寒热,角弓反张,如痉状,用"蚕鳖散"最妙。(《洞天奥旨·卷十三》)

治破伤风疮。

川芎一钱,当归一钱五分,红花四分,羌活六分,防风八分,白僵蚕一钱二分,土鳖虫七个(捣碎),穿山甲三大片(酒炙),柴胡七分,生甘草四分,水酒各半,煎八分服。

加减:下部加牛膝一钱。

【验案选要】

破伤风

案1:高阳周凤书之子,三岁余,与他儿戏耍,木棍误触头面,破皮出血甚多。六七日后,渐觉口噤,言语謇涩。又二日,两手握固而难伸,角弓反张,饮食难进。邀余往治,六脉浮紧,此为破伤风也。余曰:"此证最为凶险,十中不过愈其四五。"周曰:"此证虽凶,情属父子,人事不忍不尽。乞先生念余年四十余,惟有此子，万一痊愈，没齿难忘。"怜其恳切，遂制一方，名曰逐风丹。

全蝎一条，麝香0.3克，艾叶3克，蓖麻子2个，天麻5克，羌活6克，防风6克，荆芥5克，当归5克。共为细末，香油调抹患处，每日十余次，内服活血除风汤。外抹内服。二日口渐开能言，诸症皆轻，五日共服四帖，竟获十全。

活血除风汤：当归10克，黄芪10克，羌活6克，川芎6克，防风10克，生白芍10克，荆芥10克，全蝎2条，白芷6克，天麻5克，秦艽6克，生地10克，甘草6克，水煎服。（《湖岳村叟医案·幼科门》）

案2：李某，男，54岁。1973年4月23日初诊。其妻代诉：二十余天前，家中盖房，搬运石料不慎而将脚趾砸破，当时未经治疗，伤口"平复"。今突然发病，症见：项背强直，牙关紧闭，喉中痰鸣，苦面笑容，呈阵发性抽搐，闻声响则抽搐加剧，小便黄，舌红，苔黄腻，脉弦大。诊为破伤风。治以止痉祛风，解毒活血兼以化痰，方用吴氏自拟定痉汤加天竺黄，药用：全蝎10克、蜈蚣3条、僵蚕15克、防风25克、羌活15克、连翘20克、金银花30克、栀子15克、当归20克、川芎15克、桃仁10克、红花15克、钩藤15克、天竺黄15克。该患者用上方十二剂而痊愈。[吴滨,贾春华,吴国春.破伤风验案二则.黑龙江中医药.1988（2）:26]

664 治破伤风方

粪堆内蛴螬虫一个，将手捏住脊背，待他口中吐出水来，涂在疮口上，即觉浑身麻木，汗出即活，此神方也。（以下原文选自《洞天奥旨·卷十六》）

【临证参考】东阿县人民医院治破伤风方：将蛴螬倒置（头向下），自然吐出黄水，将黄水搽在伤口上，伤口麻木，身上出汗。重症者可将蛴螬黄水滴入酒中，再把酒炖热内服出汗。如急用，可剪去蛴螬尾，黄水流出，牙关紧闭者，可用其水汁搽牙龈。外敷，将蛴螬捣烂如泥，敷在伤口上，干后进行更换之。又蛴螬10个，焙干为末，分二次黄酒送服，小儿酌减。以上几种方法多系合并使用。如外伤伤口明显者，局部外敷，牙关紧闭者用黄水搽牙龈。重症者给予内服。治疗破伤风14例，痊愈11例，死亡3例。有效病例均在15～30分钟张口自如，喉痉挛消失或减轻，口腔分泌物显著减少，能吞咽食物和药物。

【验案选要】

破伤风

李某，男，39岁，左手外伤，口紧项强4天。缘于修排水沟时不慎用铁耙刺伤左手掌。当即到卫生室用水冲洗伤口，消毒后外敷消炎粉。"因没止痛药，肌注阿托品1支，另口服3包白色面药"。伤口经处理后疼痛减轻，于第二天感觉肘关节以下有困重感。第三天困重感从手部发展到肩部，今日上午感项强口紧，到下午因紧感发展到患侧面部，口不能完全张开，左面部发热，左眼皮发紧，但患者已不很痛，心烦，出冷汗，但不觉发热，二便正常，饮食尚可，吞咽时咽部发紧，故来乡卫生院治疗。检查：颈项强硬，活动受限，口紧吞咽不利，左手指屈伸受限，左眼上睑发紧，左手掌两侧有4厘米×2厘米大创口，内有少许分泌物，脉弦数有力，脉搏每分钟86次，舌淡苔薄白。诊断：破伤风。当时因无破伤风抗毒素，即介绍病人到县医院治疗，仅给予内服四环素、肌注青霉素和"含化药片"。因当地农民对破伤风治疗有经验，从医院回去后，立刻用黄酒冲服蛴螬（焙干研末）7个，取汗。第1次无明显效果，但病势也未发展。第2天又用黄酒冲服蛴螬取汗，自觉从头部开始，症状慢慢缓解痊愈。因服用蛴螬后除伤口未愈外诸症消失，故以后患者仅前来卫生院作局部换药处理，不数日收功。(《中医临床家丛书·王合三》)

665 仓公治破伤风方

蜈蚣（研末）二分，麝香半分，擦牙，吐去口涎即瘥。

按：为《普济方·卷一百十三》治破伤风欲死者：蜈蚣碾为细末，搽牙吐去涎沫立瘥；加麝香。

【临证参考】《鲟溪秘传简验方》治破伤中风欲死：蜈蚣，研末，擦牙，迫去涎沫，瘥。《常见病验方》治破伤风：蜈蚣1条，全蝎2个，炒脆研末，擦牙或吹鼻中。

火烧疮

666 救焚汤

火烧疮，遍身烧如黑色者难救。或烧轻而不至身黑者，犹或可疗也。然而皮焦肉卷，疼痛难熬，有百计千方用之而不验者，以火毒内攻，而治之不得法也。故治火烧之症，必须内外同治，则火毒易解也。(以下原文选自《洞天奥旨·卷十二》)

外治火烧如神。

黄葵花一两(晒干为末),大黄一两,滑石一两,刘寄奴三钱,井中苔五钱(身佩,为末),丝瓜叶二十片(晒干),为末,以蜜调敷,不痛且易生合,又不烂也,神效。平日修合,临时恐不能成。

按:井中苔,《本草纲目》"主漆疮,热疮,水肿。"

【临证参考】《秘传奇方·济生简便方》治汤泡:阴地青苔,阴阳瓦焙干研末,香油调涂,立时止痛,即愈。《常见病验方》治油烫伤:青苔(又名石发)晒干烧灰,研为细末,调茶油敷于患处。

【验案选要】

炸药烧伤

张某,男,40岁,炸药烧伤2～3度,当时人事不省,经外用药(见下)后,1～2小时清醒,痛时搽油,3周痊愈。

附方:秋葵(黄蜀葵)花,在油内浸泡二周即可应用,浸泡时间越久越好。外搽处,1日多次。(《新医疗法资料汇编》)

汤烫疮

667 祛火外消汤

汤烫疮,乃百沸汤、滚热油与滚粥等物,忽然猝伤,因而遭害。遂至一时皮漏肉烂成疮也。此等之疮,正所谓意外之变,非气血内损也。轻则害在皮肤,重则害在肌肉,尤甚者害在脏腑。害在脏腑者,多至杀人。然内治得法,亦可救也。内用托药,则火毒不愁内攻,外以"蚌津散"汁数扫之,即应验如响。如赤溃烂,用"归蜡膏"拔毒止痛,尤易生肌。

外治汤烫、油烧等症神验。

地榆五钱,白及三钱,柏叶三钱,炒栀子二钱,白芍五钱,当归五钱,生甘草一钱,水煎服二剂。伤轻者,药减半。

按:"外治汤烫、油烧等症神验"疑为"内治汤烫、油烧等症神验。"观其"水煎服二剂。伤轻者,药减半"可知。

668 蚌津散

外治汤烫、油泡等症。

取水中大蚌,置大碗中,任其口开,用冰片二三分,当门麝二三分,研末挑入蚌口内,即浆水流入碗内;再加冰、麝少许,用鸡翎扫伤处,先外而内遍扫,随干随扫,凉入心脾,便不痛而愈。如所扫之处不肯干,必溃烂,将蚌壳烧灰存性,为末,入冰、麝少许,掺之,妙。

【临证参考】《本经逢原·卷四》:生蚌炙水,治汤火伤甚效。《医级·卷八》"珠窝散":治汤泡火烧溃烂,并敷下部恶疮,大蚌(1～2个,用文武火一盆,上架铁,置蚌煅之),冰片(每散1两,加片三分),为末,研匀。湿烂者,用筛筛上,自然收燥。如湿再加,不可剥去。燥则用麻油调涂,痂落自愈。如治恶疮,亦用麻油调搽。

669 二黄散

大黄(炒),黄柏(炒),各为细末,以鸡子清调之,搽上最妙。

【临证参考】《外科经验方》治汤浇火烧疮,止痛生肌:大黄末一两(微炒),当归末一两,用烛油调搽,或芝麻油调搽,干亦可。《疡医大全·卷三十七》治火疮疼不可忍:生大黄、黄连、黄柏、黄芩、白及各等分,研细末,麻油调搽。又,治烧伤:大黄二两,贯仲、黄柏各一两,共研细末,用煮熟鸡蛋黄数枚入锅内炒出油,调敷三五日全好,无疤。《常见病验方》:大黄、黄柏各1两,细辛9钱,晒干研细末,香油调敷,每日1换。

【验案选要】

烧伤

案1:一人被火药,将头面并两手轰烧,皮肤欲腐,兼起水疱,随用生军末,调老桐油敷,外贴皮纸,过二日一换,一月全愈。(《医门补要·卷下》)

案2:赵某,男,34岁。脸及手部电热灼伤二度。用药五天后基本痊愈。

方药:黄蜀葵花1000朵,大黄、黄连、细生地各五斤,黄柏一斤,银花、赤芍、丹皮、甘草各二斤,当归三斤,冰片十两,薄荷脑二十两,净菜油一百斤。除冰片、薄荷脑外,余药切成小片,置菜油中浸泡半月,然后用文火熬炼,保持120℃～130℃,三小时后趁热过滤,过140目筛去渣,待冷后加入冰片、薄荷脑,混匀分装好。小面积烧伤直接涂敷,大面积者可向患处喷雾,每2小时一次。(《新医疗

法资料汇编》)

670 绿白散 *

苦参末，香油调敷，亦效。

按：原无方名，据《卫生宝鉴·卷十三》"绿白散"加。

【临证参考】《常见病验方》治烧烫伤：苦参 2 两，用茶磨汁涂患处。汪用坤治烫伤：苦参 60 克，连翘 20 克。共研细末，过 80 目筛，除渣，用麻油 200 克调匀。患处用凉开水洗净揩干后涂药，每日 2 次。

671 毛粉散

治汤火伤神效。

猪毛煅存性，研细末，加轻粉、白硼砂少许，麻油调和，敷之立效，无瘢痕。

按：为《广笔记·卷三》"汤火神验方"。

【临证参考】《菉竹堂集验方·火疮门》治汤泡久不收口：用杀猪毛上黑的一重，取来焙干一钱，凤凰衣二钱焙干，采油调敷上。区建华治烫火伤：猪毛 500 克、生大黄 60 克，冰片 3 克、麻油 500 毫升。将猪毛煅烧成黑色液体，待冷却后加入生大黄、冰片，研为细末，再入麻油调匀为糊状。亦可不入麻油而留干粉备用。用棉签蘸上药涂敷烫伤处。日三四次。如患处渗出液过多，可先用上药粉末扑之，待创面干燥后，再照前法涂敷。

672 归蜡膏

治汤火伤疮，焮赤溃烂，用此生肌拔热止痛。

当归一两，黄蜡一两，麻油四两，以油煎当归焦黄，去滓，纳蜡，搅成膏，出火毒，摊贴最效。

按：为《和剂局方·卷八》"神效当归膏"。

【临证参考】《种福堂公选良方·疮》治汤火疮：当归、生地各一两，麻油四两，黄占一两，白者只用五钱，上先将当归、生地，入油煎枯去渣，将蜡溶化搅匀，候冷即成膏矣。用涂患处，将细纸盖之极效。若发背痈疽溃烂者，用之亦甚效。凡死肉溃烂将脱，止有些些相连者，宜用剪刀剪去，盖死肉有毒，去迟则伤新肉矣。死肉去尽，尤宜速贴，盖新肉最畏风寒，切不可忽也。

【验案选要】

溃疡

一人因杖臀膝俱溃,脓瘀未出,时发昏愦,此脓毒内作也。急开之,昏愦愈盛,此虚也。八珍汤一服少可,数服死肉自溃。顿取之,用猪蹄汤洗净,以神效当归膏涂贴。再服十全大补汤,两月而愈。(《外科理例·卷六》)

673 又方

王不留行焙干为末,麻油调敷。

674 又方 1*

丝瓜叶为末,如前调亦妙。

【临证参考】《鲟溪秘传简验方》治汤火伤:丝瓜叶,捣敷。无生叶,用干者研末,蜜调涂。张淑治疗疮病、肿毒、汤火烫伤、虫蛇咬伤,以鲜丝瓜叶 100 克,捣烂外用。

675 逐火丹

人有无意之中,忽为汤火所伤,遍身溃烂,与死为邻。(《石室秘录·卷六》)

大黄五钱,当归四两,荆芥三钱(炒黑),生甘草五钱,黄芩三钱,防风三钱,黄芪三两,茯苓三两,水煎服。

【方解】此方妙在重用大黄于当归、黄芪之内,既补气血又逐火邪;尤妙用荆芥、防风,引黄芪、当归之补气血,生新以逐瘀;更妙用茯苓三两,使火气尽从膀胱下泻,而皮肤之痛自除;至于甘草、黄芩,不过调和以清凉之耳。

按:大黄、当归配伍,参前。

【验案选要】

火药炸伤

案 1:有人被火药炸伤,头面肿腐,咽肿气粗,汤饮难咽。

案 2:又一妇人,被火焚遍全身,几无完肤,两臂发黑,呼号不已,医治罔效。

予用雷真君逐火丹(按:方见上)遂应,二人俱投二剂而愈。外治以麻油扫于患处,以陈小粉拍之,即止痛生肌。屡用屡验,分量不可丝毫增减。至外用之药,莫过于小粉,且最简便,较诸汤火伤方胜多多矣。切不可内饮冷水,饮则必死。若外用冷水淋洗,涂以凉药,毒火逼入里,亦令杀人。(《医略存真·汤火伤》)

火瘢疮

火瘢疮，乃天气严寒，向火烘手，炙伤皮肤，因而成瘢，变成痛疮者也。此疮贫穷之人居半，卑弱之人居半也。气血内亏，火焰外逼，当时不知炎逼，久则天温有汗，气血回和，因而作痛矣。外用薄荷、荆芥、苦参各等分，煎汤洗之。如已破，用柏黛散掺之，无不速痊。（以下原文选自《洞天奥旨·卷十三》）

676 荷芥汤

外治火瘢疮。

薄荷二钱，荆芥二钱，苦参二钱，煎汤一碗，洗之即愈。如破，用"柏黛散"（按：方见"日晒疮"）掺之。

灸火疮

677 太乙膏

灸火疮，用艾火灸穴治病而成者也。

肉桂、白芷、当归、玄参、赤芍、生地、大黄、土木鳖各二两，真阿魏三钱，轻粉四钱，槐枝、柳枝各一百段，血余一两，东丹四十两，乳香末五钱，没药末三钱。

按：原有方无名，据《外科正宗·卷一》"加味太乙膏"补，"土木鳖"当为土鳖、木鳖，木鳖无土者。为《和剂局方·卷八》"神仙太乙膏"加味方。

【临证参考】痈疽发背、恶疮肿毒未溃，红肿热痛，气血壅瘀者，外敷本膏掺红灵丹，消肿止痛；脓成已溃，脓黄稠厚，或夹有紫色血块，可将九一丹掺疮口中，提脓祛腐，外用本膏盖贴。因本膏药性平和，故对疮肿阴阳难辨者亦可应用。

烫伤、烧伤，毒热内逼，红肿疼痛，或肌肤破溃者，可用本膏外敷，活血消肿。

脾经湿热下注而致田螺泡，足掌（偶有手掌）忽如火烧，随生紫白黄泡，不久渐大，三、五成片，湿烂疼痛，甚至是足跗肿，寒热往来，先用苦参15克，菖蒲10克，野艾15克，煎汤热洗，然后用消毒针将泡挑破，放出臭水，外用本膏盖贴，隔日将泡皮剪去，用石膏、轻粉等分研末撒之，仍用本膏盖贴。

淫欲火郁而致下疮，阴茎破损，疼痛不止者，以本膏外敷。

跌打损伤，局部青肿疼痛，或肌肤破损，邪毒内侵，化腐作脓者，均可用本膏外贴治疗。

肺痈咳唾脓血，胸痛，肠痈，脏毒，腹痛发热，血热痈瘀，可用本膏敷贴外症明显处，并可作丸内服，每次 9 克，日 3 次。

风寒湿痹，脉络阻滞，筋骨疼痛；或郁滞化热，局部焮红灼手者，用本膏外贴，通痹止痛。

湿热下注，男子遗精便浊，女子带下黄白者，用本膏外贴脐下。

禁忌：痈疽发背、恶疮肿毒初起，毒热炽盛，或溃后日久，正气已虚者慎用。

[王云凯 . 太乙膏浅析 . 中成药研究 .1981（8）：42]

678 柳絮贴

如无太乙膏，春月用柳絮，夏月用竹膜，秋月用新棉，冬月用壁上钱贴之，亦能止疼也。

按：出《圣济总录·卷一百三十五》治灸疮未着痂，及出脓久不合者"四时贴敷方"（春以柳絮，夏以竹膜，秋以新棉，冬以兔毛，上四味，据时贴妙）。

春月用柳絮。

【临证参考】柳絮入药，一般药物书中极少记载，收录几方，供参考。《千金要方·卷二十五》治金疮血出不止：柳絮封之。《圣济总录·卷一百三十二》"柳絮散方"治面露疮作脓窠如香瓣：柳絮（捣末）、腻粉，上二味，等分研匀，灯盏中油调涂之。《本草纲目·卷三十五》引《外科撮要》治一切恶毒,脓血胀痛不溃化：柳絮敷上，脓泄毒减。

679 竹膜贴

夏月用竹膜。

680 新棉贴

秋月用新棉。

【临证参考】《少林寺伤科秘方·卷六》"金疮救急方"：金疮救急，白棉花絮烧灰，塞患处，止血定痛，神效。

681 壁上钱贴

冬月用壁上钱。

【临证参考】《濒湖集简方》：金疮出血不止，捺取虫汁，点疮上。

682 灸疮血出不止者

灸疮血出不止者。

黄芩为末，酒调服二钱，无不止者。然用之实验甚。

按：《本草纲目·卷十三》引李楼《怪症奇方》。

【临证参考】《千金翼方·卷十九》治疗淋症，亦主下血：黄芩四两，细切，以水五升，煮取二升，分三服。《圣惠方·卷三十七》治疗吐血衄血，或发或止，皆心脏积热所致：黄芩一两（去心中黑腐），捣细罗为散。每服三钱，以水一盏，煎至六分。不计时候，和滓温服。再如《普济本事方·卷十》治疗崩中下血：黄芩，为细末。每服一钱，烧秤锤淬酒调下。《丹溪心法·卷五》中"固经丸"主治阴虚血热之崩漏，黄芩炭重用一两，就是取其苦寒清热，凉血止血的作用。《金匮要略》"黄土汤"治脾阳不足，脾不统血证，亦佐黄芩，既清火宁血，又苦寒坚阴，约制附子等药的温燥，一物二功，配伍精妙。《景岳全书》中"防风黄芩丸"配伍黄芩，其意亦在于此。可见黄芩止血之功确有所据。《鳟溪秘传简验方》治灸疮，血出不止：酒炒黄芩二钱，为末，酒调下。可为证之。

【验案选要】

灸疮出血

一人灸火至五壮，血出不止，手冷欲绝。用黄芩二钱，酒炒为末，冲酒服即止。（《秘传奇方·济生简便方》）

肌衄

血热妄行，脑后发际忽出血不止。此名肌衄，不论何处，骤然出血如箭者皆是。

一味黄芩，清水涂之。不论何处肌衄，皆可用是方。（《鳟溪医案选摘要》顾晓澜治案）

683 济生秘览方

治灸疮不敛神效，并可敛恶疮。

瓦松阴干为末，先以槐枝葱白汤洗后，掺之立效。

按：《本草纲目·卷二十一》引《济生秘览》。

【临证参考】韩树景等治烫伤：瓦松、生柏叶适量，同捣敷，干者为末，香油

调敷,3次/天。

684 绿云散

治灸疮,止痛。(《洞天奥旨·卷十六》)

柏叶,芙蓉叶,端午午时采,不拘多少阴干,上为细末,每遇灸疮作疼,水调纸上,贴之养脓止痛。

按:出《圣济总录·卷第一百三十五》治灸疮,止痛"绿云散":柏叶,芙蓉叶(并重午日午时采),上二味,不拘多少,阴干,捣罗为散,每灸疮,黑盖子脱了,即用井水调少许,如膏药摊楮纸上贴之,更无痛楚。

含腮疮

含腮疮,生于两颊之上,大人、小儿皆有之。此疮初生时,如水痘大一小疮也,日久渐大,蚀破腮颊,故以含腮名之。皆好食肥甘,以至成毒而生疮也。必须早治之,不可因循时日,日久破透腮颊,反难治疗。先以盐汤时时漱口,次用二金散敷搽,即可愈也。(以下原文选自《洞天奥旨·卷十二》)

685 二金散

外治含腮疮最效。

鸡内金一钱,郁金一钱,各为末,先用盐汤漱净,次用药上之,数次即效。

按:为《圣济总录·卷一百三十二》方。

【临证参考】《普济方·卷三〇五》"灵异膏"治杖疮、金疮,跌扑皮破,汤火所伤,久年恶疮,冻疮:川郁金一两(真者),生地黄二两(去土),粉草一两,腊月猪板脂一斤。上锉,如豆粒大,入脂内煎黑焦色,滤去药滓,入明净黄蜡四两,熬化,逐渐入搅匀,用瓷器盛,贮水浸之,久,去水收之。每用时先以冷水洗疮,挹干,敷药在疮上,外用白纸贴之。汤烫火烧不须水洗。

皲裂疮

皲裂疮,皆营工手艺之辈,赤手空拳,犯风弄水而成者也,不止行船、推车、打鱼、染匠始生此疮。皮破者痛犹轻,纹裂者疼必甚。论理亦可内治,然而辛苦动劳之人，气血未有不旺者，亦无藉于内治。或带疾病而勉强行工者，即宜内治，又恐无力买药，不若外治之便矣。先用地骨皮、白矾煎汤洗之至软，次用蜡、羊油炼熟，入轻粉一钱，搽之为神。

686 八珍汤加减

内治皴裂疮。

当归二钱，芍药三钱，生甘草一钱，茯苓二钱，白术一钱，熟地三钱，川芎八分，薏仁三钱，水煎服。

【验案选要】

皴裂疮

案1：虞天民治仲兄，年四十五岁，平生瘦弱血少，深秋得燥症，皮肤坼裂，手足枯燥，搔之屑起，血出痛楚，十指中厚皮而莫能搔痒。虞制一方，名生血润肤饮，用归、芪、生熟地、天麦门冬、五味、片芩、栝楼仁、桃仁泥、酒红花、升麻，煎服十数帖，其病如脱。大便燥结，加麻仁、郁李仁，此值庚子年，岁金太过，至秋深燥金用事，久晴不雨，乃得此症。（《名医类案·卷七》）

案2：彭某，女，34岁。1986年12月15日诊。长期从事洗涤工作，渐致双手掌侧枯裂如割。求治于余。先告用蜜橘蒸冰糖外擦，胶布粘贴少效。面色少华，舌淡，脉细弱。重施旧法，健脾养阴，通脉活血。处方：党参15克，茯苓12克，陈皮8克，当归、生地、熟地、麦冬、桑枝各10克，甘草4克。服完5剂，皴裂缩小，手指活动自如。原方又进5剂，皴裂渐愈。此后未复发。[李瑞林．健脾养阴治皴裂疮．四川中医．1989（4）：40-41]

687 皮矾散

外治皴裂疮。

地骨皮五钱，白矾三钱，煎汤洗之至软，后用蜡、羊油熬熟一两，入轻粉一钱，研为末，调匀，搽之即愈。

【临证参考】《百病足疗900方》治皴裂疮：地骨皮30克，白矾15克。地骨皮水煎取汁，加入白矾溶化后浸泡患处，1日1次，拭干后再涂以万花油软膏或蛤蜊油等。该方可滋阴、润肤、生肌。

手足麻裂疮

麻裂疮生于手足,与皲裂疮相同。然皲裂疮生于四季,而麻裂疮生于冬时也。(《洞天奥旨·卷十三》)

688 手足麻裂疮方 *

外以萝卜汁煎洗之,次以腊月羊脂,燃油滴入裂口即愈。

【临证参考】《年希尧集验良方·卷六》治手足皲裂:大萝卜一个,内剜空,入柏油五钱,安炉火炖熟,候冷取油,擦患处即愈。《种福堂公先良方》治冻疮:白萝卜打碎或切碎,内拣大者切二三寸一段,用水煮一二十滚,不可太烂,亦不可太生,以所煮汤熏洗浸,并将所煮萝卜在疮上摩擦,每日洗三次,连洗三日即愈。

689 手足麻裂疮又方 *

如无羊脂,以白及研细末,热水调稠,滴入裂口亦效。

按:出《新修本草》:山野人患手足皲坼,嚼以涂之有效。

【临证参考】《家用良方·卷五》治手足冻裂:白及为末,用萝卜煎滚,以蜡烛油调敷裂处,不数日愈。又方,白及(不拘多少)研末,麻油调敷裂处。曾冲治手足皲裂,将白及 30 克,大黄 50 克,研为极细末,冰片 3 克研成粉,混合过筛,瓶装备用。洗净患处后,取白及散适量,加少许蜂蜜,调成糊状外涂,每日三次,治愈为止。

690 加味四物汤

倘血不足者,用四物汤加减,饮之尤妙。

内治手足麻裂疮。

熟地五钱,川芎二钱,当归五钱,白芍三钱,荆芥(炒)二钱,白及末二钱,水煎。

【验案选要】

手足皲裂

马某,女,46 岁,山西大同市人。手指、足跟皲裂 10 年余。每至秋冬之季,手足皲裂,触之痛,着水痛甚,几致不能洗手足。两手足干燥无汗,脉缓。证属阴虚血燥、瘀血阻滞。治宜滋阴养血、活血化瘀。四物汤加味。

熟地 20 克,当归 30 克,白芍 16 克,首乌 20 克,川芎 10 克,桃仁 10 克,丹皮 8 克，桂枝 6 克，水煎服，6 剂。

二诊：手指、足跟皲裂裂口收敛。药已中病，未收完效，上方继服 15 剂。手指足跟裂口愈合，手足有汗，津津润泽，愈。(《医林问道》)

漆疮

漆疮者，闻生漆之气而生疮也。(以下原文选自《洞天奥旨·卷十二》)

691 免患膝疮方 *

倘用漆之时，用蜀椒研末涂诸鼻孔，虽近于漆器，亦不生疮，无如世人之懒用也。

【临证参考】《疡医大全·卷三十五》免患膝疮，凡素常遇漆味即患漆疮者：川椒三四十粒捣碎，涂口鼻上，即不能为害。《鲟溪秘传简验方》：嚼川椒，涂口鼻。《四科简效方·乙集》治漆疮：杉木、紫苏、苋菜、白矾、干荷叶、川椒，皆可煎汤洗。

692 漆疮外洗方 *

如一时闻漆之气，即用薄荷、柳叶、白矾煎汤饮之，亦不生疮。即既已生疮，以此三味洗之三五遍，亦愈矣。

【临证参考】《疡医大全·卷三十五》治漆疮：老柳树皮煎水洗，一日三次。又方，柳叶搓烂，煎汤洗。

693 蟹黄膏 *

若犹不愈，以蟹黄搽之，内服芝麻油一二碗，无不安也。

【临证参考】《疡医大全·卷三十五》：柳叶煎汤洗二三遍，内服香油一二碗，外搽生蟹黄。《经验广集·卷四》治漆疮：蟹黄一两，神曲三钱，为末，蜜调涂患处，湿则干搽。又方，蟹黄、滑石蜜调，俱效。

【验案选要】

漆疮

昔有一州牧，以生漆涂囚眼，使盲，或教囚觅生蟹捣碎，取汁滴眼内，漆当随汁流散，疮即愈矣。如其言用之，目睛果愈，略无所损。(《灵验良方汇编·卷二》)

694 千金方

治漆疮作痒。

芒硝五钱，煎汤，遍痒处涂之即止。

按：出《千金要方·卷二十五》。

【临证参考】《万病验方·卷十五》治漆疮：汤渍芒硝或朴硝，令浓涂，干则易之。治漆性皮炎：芒硝用量视皮炎面积大小而定，一般为 20 ～ 100 克，用适量开水冲搅溶化，以干净毛巾浸湿熏洗患部，每日 3 ～ 4 次。一般熏洗二次后皮疹即收敛消退，3 天后皮肤完全恢复正常。[王家升 . 芒硝冲剂外洗治疗漆性皮炎 . 河南中医 .1987（3）：48]

695 又方

治漆疮作痒。

贯众研末，油调涂即愈。

按：为《千金要方·卷二十五》方。

【临证参考】《丹方精华·诸疮类》：慎火草、鸡肠草、贯众、韭菜，均可捣涂。

696 又方 1*

荷叶一片，煎汤一二碗，少温洗之即愈。

按：出《千金要方·卷二十五》，"荷叶"作"莲叶"。

【临证参考】《万病验方·卷十五》治漆疮：干荷叶浓煎水，洗数次，愈。《丹方精华·诸疮类》治漆疮发痒：新荷叶煎水洗之，亦极神效。

冻疮

冻疮，犯寒风冷气而生者也。贫贱人多生于手足，富贵人多犯于耳面。先肿后痛，痛久则破而成疮，北地严寒尤多。此症更有冷极而得者，手足十指尚有堕落者。以犬粪经霜而白者，烧灰，芝麻油搭调最妙。倘气虚者，必须补气；血虚者，必须补血。外用附子末，楝树子肉捣搭自愈。倘用甘草、黄柏、松叶、大黄之类，俱不见十分全效矣。至手足堕落者，止可存其手足，用补中益气之剂救之，十指不能不烂，未必能重活之也。

697 狗粪散 1*

以犬粪经霜而白者，烧灰，芝麻油搽调。

698 冻疮方 *

外用附子末，楝树子肉捣搽自愈。

【临证参考】《疡医大全·卷三十五》治冻疮开裂：楝树果煎汤淋洗，即以楝树果擦之神效。又，治冻疮，生附子为末，面水调敷。或加楝树子肉捣敷。又方，附子皮煎汤洗。

699 补中益气之剂

至手足堕落者，止可存其手足。

补中益气之剂救之。

700 狗粪散

外治手足冻裂。

干狗粪为细末，用白粪为炒，烧灰存性，以绝细为度，麻油调敷，数次即愈。用西瓜皮、柏油等药俱不效，此方特奇。

701 麻雀脑子涂方 *

治冻疮破烂。不拘手足、面上冻疮成疮，痛痒不一者。（以下原文选自《洞天奥旨·卷十六》）

麻雀脑子涂之。

按：出《是斋百一选方·卷十二》。

702 猪脑子加热酒洗方 *

猪脑子加热酒洗。

按：同上。

【临证参考】《杂病源流犀烛·卷二十六》"猪脑酒"：治冬日冒受烈风寒冰，手足皲裂，血出作痛，猪脑子（研烂），入热酒中，或洗或涂。

703 耳上冻疮方 *

耳上冻疮，必人用手去温之，反成疮也。（以下原文选自《石室秘录·卷四·

肌肤治法》)

黄犬屎(露天久者变成白色,用炭火煅过为末)、石灰(陈年者,炒)各等分,以麻油调之,敷上。虽成疮而烂。敷上即止痛生肌,神方也。

704 荆芥汤 *

若耳上面上虽冻而不成疮者。

荆芥煎汤洗之。

【临证参考】治冻疮未破,用荆芥五钱,五倍子三钱,用水适量煎煮,洗浸患部。

箭毒疮

箭毒疮,因箭头铁镞用毒药煮过,而人身中伤,必疼痛欲死也。……有箭头在肉不出者,若无毒,不必用刀割之。如有毒而没入者,必用刀割肉取出。(以下原文选自《洞天奥旨·卷十二》)

705 猪腿骨油方 *

有箭头在肉不出者,若无毒,不必用刀割之。

腌久猪腿骨头,以火炙一边,必有油髓流下,以器盛之,俟其流下,取油搽其箭伤之处,必然发痒,再轻轻频搽,久则箭头自外透出矣。

【临证参考】《经验丹方汇编》:治箭伤,陈腊肉去皮骨捣烂,入象牙、人指甲各二钱,末极细,拌肉内,厚敷周围。

706 毒箭伤方 *

如有毒而没入者,必用刀割肉取出。凡毒箭伤,而去其镞头者。

必须觅妇人月水洗之,方解其毒耳。

707 山羊酒

治箭头不出,并可治跌打损伤。

山羊血一钱,三七三钱(为末),黑糖五钱,童便一合,酒一碗,调匀饮之,不必大醉,久则伤气,必痒。箭后渐出近皮。一拔即出,以三七末敷之。

708 箭镞疮方

治毒箭及箭镞入骨,不能得出,即不要拔动,恐其骨伤。(以下原文选自《洞天奥旨·卷十六》)

用巴豆一粒(炮去皮壳勿焦),活蜣螂一个,同研烂,涂在伤处,须臾痛定微痒,极难忍之时,方可拔动,取出镞,立瘥。

709 箭镞疮方又方

取数年陈腌腊猪腿肉骨头,火炙,取骨内之油,用鸡翎将骨油扫在箭伤之处,必痒不可当,少顷,其箭头必透出。

日晒疮

日晒疮,乃夏天酷烈之日曝而成者也,必先疼后破,乃外热所伤,非内热所损也。故止须消暑热之药,如青蒿一味饮之,外用末药敷之即安。(以下原文选自《洞天奥旨·卷十三》)

710 青蒿饮

治日晒疮。

青蒿一两,捣碎,以冷水冲之,取汁饮之,将渣敷疮上,数日即愈。如不愈,加用"柏黛散"敷之。

【临证参考】《本草汇言·卷三》引《外科良方》:治疮疥瘙痒,皮肤一切风疹,青蒿为末,每服三钱,白汤调服,再取叶煮汤频洗。

711 柏黛散

外治日晒疮,并治火瘢疮。

黄柏二钱,青黛二钱,各研末,以麻油调搽即愈。

虎噬疮

人有为虎所伤,无论牙爪,流血必多。(以下原文选自《辨证录·卷十三·物伤门》)

712 治虎汤

当归三两，地榆一两，生地三两，黄芪三钱，三七根末一两，麦冬三两，水十碗，煎数碗，恣其畅饮，服完必安然而卧。明日伤处大痒，又服一剂，又卧。如是五日；疮口生合而愈。

【方解】此方大补气血以生肌，加地榆以化虎毒，加三七根止血收口。药料无奇，而收功实神妙也。

按：《辨证奇闻·卷十五》名"制虎汤"，当归、生地、黄芪、麦冬为一两，余同。

713 猪油贴 *

急用生猪油塞之。

按：《洞天奥旨·卷十三》同。

714 猪肉贴 *

无猪油则用生猪肉填之，则肉入孔中，随塞随化，庶不致所伤之肉再腐。

按：《石室秘录·卷六》《洞天奥旨·卷十三》同。

【验案选要】

足拇趾剧痛

我在乡间曾碰到一位农民，突然足拇趾剧痛，而皮色不变也不肿，用药外敷不效。适有识者语之曰："用鲜牛肉片贴之。"但乡间无处觅鲜牛肉，遂用猪肉片贴之，须臾痛即止。(《黄河医话》赵长立治案)

715 地榆散 *

然后急买地榆半斤，为末，敷其虎伤之处，血即顿止，随用汤药以解其渴。

按：《洞天奥旨·卷十三》方为：地榆二两，煮汁饮，并为末敷之。亦可为末，白汤调服，一两作三次饮，忌饮酒。宜互参。

【验案选要】

烫伤

一妇小腿经烫，被医者用冰片研入雪水敷之，不一刻，腿肿如斗，痛极难忍。请余治，妇曰：只求止痛，死亦甘心。余曰：幸在小腿下体硬地，倘烫腰腹，用此一罨，火毒入腹，难以挽回。以地榆研细，调油拂上，半刻痛止。令依方自拂，一二次痊愈。

又邻家一孩,炉上滚汤浇腹,因痛自手扒破腹皮,油拂上一次痛息,以地榆末干撒于破处,次日肌生,未破者痊愈。(以上选自《外科证治全生集》)

716 治虎噬疮方 *

世有一遇虎损,以香油灌一二碗以祛毒,仍用香油以洗疮,亦佳。(以下原文选自《洞天奥旨·卷十三》)

> 按:出《本草纲目·卷二十二》引赵原阳《济急方》。

717 治虎噬疮又方 1*

倘内服安神益气之药。

方无,参前各方。

718 治虎噬疮又方 2*

外用"玉真散"生肌等药尤妙。

> 按:有名无方,方见后。

719 榆根散

治虎咬伤,血大出,溃烂疼痛。(《洞天奥旨·卷十六》)

地榆一斤,为细末,三七根末三两,苦参末四两,和匀,凡虎咬伤,急用猪肉贴之,随贴随化,连地榆等三味末掺之,随湿随掺,血即止而痛即定,奏功实神。

> 按:《石室秘录·卷六》同。以上诸方宜互参。

【方解】盖地榆凉血,苦参止痛,三七根末止血,合三者之长,故奏功实神。(《石室秘录·卷六》)

犬咬疮

人有为癫狗所伤者,其人亦必发癫,有如狂之症。然而得其法以解毒,则病去如扫。解其热毒,何不愈之有。(《辨证录·卷十三》)

720 活命仙丹

木鳖子三个(切片),斑蝥七个(陈土炒,去头足,米一撮炒),大黄五钱,刘寄奴五钱,茯苓五钱,麝香一分,各研细末,和匀,黄酒调服三钱。

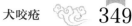

按：《洞天奥旨·卷十三》为"木鳖子三个，切片，陈土炒"、"斑蝥七个（去头足，米一撮炒）"，余同。木鳖子生用有毒，土炒为炮制减毒，当从。

【方解】是方用木鳖、斑蝥者，以狗最畏二物也。木鳖大凉，又能泻去热毒，得大黄以迅扫之，则热毒难留。刘寄奴善能逐血，尤走水窍，佐茯苓利水更速，引毒气从小便而出也。麝香虽亦走窍，然用之不过制斑蝥、木鳖，使之以毒攻毒耳。

【临证参考】《秘传奇方·济世指南群方》治疯癫狗咬：番木鳖（又名马钱子）二个（焙干，去火气，另研），生大黄二钱，上好雄黄二钱，斑蝥六个（去头足翅），上共为末，加入后药：生地二钱，红花一钱，归尾二钱，桃仁二钱，杏仁二钱，水二饭碗，煎八分，煎好将药汁冲入前四味药末内，吃下寒战片时即愈。诸般无忌。

721 生甘草汤 *

犬咬疮，多在人身两足并腿上也，间有咬伤两手者。急用生甘草煎汤洗之，则毒散而不结黄。（以下原文选自《洞天奥旨·卷十三》）

生甘草煎汤选之。

722 玉真散

用"玉真散"，或搽或服，皆可无恙也。

按：《仙授理伤续断秘方》"至真散"为"玉真散"最原始方：治打破伤损，破脑伤风头疼，角弓反张。天南星（炮，七次）、防风（去芦叉），上等分为末，凡破伤风病，以药敷贴疮口，即以温酒调一钱服之。如牙关紧急，以童便调二钱服。垂死心头微温，童便调二钱，并进三服。

【临证参考】《普济本事方·卷六》"玉真散"：天南星（汤洗七次）、防风（去叉股）各等分，上细末。如破伤风以药敷贴疮口，然后以温酒调下一钱；如牙关急紧，角弓反张，用药二钱，童子小便调下；或因斗伤相打，内有伤损之人，以药二钱，温酒调下；打伤至死，但心头微温，以童子小便调下二钱，并三服，可救二人生命。《外科正宗·卷四》"玉真散"：南星、防风、白芷、天麻、羌活、白附子各等分，上为末，每服二钱，热酒一钟调服，更敷伤处。若牙关紧急、腰背反张者，每服三钱，用热童便调服，虽内有瘀血亦愈。至于昏死心腹尚温者，连进二服，亦可保全。

若治疯犬咬伤,更用漱口水洗净,搽伤处亦效。

【验案选要】

犬伤

一男子被犬伤,痛甚恶心,令急吮去毒血,隔蒜灸患处,数壮痛即止;更贴太乙膏,服玉真散而愈。

疯犬所伤

一男子被疯犬所伤,牙关紧急,不省人事,急针患处出毒血;更隔蒜灸,良久而醒,用太乙膏封贴,用玉真散二服,稍愈。更以解毒散二服而痊。若重者,须先以苏合香灌之,后进汤药。(以上选自《外科发挥·卷八》)

外伤性溃疡

陈某女,70岁。被撞伤致左胫、腓骨骨折,左膝部内侧软组织撕裂伤,伤口约15厘米长,经门诊清创缝合后收入住院。第3日见伤口周围肿胀,缝线针眼发红,压之有脓性分泌物溢出,当即拆除缝线,伤口全部裂开,大面积皮下组织坏死,并有较多脓汁流出。局部检查,左膝部内侧有一约15厘米×10厘米溃疡面,局部皮肤发黑,伴大面积组织坏死,溃疡面有较稀薄之脓液流出。患者面色萎黄、畏寒、无汗、喜热饮,量不多,舌质淡,苔薄白、脉沉细。证属阴虚证,外伤性感染化脓,耗伤气血。内服补益气血之品。外用下药,治疗18天伤愈出院。

用法:用玉真散全方煎水,过滤去渣,用消毒纱布蘸药水清洗患处,并清除坏死组织,再用药液浸湿敷料块置于溃疡面上。每日换药1次,每剂药可用3次。如若下次再用,可将药液盛于已消毒之瓶中冷藏,或将药煎沸,以防污染。[许连池.玉真散治疗外伤性溃疡50例.陕西中医.1989(12):551]

723 拔红发法 *

惟疯犬伤人,其毒最甚,急打散头发,顶内细看,有红发如铜针者,即拔去。

724 地骨皮汤 *

次以地骨皮一把,约一两,煎汤洗去黄,内亦服之。

725 地龙粪散 *

又用地龙粪为末,将咬伤处封好,口出犬毛,即无虞矣。

按:出《圣惠方·卷五十七》。

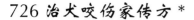

726 治犬咬伤家传方 *

治犬咬伤。

紫苏叶三片,薄荷叶十片,嚼,敷之自愈。

【临证参考】《万病验方·卷十六》治疯犬咬伤:紫苏叶,口内嚼烂,其汁咽下,以渣敷伤处。再以紫苏叶盖足敷紧,不疼不烂,并治常犬伤。又方,治诸蛇虫伤,用紫苏叶油浸涂伤处。

727 治犬咬方 *

治犬咬。

旧屋瓦上乔下青苔屑,按之即止。

按:出《本草纲目·卷二十一》引邵真人《经验方》,"乔下"于义不解,当从"刮下"。

【临证参考】《家用良方·卷四》治狗咬伤:青苔和冰糖捣匀敷患处,二三次即愈。新旧伤口皆治。

728 青苔散

治犬咬。(《洞天奥旨·卷十六》)

地上青苔,以手抓之,按于犬咬处,即止痛。

鼠啮疮

鼠啮疮,或因捕鼠被伤而得者也。(以下原文选自《洞天奥旨·卷十三》)

729 搽法 *

宜用猫尿搽其伤处,其毒随散,后以末药(按:"禁鼠丹"敷之,数日即愈也。)

730 禁鼠丹

治鼠伤疮。

猫粪一钱,轻粉一分,三七根五分,各焙干,研细为末,填满疮口,即结靥而愈。

731 治鼠咬疮方

用猫尿洗之瘥。取猫尿,以生姜捣烂一撮,敷在猫鼻子上即出。(《洞天奥旨·

卷十六》)

马汗疮（附：马咬疮）

732 二瓜汤 *

马汗疮，沾马汗而烂者也。……必有变动难愈之苦，或焮肿，或疼痛者有之。（以下原文选自《洞天奥旨·卷十三》）

以冬瓜皮、丝瓜叶煎汤洗之，另用"末药"掺搽自愈。

按：据《外科启玄·卷九》，上方"末药"为"制柏散"，方见前。

733 静宁散

治马汗疮。

轻粉三分，五倍子一钱（炒），古石灰、丝瓜根灰各一钱，冰片一分，僵蚕（炒）一钱，掺之即愈。

加减：如疮干痛，加生甘草五分，以蜜搽之。

734 治马汗入疮肿痛急疗方 *

治马汗入疮肿痛，急疗之，迟则毒深。

生乌头为末，敷疮口，良久有黄水出即愈。

按：为《证类本草·卷十》引《灵苑方》。

735 治马咬成疮

益母草切细，和醋炒，涂之。（《洞天奥旨·卷十六》）

【临证参考】《圣惠方·卷六十四》治疗肿至甚：益母草茎叶，烂捣敷疮上。又绞取汁五合服之，即疗肿内消。

蛇咬疮

736 祛毒散

人有为蛇所伤，或在足上，或在头面，或在身腹之间，足肿如斗，面肿如盘，腹肿如箕，三日不救，则毒气攻心，人即死矣。盖蛇乃阴物，藏于土中，初出洞之时，其口尚未饮水，毒犹未解，故伤人最毒。治以解毒为主。惟是蛇毒乃阴毒也，阴毒以阳药解之，则毒愈炽。必须以阴分解毒之药，顺其性而解之也。（《辨证录·卷十三·物伤门》）

白芷一两，生甘草五钱，夏枯草二两，蒲公英一两，紫花地丁一两，白矾三钱，水煎服。

按：《洞天奥旨·卷十三》同；《辨证奇闻·卷十五》夏枯草为二钱，余同。

【方解】此方白芷虽是阳分之药，得夏枯草阳变为阴。紫花地丁、蒲公英、甘草、白矾之类尽是消毒之味，又且属阴，阴药以化阴毒，自易奏功，所以助白芷直攻蛇毒而无留余之害也。或问，解蛇之毒既不可用阳分之药，何必又用白芷？不知蛇毒正用白芷，方能除祛。世人不善用之，所以有效有不效。今用之于阴分药中，自无不效矣。又何可舍白芷而另求他药，反致无功乎。或又问，雄黄亦制蛇毒之品，何不用之？然而白芷阳中有阴，不比雄黄之纯阳也。雄黄外用可以建奇功，而内用每至偾事，不若白芷之用于阴中，可收全功。

【临证参考】《医林纂要探源·卷十》"降龙汤"解毒、升阳去郁，主蛇伤：白芷一两，夏枯草一两，蒲公英一两，紫花地丁一两，生甘草三钱，白矾三钱，贝母三钱，作一大剂，煎服。

【验案选要】

毒蛇咬伤

邻村丁全龄被毒蛇咬伤，臂肿如股，少刻身胀黄黑色势，已濒危，照下方煎汤灌之，觉腹中声响，恶水自伤口流出，肿消神清，次日痊愈。予乃记之，每治蛇咬多验。

附：治毒蛇咬伤同名方"祛毒散"：白芷五钱，麦冬一两去心。水煎服。滓敷伤处，虽垂死者亦活，此蛇咬第一方也"。（《外科医镜·附方》）

737 治蛇咬方 *

（以下原文选自《洞天奥旨·卷十三》）

取半边莲草搽而擦之，顷刻即安。随用"祛毒散"（见前）饮之。

按：出《本草纲目·卷十六》。

【临证参考】《万病验方·卷十六》治土虺蛇伤（又名秃虺蛇）：半边莲，生在水中只有半边花者，取来捣汁，热酒和饮之，取汗。将渣敷患处，治一切蛇毒。

治毒蛇咬伤：外用以半边莲、七叶一枝花、徐长卿适量，雄黄少许捣末，以食用醋拌之，敷于肿胀部位及伤口周围，留出伤口或针刺部位，以便自然排毒。刘丽芳自拟的半边莲汤，结合常规清创、排毒、换药等方法，治疗蝮蛇咬伤：半边莲 30 克，青木香 10 克，菊花 10 克，白芷 10 克，金银花 15 克，法夏 10 克，赤芍 15 克，大黄 10 克，甘草 3 克。入院时均急煎 1～2 剂，分 2 次服完。第二天起每日 1 剂。[涂明光.民医辨证治疗毒蛇咬伤.蛇志.2000（12）：4]

738 蛇入人孔窍刺法 *

蛇误入人孔窍之内，即以针刺其尾则自出。

739 蜈蚣散

外治蛇伤。

白芷一两(取白色者)，雄黄五钱，蜈蚣三条，樟脑三钱，各为极细末，以香油调搽肿处，随干随扫，蛇毒尽出而愈。

【临证参考】《常见病验方》治毒蛇咬伤：白芷(适量)，研末掺伤口，或好醋调敷，亦可以白芷末 2 至 3 钱，开水送服。又方，先于患处上部扎紧，用消毒器具刺伤处，用火罐拔出恶血，再用火柴 20 支，1 支 1 支地向伤口燃射，后用白芷 2 两，煎水入酒 1 杯吃下，并用白芷末若干外敷布扎。又方，雄黄、白矾各 1 钱，白芷 3 钱，共研细末，每日 2 次，每次成人服 1 钱，小孩服 5 分，温开水送服。并可以药粉水调围敷伤口。用白水调后围敷伤口，并可以此药末内服，成人服 1 钱，患儿服 5 分，温开水或酒送服。又方，雄黄 3 钱，蜈蚣 1 条，捣研为末，调烧酒敷患处。

740 去苦散

治蛇伤，解虫毒神效。(《洞天奥旨·卷十六》)

五灵脂一两，雄黄五钱，为末，涂患处良久，后灌二钱。

按：出《本草衍义·卷十七》。

【临证参考】《瑞竹堂经验方·卷五》"雄灵散"治蛇咬：雄黄、五灵脂、白芷、贝母，上各等分为末，每服二钱，热酒调服。《青囊秘传·丸门》"蛇咬解毒丸"：白矾一两，雄黄、三七、川贝、五灵脂各一两，甘草、青木香各五钱，朱砂五钱，麝香一钱，共为细末，饭糊为丸，朱砂为衣，内服。治蛇咬伤经验：雄黄一两，生五灵脂一两。将上药研成细末，分成 10 包，每 2 小时口服一包，每天用 4 ~ 8 次，用开水送下，另取雄黄二两研成末，用香油一两调匀，涂于患处，每天更换 2 ~ 3 次。一般用药后 4 ~ 8 小时患者精神由烦躁进入安静，由昏迷变为清醒，疼痛则见减轻。24 小时后局部肿胀开始消退，多在 2 ~ 4 天痊愈。不能口服者由胃管注入。用药后未见任何不良反应。伤口如发生感染应用抗菌素等对症治疗。[孙传春 . 雄黄五灵脂治疗蛇咬伤 . 山东医刊 .1963（4）：23]

【验案选要】

毒蛇所伤

有人被毒蛇所伤，良久之间已昏困。有老僧以酒调药二钱，灌之，遂苏。及以药淬涂咬处，良久，复灌二钱，其苦皆去。问之，乃五灵脂一两，雄黄半两，同为末，只此耳。后有中毒者，用之无不验。(《本草衍义·卷十七》)

蜈蚣叮疮

蜈蚣叮人，虽不成疮，然痛亦苦楚。蜈蚣有二种：一赤足，一黄足。黄足者，叮人痛轻而不久；赤足者，叮人甚久而痛重，以赤足之毒胜于黄足也。倘为所咬，以蜗牛之涎搽之，其痛即止。如北地无蜗牛，用鸡冠血涂之。有雄黄末捻香油纸条，点火熏其伤处，立刻止痛。或以山茱萸一粒，口嚼敷之亦妙。更有人误食蜈蚣游过之物腹痛者，以紫金锭研碎，姜汤调饮半锭，呕吐而愈。(以下原文选自《洞天奥旨·卷十三》)

741 蜈蚣叮疮搽方 *

蜗牛之涎搽之，其痛即止。

742 蜈蚣叮疮涂方 *

用鸡冠血涂之。

按：出《肘后方·卷五》。

【验案选要】

蜈蚣咬伤

邓某，干部,40 岁。被蜈蚣咬伤后，局部红肿热痛难忍，且恶寒发热，经服用消炎药无效。此时旁边一位老翁插嘴称无须服药，只需将公鸡鸡冠放血 3 ~ 5 滴滴于患处，即可止痛。遂按其法施治，果然于数分钟后疼痛减轻，当夜红肿缓缓消退。次日，再用其法 1 次而愈。[陈启华 . 民间验方治病实录 . 中国民间疗法 .2004（7）：11]

743 蜈蚣叮疮熏方 *

雄黄末捻香油纸条，点火熏其伤处，立刻止痛。

【临证参考】《良朋汇集经验神方·卷五》治蜈蚣伤：雄黄一钱，麝香半分为末，用蓼兰汁和涂疮上，如无蓼兰汁以青黛五分，以水调和涂之立愈。

744 蜈蚣叮疮敷方 *

或以山茱萸一粒，口嚼敷之亦妙。

按：出《外台秘要·卷四十》。

745 紫金锭

更有人误食蜈蚣游过之物腹痛者，以"紫金锭"研碎，姜汤调饮半锭，呕吐而愈。

文蛤三两（淡红黄色者，捶碎，洗净，《本草》云，五倍子一名文蛤），红芽大戟一两半（净洗），山慈菇二两（洗，即鬼灯檠，金灯花根也），续随子一两（去壳秤，研细，纸裹，压去油，再研如白霜），麝香三分（研），上将前三味焙干为细末，入麝香、续随子研令匀，以糯米粥为丸。每料分作四十粒。解一切药毒、恶草、菰子、菌蕈、金石毒，吃自死马肉、河豚发毒，时行疫气，山岚瘴疟，急喉闭，缠喉风，脾病黄肿，赤眼，疮疖，冲冒寒暑，热毒上攻；或自缢死，落水、打折伤死，但心头微暖，未隔宿者，并宜用生姜、蜜水磨一粒灌之，须臾复苏。痈疽发背未破，鱼脐疮，诸般恶疮，肿毒，汤火所伤，百虫、犬鼠、蛇伤，并东流水磨涂，并服一粒，良久觉痒，立消。打扑颠损，伤折，炒松节酒磨下半粒，仍以东流水磨涂；男子或中颠邪狂走，女人鬼气鬼胎，并宜暖酒磨下一丸，可分两服，有毒即吐，或利，毒尽自止。

按：原有名无方，据《百一选方·卷十七》"神仙解毒万病丸"补。又名"太乙紫金丹""玉枢丹"，《外科精要·卷二》始称为"紫金锭"，但其组成少雄黄、朱砂。明·万全的《片玉心书·卷五》增加了雄黄、朱砂。故本方由山慈菇、五倍子、千金子霜、红芽大戟、麝香、朱砂、雄黄等药组成。

【临证参考】《惠直堂经验方·卷三》诸毒虫咬伤，痛至垂危：青黛二钱，雄黄二钱，麝香一分为末，冷水调服。《青囊秘传·药门》"紫金锭"治一切风火毒肿：大黄二两，降香屑五钱，山慈菇三钱，红芽大戟（去芦、根）五钱，南星五钱，雄黄五钱，麝香二分，生半夏五钱，乳香（去油）三钱，没药（去油）三钱，上为细末，面为丸，鲜菊叶汁调锭子，磨敷。

746 蜗牛散

治蜈蚣咬伤作疼。

雄黄末一钱，蜗牛一条，捣烂，敷患处即平。

【临证参考】《常见病验方》治毒虫咬伤：雄黄调烧酒或调生姜汁，涂于咬伤处。白明等治疗蛇虫咬伤：雄黄粉调香油外涂。

747 蜈蚣叮疮涂方 *

取蜒蚰涂上即止痛，神验。

【临证参考】萧成纹将活鼻涕虫置于被蜈蚣咬伤处，让其将毒汁吸出，然后用鸡涎适量兑烟屎适量涂搽患处；内服杉木叶、巧心根、金银花各25克，煮水服，1日1剂，日服3次，连服2～3天。

748 麝香锭子

治蜈蚣二十七般毒虫咬疮，肿痛不已，神效。（《洞天奥旨·卷十六》）

麝香二钱，雄黄二钱，乳香二钱，硇砂二钱，土蜂窝一个，露蜂窝一个，烧灰存性。上为细末，米醋糊为锭子。如遇此等伤疮，磨涂之即痊；如有恶疮，疼痛不已，亦以此涂之，妙。

按：为《百一选方·卷十七》"雄黄散"，亦为《宣明方论·卷十五》之"麝香雄黄散"。

【临证参考】参见"紫金锭"。

蝎伤疮

蝎伤最毒，以蝎得至阴之恶气也。（以下原文选自《洞天奥旨·卷十三》）

749 疗蝎虫螫人方 *

即以冷水渍指并手，即不痛，水微暖便痛，即易凉水再渍，以青布拓之，实验。

按：出《千金要方·卷二十五》"治蝎螫方"。

【验案选要】

蝎虫螫人

余身经遭此毒，手指痛苦不可忍，诸法疗皆无效，有人见令以冷水渍指，亦渍手，即不痛，水微暖便痛，即以冷水渍，小暖即易之，余处冷水浸，故布以拓之，此实大验。（《外台秘要·卷四十》）

750 疗蝎毒方 *

以山茱萸一粒，嚼以封之立愈。

按：出《外台秘要·卷四十》。

751 疗蝎螫人方 *

取人参嚼敷尤妙。

按：出《外台秘要·卷四十》引《崔氏方》。

752 千金方

治蝎虿叮螫。

水调硇砂，涂之立愈。

按：出《千金要方·卷二十五》"治蝎毒又方"。

蜂叮疮

753 治蜂叮疮方 1*

蜂之叮人，有毒刺入肉内，即须挑去。

以尿泥涂之，即止痛。

按：《千金要方·卷二十五》

754 肘后方

青蒿嚼碎，封之即安。

＜

按：出《肘后方·卷七》。

【临证参考】《四科简效方·乙集》治蜂螫：嚼青蒿或头垢封之，芋梗搽之。

蜊虫伤痛

蜊虫伤人，其毒在毛，而不在口，如杨蜊、瓦蜊之类。凡有虫而带毛者，皆需忌之，勿使之刺入肌肤也。若一犯之，则皮肤肿痛，如火之燎矣。以淡豆豉捣敷之，但有毛外出即不痛，如毛未出仍痛，再擦之，须得毛出始安。如无豆豉，或醋，或盐卤芝麻油洗之皆效。

755 淡豆豉膏 *

以淡豆豉捣敷之，但有毛外出即不痛，如毛未出仍痛，再擦之，须得毛出始安。

按：出《外台秘要·卷二十九》"狐刺方"。

【临证参考】《验方新编·卷十三》：治毛虫伤，毛虫，俗名杨辣子，又名射工，能放毛螫人，初痒，次痛，势如火烧，久则外痒内痛，骨肉皆烂，诸药罔效。用豆豉捣融，清油调敷，少时则有毛出，去豆豉，用白芷煎汤洗之。

756 醋洗方 *

如无豆豉，或醋洗之。

按：出《外台秘要·卷二十九》。

757 盐卤芝麻油洗方 *

或盐卤、芝麻油洗之。

按：出《外台秘要·卷二十九》。

758 治毛虫咬

以蒲公英根茎白汁敷之，立瘥。（《洞天奥旨·卷十六》）

按：《千金要方·卷二十五》：治恶刺及狐尿刺方，以蒲公英草摘取根茎，白汁涂之，惟多涂为佳，瘥止。

【临证参考】《图经本草·卷九》：水煮汁以疗妇人乳痈，又捣以敷疮，皆佳。又治恶刺及狐尿刺，捣取根茎白汁涂之，惟多涂立瘥止。《本草纲目·卷二十七》引《救急方》：多年恶疮，蒲公英捣烂贴。

【验案选要】

余以贞观五年七月十五日夜，左手中指背触着庭树，至晓遂患痛不可忍。经十日，痛日深，疮日高大，色如熟小豆色。尝闻长者之论有此治方，试复为之。手下则愈，痛亦即除，疮亦即瘥，不过十日，寻得平复。(《千金要方·卷二十五》孙思邈自治案)

蠼螋尿疮（附：蜘蛛咬疮）

蠼螋尿疮，乃蜘蛛之尿溺于人身头上，而生疮也。(以下原文选自《洞天奥旨·卷十三》)

759 犀角涂方 *

磨犀角涂之最效。

按：出《千金要方·卷二十五》。

760 苎麻缚搓去疮汁方 *

以苎麻缚搓去疮汁，再加"黄金散"敷上即安。

按：据《外科启玄·卷九》"不然以苎麻丝搓去疮汁，再加金黄散一上即安"。"黄金散"当为"金黄散"。

761 黄金散

再加"黄金散"敷上即安。

黄连、大黄、黄芪、黄芩、黄柏、郁金，以上各一两，甘草五钱，龙脑五分(另研)，上为细末，入龙脑研匀。若治湿毒丹肿，新水调扫赤上，或蜜水调如稀糊，用小纸花子贴之。或小油调扫，如久不瘥，热疮毒赤，干掺或水调涂亦佳。

按：原有名无方，据《外科精义·卷下》引《管窥卫生方》"金黄散"补。《外科正宗·卷一》"如意金黄散"亦称"金黄散"，由天花粉、黄柏、大黄、姜黄、白芷、紫厚朴、陈皮、甘草、苍术、天南星组成，可参。

762 燕窠土醋涂方 *

或取燕窠中土，和酽醋涂之大良。

按：为《外台秘要·卷四十》引《救急》"蠼螋尿方"。

763 直指方

治蜘蛛咬毒。

缚定咬处，勿使毒行，以贝母末酒服五钱至醉，良久，酒化为水，待疮口出水尽，仍塞疮甚妙。

按：出《仁斋直指方·卷二十五》。

764 中蜘蛛毒蛇咬疮方

（以下原文选自《洞天奥旨·卷十六》）。

用大蓝汁、麝香、雄黄和之，随愈。

按：出《图经本草·卷五》引刘禹锡《传信方》"治虫豸伤咬方"。

【验案选要】

虫豸伤咬

取大蓝汁一碗，入雄黄、麝香二物，随意看多少，细研，投蓝汁中，以点咬处，若是毒者，即并细服其汁，神异之极也。昔张荐员外，在剑南为张延赏判官，忽被斑蜘蛛咬项上，一宿，咬处有二道赤色，细如箸，绕项上，从胸前下至心，经两宿，头面肿疼，如数升碗大，肚渐肿，几至不救。张相素重荐，因出家财五百千，并荐家财又数百千，募能疗者。忽一人应召，云可治。张相初甚不信，欲验其方，遂令目前合药。其人云：不惜方，当疗人性命耳！遂取大蓝汁一瓷碗，取蜘蛛投之蓝汁，良久，方出得汁中，甚困不能动。又别捣蓝汁，加麝香末，更取蜘蛛投之，至汁而死。又更取蓝汁、麝香，复加雄黄和之，更取一蜘蛛投汁中，随化为水。张相及诸人甚异之，遂令点于咬处。两日内悉平，但咬处作小疮，痂落如旧。（《图经本草·卷五》引刘禹锡《传信方》）

765 中蜘蛛毒咬疮方 *

人一身生蛛丝，不知人事者，以艾烟熏之，以羊乳灌之，立瘥。

按：出《肘后方·卷七》及《证类本草·卷十六》引《经验方》"治蜘蛛咬方"。

【验案选要】

蜘蛛咬伤

1990年端午节前一夜，笔者右肩胛处不慎被一背脊花白色相嵌的如黄豆大的小蜘蛛叮咬，当时不甚为意，及至次日午后，始觉叮咬处麻痒胀痛，搔之益甚，渐成漫肿之势，且以患处为中心，依稀可辨似蜘蛛八条足般的赤丝缕缕，伴高热、口渴、烦躁、谵妄，全身络脉青紫显露，肤痛触之不得，其苦痛之状，实不堪言。情急中遣家人四处延医，遍觅单、验方，及西药抗炎抗过敏，俱无寸效。至第9日，邻村一老翁云以羊乳治之，而吾居江南，羊乳一时难寻，姑且以人乳、牛乳代之，日夜频服，口中才有清凉之感，热势渐退，诸症亦减。其后全身皮肤、指甲尽脱。

今年7月12日，一妇人亦遭我所遇，乡医介绍于我处诊治。家属代诉3天前被一长足白花蜘蛛咬伤左面颊近耳垂处。查患处有一青紫小癣点，肿胀已达胸背，两条赤丝长约3寸，抚之疼痛难忍，心烦，口渴等症状一如我前述，遂用前法，效若桴鼓。[徐汝奇 . 蜘蛛咬伤2例报告 . 江西中医药1996（2）增刊：155]

人咬成疮

人咬成疮，皮破血流，往往有溃烂者。（以下原文选自《洞天奥旨·卷十三》）

766 人咬伤方 *

用醋洗其伤破之口，随用败龟板烧灰为末，香油调搽。

按：出《本草纲目·卷四十五》引叶氏《摘玄》。

767 人咬伤又方 *

无龟甲，即用鳖甲亦妙。

按：同上。

汗渐疮

768 蛤粉散

汗渐疮，乃肥人多汗，久不洗浴，淹渐肌肤，因而成疮者也。亦有皮破血出而作痛者。

治汗渐成疮。

真蛤粉五钱，滑石末五钱，二味掺疮上自愈。

独骨疮

独骨疮生于颐颏之下,大人小儿皆有之,而小儿居多。乃口津下流,积滞之故也。如是大人,乃任脉亏损,宜用内治。如小儿,外治易愈,不须用内消之药,但少食瓜果则得矣。

769 燥津丹

治大人独骨疮。

茯苓五钱,白术三钱,薏仁二钱,山药五钱,白果十个,甘草一钱,黄柏二钱,陈皮五分,天花粉一钱五分,水煎服,以愈为止。

770 制津丹

治小儿独骨疮。

百合一两,黄柏一两,白及三分,蓖麻子五十粒,轻粉五分,上为细末搽之。如干者,以朴硝水和饼贴之。

按:为《圣济总录·卷一百三十二》"百合散",治颐颏疮,一名独骨疮。《赤水玄珠·卷二十九》"百合散"同。

【临证参考】《濒湖集简方》治天疱湿疮:生百合捣涂,一二日即安。

【验案选要】

疮口不敛

袁某,男,23岁。因背部患一痈肿,在某医院切开引流1周后,疮口仍红肿不消,疮面腐肉难脱,脓水不尽,新肉未生,疮口不敛。笔者用鲜百合1两如下述方法处理包扎固定,3天后疮口明显消肿,腐肉大部分脱落,新肉渐生,脓液明显减少。再次用药,第8天后疮面红活,疮口缩小一半。再次用药后很快痊愈。

附方:先用1%盐水清洗疮面,再用脱脂棉将疮面拭干,将鲜百合鳞片用清水洗净,捣细如泥,涂敷于疮面,外用纱布包扎固定。轻者1次即愈,重者2～4次可愈。夏季易出汗,需2～3天洗换一次,冬季无汗,可5～8天洗换1次。[赵云丰.鲜百合外用能疗疮痈.中成药研究.1985(1):45]

竹木签破伤水生疮

伤水疮者，因误被竹木签破皮肤，又生水洗之，溃而疼痛；或鱼刺诸骨破伤，久而不愈。

771 丹粉散 *

黄丹、蛤粉、文蛤等分，同炒变色，掺疮口上，渐次而愈。

按：为《圣济总录·卷一三三》"铅丹散"加文蛤。

【验案选要】

类丹毒

何某，男，59岁，水产公司职工。左拇指红紫肿痛5日，近日尤甚。症见左拇指暗红紫斑，焮热肿痛，紫斑漫延至鱼际。发病前一周，被冰鲜鱼刺损左拇指浅表皮肤。敷贴增减黑布药膏6天痊愈。类丹毒多生于手指或脚趾。局部暗红，伴紫斑，肿胀，热疼痛。常有接触鱼类、肉类伴表皮肤损伤史。本病由感染猪丹毒杆菌引起。

增减黑布药膏：五倍子粉3市斤，黑醋6斤，蜜精糖1.2斤，正梅片适量。用砂锅将黑醋蜜糖煮沸，徐徐加入五倍子粉，搅拌，熬成药膏，加入梅片，收贮备用。[吕松君.增减黑布药膏治疗类丹毒.新中医.1984（10）：30]

772 鹿鼠散 *

如刺已入肉，捣鼠脑同鹿角末，同涂伤上即出。

按：《千金要方·卷二十五》：鹿角烧末，以水和涂之立出，久者不过一夕。《本草纲目·卷五十一》：针棘竹木诸刺，在肉中不出，（鼠脑）捣烂浓涂之即出。

773 骨刺入肉方 *

骨刺入肉，用象牙刮末厚敷，其刺自软即出也。

按：《图经本草·卷十三》：主诸物刺入肉，刮取屑，细研和水敷疮上，刺立出。咽中刺则水调饮之。

【临证参考】《本草纲目·卷五十一》引《简要济众》：骨刺入肉，象牙刮末，以水煮白梅肉调涂，自软。

774 梅师方

治竹木针刺在肉中，不出疼痛方。

王不留行为末，调热水方寸匕，以根敷即出。

按：出《千金要方·卷二十五》。

砒霜累疮

人服砒霜，其火热大毒内攻脏腑，而四肢体必外生紫累之斑，与生疮无异。此火热之毒攻突内外也，其势最急。

775 苦参汤

治服砒霜累疮。

苦参二两，煎汤一碗，同地浆饮之，即大吐而愈。

按：《辨证录·卷十》为"苦参二两，煎汤一碗，一气服之，即大吐而愈。"

776 救死丹

治中砒毒累成疮，死亡顷刻。

生甘草二两，瓜蒂七个，玄参二两，地榆五钱，水煎服，一下喉即吐，再煎渣服，又吐，即毒解而愈。

按：《辨证奇闻·卷十》生甘草三两，余同；《辨证录·卷十》同。

777 泻毒神丹

治中砒毒发紫累，用前药不吐，急用此方泻之。

大黄二两，生甘草二钱，白矾一两，当归三两，水煎服数碗，饮之立时大泻即生，否则死矣。

按：《石室秘录·卷六》生甘草为五钱，余同。

水渍手足丫烂疮

手足，乃四末也，属脾而最恶湿。以脾为湿土，以湿投湿，安得不助湿乎？湿以加湿，此湿疮之所以生也。况劳苦之人，以其手足日浸渍于水浆之中，乌能保皮肤之坚硬乎？手足十指，未免开裂而腐烂矣。幸其气血尚健，不必内治，但用外治而可愈。外治用密陀僧煅赤，置地上去火性，碾细末，先以矾水洗足，拭干，然后以前药敷之，次日即能行动矣。倘气血衰惫，用补中益气汤多治，当归加之尤效也。

778 陀僧散 1

密陀僧煅赤，置地上去火性，碾细末，先以矾水洗足，拭干，然后以前药敷之。

【临证参考】治稻田皮炎：患部先以淡盐水清洗，拭干。若渗液少者，取皮炎散（将大黄、黄柏、紫草、苦参、白鲜皮各50克，雄黄、密陀僧、枯矾、五倍子各30克，青黛20克，轻粉10克，冰片5克，分别研极细末，各药混合、和匀，过120目筛，储瓶密封、消毒备用）少许加蓖麻油适量调呈糊状，每天3～5次涂抹于患处；渗液多者，可将药粉少许直接撒布患部。暴露疮面，必要时包扎固定。3天为一疗程，直至痒止疹消。连续用药2～3疗程。[曾冲.自制皮炎散治疗稻田皮炎76例.实用乡村医生杂志.1999,6（4）：41]

779 补中益气汤加当归

气血衰惫。

方略。

780 陀僧散

治脚丫湿烂。

密陀僧一两，轻粉一钱，熟石膏二钱，枯矾二钱，为末，湿则干敷，干则桐油调搽。

按：与治汗斑之"陀僧散"同名异方。

781 治水渍手足丫烂疮方 *

柏子油一两，明雄黄末五钱，调搽亦效。

【临证参考】《验方新编·卷八》治脚丫烂疮：黄丹、明雄黄、滑石各一钱，研细如香灰样（不细掺之则痛）敷上。《中医验方汇编第一辑》治脚趾湿痒：石膏三钱，明雄黄一钱，硼砂五分，共研细末，先用硼砂泡水洗净患处，然后将药末撒布患处。

782 试验方

治脚缝出水。

好黄丹三钱，花蕊石一钱，研绝细末掺之，即止水。

按：《本草纲目·卷十》引《谈野翁试验方》。

【验案选要】

足趾湿烂感染

戴某，女，26岁，1998年4月2日初诊。患者素患"脚汗"，近日不明原因致左足趾间皮肤湿烂、疼痛，有时微痒。此即"烂脚丫"，为足趾间感染，给予祛湿创愈散足量外涂，3小时后症减，皮损渐干，5日后痊愈。

祛湿创愈散：密陀僧90克、枯矾30克、熟石膏30克、黄丹40克、花蕊石15克，上药研末备用，用时视患处大小、干湿情况敷用，湿则干敷，干则以桐油调搽，每日2～3次，创面暴露无须包扎。[相鲁闽.祛湿创愈散治足趾湿烂感染.中国民间疗法.1999（6）：47]

783 鹅掌油

治脚缝烂疮。(《洞天奥旨·卷十六》)

鹅掌皮，烧灰存性，为末敷之。以桐油涂亦妙。

按：出《百一选方·卷十二》。鹅掌皮，乃鹅掌上黄皮。

【临证参考】《滇南本草》：烧灰调油，搽黄水疮，冻疮。《本草汇言·卷十八》：鹅掌黄皮烧研成细灰，临用，湿者干掺足指缝中，并治冻疮。《经验丹方汇编·香港脚足疮》治脚趾缝烂疮：鹅掌黄皮焙干，烧灰存性为末搽。

眼丹胞

眼胞为肉轮，属脾胃，乃土之象也。人肉轮上生胞，红肿而作脓，名曰眼丹，名眼狐狸。此胃火沸腾而上炽于目也。宜用"三黄汤"加减治之，外用"水澄膏"（按：见前）涂之。（以下原文选自《洞天奥旨·卷十三》）

784 加减三黄汤

内治眼丹胞。

石膏三钱，黄芩一钱，黄连一钱，黄柏一钱，炒栀子一钱五分，柴胡一钱，夏枯草五钱，天花粉二钱，赤芍三钱，水煎服。

按：为《千金要方·卷十五》"三黄汤"（按：又名"黄连解毒汤"）加石膏、柴胡、夏枯草、天花粉、赤芍。

【验案选要】

目赤

朱养之令弟媳，初患目赤。服药后，渐至满面红肿，壮热神昏，医者束手。孟英切脉，洪实滑数，舌绛大渴，腹微胀。以酒洗大黄、犀角、元参、滑石、甘草、知母、花粉、银花、黄芩、连翘、薄荷、菊花、丹皮，两下之，径愈。（《王氏医案续编·卷四》）

偷针眼

785 偷针眼刺法

眼角上生小疮疖肿起，乃心、胆、小肠之火也。火重则生，火衰则轻，毋论大人小儿，往往皆生此疮。凡生此疮者，必须胸背之上，觅别有小疮否，如或有之，疮窠上累累者，宜用针刺出其血，眼角疮自愈矣。倘若未愈，宜诊其脉，看何经火盛，用药微泻之必愈。

按：出《原机启微·附录》：世传眼眦初生小泡，视其背上即有细红点如疮，以针刺破即瘥，故名偷针，实解太阳经结热也，人每试之有验。

【临证参考】《应用验方》治针眼：背上第六椎两旁膏肓穴处有红点，如不见，以木梳背频频刮之，即见红点，用针挑破即愈。又，生南星、生地黄各等份，同研成膏，内贴两太阳穴，肿自然消。玄瑞英治麦粒肿，取肩部的第7颈椎至第9胸椎之间，寻找略高起皮肤呈紫红色粟粒大小的反应点，有一个或几个，且压至褪色，放松即速复原，如果无反应点，可在背部第3～4胸椎旁开1.5寸处刺之出血亦可。右眼疾刺左侧，反之，左眼疾刺右侧背部。操作：患者骑在靠背椅上，暴露背部，在光线充足下进行，选好部位，常规消毒，左手拇、食指捏起皮肤，右手持三棱针，针尖对准选好的部位，垂直进针深0.2～0.3厘米，速刺，快退，以出血为度，点刺后不按揉针孔，使其出血，并可轻轻按压针刺部位附近，以排出瘀血约0.2～0.3毫升（如不出血或出血太少疗效差），随后用干棉球按压数下即可。亦可盐汤热洗。或以鸡蛋清调熟明矾敷，即消。如风热甚者，色赤多肿痛，洗之不消，即用川芎、青皮、白菊花，煎水调服二钱，数次即愈。或生南星、生地黄各等份，共捣成膏，贴患侧太阳穴，一日三四次。

无名肿毒

786 回生至圣丹

人有头面无端忽生小疮，痒甚，第二日即头重如山，第三日面目青紫。世人多不识此症，此乃至危至急之病，苟不速救，数日之内必一身发青黑而死。若青不至心胸者，尚可救疗。非多用化毒之药，又安能起死为生哉。（以下原文选自《辨证录·卷十三》）

生甘草五钱，金银花半斤，玄参三两，蒲公英三两，天花粉三钱，川芎一两，水煎服。

【方解】此方化毒而不耗其气，败毒而不损其精，所以建功甚奇也。此毒原系水亏之极，而泻毒诸药无不有损于阴阳，惟金银花攻补兼妙，故必须此品为君。但少用则味单而力薄，多用则味重而力厚。又加玄参以去火，甘草以泻毒，蒲公英之清热，天花粉之消毒，川芎之散结，自然相助而奏效也。

按：《石室秘录·卷四》"头角生疮方"去当归，加蒲公英、天花粉、川芎。

【验案选要】

脑疽

一妇人初患伤寒，咽喉稍痛，不药自愈。忽于脑后肿起一块，医用冲和膏加酒酿、葱白敷后，用白降丹点上，将此妇人脾胃肺三经风热提上，骤时妇人面目赤肿焮热，痰迷不醒。余先用生姜捣汁冲服，徐用麻黄八两，荆芥四两，生半夏一两，用瓦罐炊水，将妇人垂面熏气，刻时妇人醒，觉面上发痒，不肯放落，连熏三次，赤肿俱消。后服竹叶石膏汤一剂，以清肺胃二经之热，徐用当归四两，银花八两，赤芍六钱，前胡一两，香附一钱，法夏三钱，人中黄三钱，连服三剂，病症因除，毒气亦消，后服温补药数剂而愈。（《外科真诠·胡先生医案》）

痈疽

程某，男，50岁，1999年7月21日初诊。患者中风后口角㖞斜未愈，现双大腿3处红肿疼痛，伴恶寒发热，口干苦，视其舌红苔黄滑，脉弦数。中性粒细胞0.75。遂予金银花120克，蒲公英30克，当归90克，玄参30克，7月30日诉服

5 剂而愈。(《杏林四十年临证手记》)

787 收黑虎汤

一无名肿毒,生于思虑不到之处,而其势凶恶,有生死之关,皆可以无名肿毒名之,不必分上中下也。治之法宜用解阴毒之药矣,惟是解阴毒之药多半消铄真阴,因虚而结毒,复解毒而亏阴,安有济乎。故无名肿毒往往不救,乃是故也。余得异人之传,仍于补阴之中以行其散郁之法,可佐之解毒之品,微助行经之味,是以多收其效。

玄参一斤,柴胡三钱,生甘草一两,三味煎汤十碗,为主。

加减:倘生于头面,加川芎二两、附子二钱,再煎汁取三碗,分作二日服完;倘生于身中前后左右,加当归二两、甘菊花一两、附子三分,亦如前煎服;倘生于手足四肢,加白术二两、附子五分、茯苓一两,亦如前煎服。

【方解】玄参最善退浮游之火,得甘草之助,能解其迅速之威,得柴胡之辅,能舒其抑郁之气。且又有各引经之味,引至结毒之处,大为祛除。妙在用至一斤,则力量更大。又妙是补中去散,则解阴毒而不伤阴气。

按:《疡医大全·卷二十二》名为"黑虎汤"。

【验案选要】

大头瘟

一妇人初起唇口麻木,请内科诊视,用白虎汤加大黄等药治之,左边面上渐见肿大,两眼无缝,舌胀不能言。余诊之,见眼珠色赤,用手拭头,热气冲冲,作大头瘟治。用玄参一斤,银花八两,生白芍二两,黄芩三钱,香附钱半,甘草一钱,水煎服。刻时肿消能言,十分愈九,加服半剂而愈。

上星疔

一少年督脉上星穴患疔,初起用草药敷治,渐见头面浮肿,身寒而栗,腰不能伸。余外用白降冰翠盖膏,内服玄参八两,前胡五钱,藁本三钱,首乌一两,银花四钱,甘草七分,生姜一片,服后刻时安神腰伸,寒栗亦止。后将首乌换生黄芪二钱,煎服二剂,膏侧加红升丹掺上,作脓加服玄参、熟地、鹿茸、藁本、茯神、麦冬等药,二剂起疔而愈。(以上选自《外科真诠·胡先生医案》)

788 化毒救生丹

治头面无故生疮,第一日头面重如山,二日即青紫,三日身亦青紫,服春药

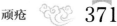

而毒发于阳者，第一日即用此方可救。(《洞天奥旨·卷十六》)

生甘草五钱，金银花八两，玄参三两，蒲公英三两，天花粉三钱，水十余碗，煎四碗，日三次服，可救，否则一身尽青而死。

按：前"回生至圣丹"去川芎。

顽疮

789 救顽汤

人有久生恶疮，或在手足，或在胸背，或在头面，终年经岁而不愈，臭腐不堪，百药罔效，外药敷之不应，内药服之无功，世人故谓之顽疮。故治疮皆以行气活血为主，而虫与毒不必计也。然而血不易活，气不易行，非补气补血不可。盖气得补而气自行于周身，血得补而血自活于遍体也。(以下原文选自《辨证录·卷十三》)

当归一两，黄芪一两，白术一两，生甘草三钱，熟地一两，山茱萸五钱，麦冬一两，柴胡一两，茯苓五钱，半夏二钱，防风一钱，连翘一钱，附子一片，水煎服。连服二剂，而疮口必然发肿，断不可惧。从前无效，今服药发肿，乃药助气血与疮相战也，乃速愈之机。再服二剂，不痛而痒矣。

【方解】此方单去活血行气，得补之力也。气行血活，虫将安寄？故不必杀虫而顽疮自尽愈矣。

按：《辨证奇闻·卷十五》柴胡为一钱，当归为一钱，余同。

【临证参考】《青囊秘诀·下》"转神汤"治顽疮：人参五钱，黄芪五钱，当归五钱，麦冬五钱，熟地五钱，天花粉三钱，天冬三钱，车前子三钱，白术四钱，甘草二钱，荆芥一钱，防己五分，附子三分，陈皮三分，水煎服，一剂知痛痒，二剂大痛，又连服数剂则溃，去附子、防己、车前，加山茱萸四钱、五味子二钱，再服四剂则愈矣。

790 清风汤

人有内股生疮，敛如豆许，翻出肉一块，宛如菌状，人以为虫蚀外翻也，孰知是肝经风热血燥之故乎。

白芍一两，人参五钱，当归五钱，白术三钱，炒栀子三钱，甘草一钱，川芎二钱，丹皮三钱，沙参三钱，柴胡一钱，天花粉三钱，连翘一钱，水煎服。

【方解】此方滋血以养肝，非消肉以化毒。然何以疮敛而愈也？盖疮成于肝木之旺，平肝而血无过燥之虞，自然风散而热无炎烧之祸也。苟不平肝而内用降火之品，外用追蚀之法，则蚀而又翻，翻而又蚀，其肉益大，而气愈虚，变出非常，正难救援耳。

按：《辨证奇闻·卷十五》同。

【临证参考】《青囊秘诀·下》"敛内汤"治顽疮：金银花一两，白芍一两，当归一两，白术五钱，茯苓五钱，生栀子三钱，柴胡一钱，甘草三钱，水煎，连服数剂。

恶疮

791 治恶疮

治恶疮，痂后痛痒。（以下原文选自《洞天奥旨·卷十六》）

扁竹，即扁蓄，捣封，痂落即瘥。

按：《肘后方·卷七》：恶疮连痂痒痛，捣扁豆封，痂落即瘥。又，《普济方·卷二百七十五·一切恶疮》引《肘后方》亦为：治恶疮连痂痒痛，捣扁豆封，痂落即瘥。扁竹皆为扁豆。

【临证参考】《千金要方·卷二十二》治恶疮：烧扁竹灰，和楮白汁涂之。《圣惠方·卷六十五》：烧扁竹灰，细研，以猪脂调涂之。

792 扫癞丹

治恶疮似癞，十年不愈者。

莨菪子三钱，烧，研细末，敷之即愈。

按：莨菪子，即天仙子。为《千金要方·卷二十二》治恶疮十年不瘥似癞方又方：烧莨菪子为末敷之。

【验案选要】

多发性疖肿

龙某，男性，61岁，农民。1981年6月7日因肠蛔虫症住院，同时右小腿患多发性疖肿，反复发作数月，曾多方治疗未愈。查右小腿外侧有数个大小不等的疖肿, 面积较大的两处分别为 10 厘米 × 12 厘米、10 厘米 × 8 厘米, 均已溃破, 皮肤呈暗黑色, 有少许脓性分泌物, 病灶周围坚硬。化验检查白细胞总数 12400, 中性粒细胞 0.82、淋巴细胞 0.08。经外敷天仙子 1 次, 翌日见病灶周围组织变软, 皮肤呈暗红色, 每日敷 1 次, 共 5 次痊愈。随访 1 年多, 未见复发。[林佩卿 . 天仙子外敷治疗体表感染 . 基层医刊 .1984 (3) : 33-34]

793 治面上恶疮五色方

用盐汤浸棉, 拓疮上, 五六度即瘥。

方解: 此症疮见五色, 乃热中有寒也。盐能清火解毒, 凡煎盐用皂角收之, 所以盐味微辛, 辛能散寒搜风, 故愈。(《奇症汇·卷三》)

按: 出《药性论·卷四》: 面上五色疮, 盐汤棉浸渐疮上, 日五六度, 易瘥。

误吞麦芒鲠喉疮

794 治误吞麦芒方 *

先以乱丝或绒, 扎于如意骨上。如无, 则以柳条刮净, 以火逼弯如意样, 以丝绒扎上入喉中上下搅之, 待取出芒为妙, 后以青黛吹之, 效。

误吞针钩有线

795 治误吞针钩方 *

即以汗衫竹节子穿在线上, 推的竹节只抵钩子根, 以线硬, 倒往里推, 其钩即出为妙。

蚯蚓毒

796 治蚯蚓毒方 *

形如大风, 眉鬓皆落, 或身如蚯蚓鸣。

浓煎盐汤, 浸身数遍即愈。

按：出《肘后方·卷七》：治蚯蚓咬，浓作盐汤，浸身数遍，瘥。

【验案选要】

虫咬

浙西军将张韶，为此虫所咬，其形大如风，眉须皆落。每夕蚯蚓鸣于体，有僧教以此方，愈。(《肘后方·卷七》)

诸疮胬肉如蛇出数寸

797 治胬肉方 *

硫黄一两，同土薄之即缩。

按：《圣惠方·卷六十一》治诸疮胬肉，如蛇出数寸方：硫黄一两（细研），上于肉上，薄涂之，须臾便缩，平复。

【临证参考】《圣惠方·卷四十》治疣目及痣：硫黄一两（细研），上以醋调涂疣目上，六七度即瘥。

缠脚生疮

798 治缠脚疮方 *

荆芥烧灰，葱汁调敷，先以甘草汤洗之。

按：出《本草纲目·卷十四》引《摘玄方》。

【临证参考】《本草纲目·卷十四》引《简便方》：脚丫湿烂，荆芥叶捣敷之。

头风白屑

799 治头风白屑方 *

王不留行、香白芷等分，为末，干掺，一夜篦去。

白驳

800 鱼脂膏

治白驳。

用鳗鲡鱼脂擦驳上，微痛。以鱼脂涂之，一上即愈。

按：出《证类本草·卷二十一》引《集验方》：治颈项及面上白驳浸淫渐长，有似癣，但无疮，可治。鳗鲡鱼脂敷之，先拭剥上，刮使燥痛，后以鱼脂敷之，一度便愈，甚者不过三度。及《圣济总录·卷第一十八》"鳗鲡鱼涂方"：鳗鲡鱼一头（肥者），右一味，炙令脂出，先洗白驳，用物揩拭之，令小痛，然后用熟鱼脂涂。

【临证参考】《外科心法要诀·卷十三》：此证自面及颈项，肉色忽然变白，状类斑点，并不痒痛，由风邪相搏于皮肤，致令气血失和。施治宜早，若因循日久，甚者延及遍身。初服浮萍丸，次服苍耳膏；外以穿山甲片先刮患处，至燥痛，取鳗鲡鱼脂，日三涂之。

801 又方

用蛇蜕烧末，醋调敷上，神效。

按：出《圣济总录·卷十八》治周身白驳渐长似癣，但不成疮"蛇蜕皮方"：蛇蜕皮一条（大者），右一味，炒热，按摩白驳上，时时噀唾，数百遍，弃之田野草中瘥。

【临证参考】《圣济总录·卷十八》治面项身体白驳风"大蛇皮涂方"：蛇蜕皮一条（大者，烧作灰用），石硫黄（研）、槲皮（烧作灰）各二钱，右三味，研令极细，以清熟漆调和，勿令稠硬，薄涂白驳处。欲涂药时，先以巴豆一粒中截，用平处摩，令皮微起，然后敷药。

【验案选要】

白癜风

张某，女，29岁，农民。不明原因于一年前在后背上患白癜风病，如鸡子大小，且有蔓延趋势，用此药水涂一个半月痊愈，至今随访无复发。蝉蜕5克，红花10克，川乌5克，草乌5克，蛇蜕1条，雄黄5克，白酒500毫升，浸泡上药3天，即可用。用前将药液摇匀，治疗时用棉签或棉球蘸药水涂擦患处约10毫升，然后用紫外线或日光照射10分钟，以增强效果。部分人涂后局部起红色斑点，为正常药物反应。[郭长义.自拟白癜风液治疗白癜风体会.中医外治杂志.1998

（2）：4]

802 治紫白癜风内服方 *

凡人生白癜风与紫癜风者,乃暑热之时……便成此病,最无害而最难愈。(《石室秘录·卷四》)

苍耳子一两,防风三钱,黄芪三两,备为末,水打成丸。米汤每日早晨送下三钱。紫白癜俱效。

外科奇病

803 消湿汤（遍身生疙瘩洗方）

如人遍身生疙瘩,或内如核块,或外似蘑菇、香蕈、木耳之状者,乃湿热而生也,数年之后,必然破孔出血而死。当先用外药洗之,后用汤药(按:见后"红黄霹雳散")消之则愈。(以下原文选自《石室秘录·卷四·奇治法》)

苍耳子草一斤,荆芥三两,苦参三两,白芷三两,水一大锅,煎汤倾在浴盆内,外用席围而遮之,热则熏,温则洗,洗至水冷而止。

804 红黄霹雳散（遍身生疙瘩煎方）

三日后,乃用煎方。

白术五钱,薏仁一两,芡实五钱,人参一两,茵陈三钱,白芥子三钱,半夏三钱,泽泻三钱,附子一钱,黄芩三钱,水煎服。

805 头角生疮方

如人有头角生疮,当日即头重如山,第二日即变青紫,第三日青至身上即死。此乃毒气攻心而死也。………初起之时,若头重如山,便是此恶症。

急不待时,速以金银花一斤煎汤,饮之数十碗,可少解其毒,可保性命之不亡,而不能免其疮口之溃烂也。再用金银花三两,当归二两,生甘草一两,元参三两,煎汤。日用一剂,七日仍服。疮口始能收敛而愈。

按:《验方新编·卷二》"四妙勇安汤"出此。

【临证参考】《香祖笔记·卷八》治疫肿头面方:金银花二两,浓煎一盏,服之,肿立消。《本草纲目·卷十八》引万表《积善堂方》一切肿毒,不问已溃未溃,或

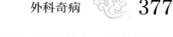

初起发热：金银花（采花连茎叶）自然汁半碗，煎八分，服之，以滓敷上。败毒托里，散气和血，其功独胜。

【验案选要】

百会疽

一童子患百会疽，请医两载，终未得症。余用玄参二两，鹿茸一两，银花六钱，云苓五钱，炙草一钱，连服九剂，外用横五云线盖膏而愈。（《外科真诠·胡先生医案》）

806 救割全生汤（遍身发痒）

如有人先遍身发痒，以锥刺之少已。再痒，以刀割之快甚。少顷又痒甚，以刀割之觉疼，必流血不已，以石灰上之，则血止而痒作。又以刀割之，又流血，又以石灰止之，止之又痒。势必割至体无完肤而后止。

人参一两，当归三两、荆芥三钱，水煎服。贫者无力买参，则用黄芪二两代之。

【验案选要】

皮肤瘙痒

刘某，女，20岁。患皮肤瘙痒年余，求治于余。初起病于四肢，继而全身，形如针眼小疹，奇痒难瘥，每次病发后伴上腹部痛，纳差、呕吐，曾两次以"过敏性皮炎""胃炎"住院，但出院未至半月再作，后改服中药，几经易医，均以上述病因治之，药进百剂而无效。余观其小疹布及全身，奇痒难耐，心烦不安，面色不华，舌淡胖，苔薄白，大便溏而腹部绵绵喜按，脉沉无力。拟用补中益气汤加高良姜，重用人参、黄芪，药进5剂，其病若失。（《当代中医名家医话·外科卷》雷声远治案）

807 附子渍方＊（掌中忽高起）

人掌中忽高起一寸，不痛不痒，此乃阳明经之火不散而郁于手也。论理该痛痒，而今不痛痒，不特火郁于腠理，而且水壅于皮毛也，法当用外药消之。

附子一个煎汤，以手渍之，至凉而止。如是者十日，必然作痛，再渍必然发痒，又渍而高者平矣。

【方解】盖附子大热之物，无经不入，虽用外渍，无不内入也。倘以附子作汤饮之，则周身俱热，又引动胃火，掌肉不消而内症蜂起，予所以外治而愈也。

加减：或附子汤中，再加轻粉一分，引入骨髓，更为奇效耳。

808 解壅汤（鼻大如拳）

有人鼻大如拳，疼痛欲死，此乃肺经之火热壅于鼻而不得泄。法当清其肺中之邪，去其鼻间之火可也。

黄芩三钱，甘草三钱，桔梗五钱，紫菀二钱，百部一钱，天门冬五钱，麦冬三钱，苏叶一钱，天花粉三钱，水煎服。

【方解】此方全在群入肺经，以去其火邪，又何壅肿之不消耶。此奇病而以常法治之者也。

809 化圣通滞汤（乳房壅肿如妇）

男子乳房，忽然壅肿如妇人之状，扪之痛欲死，经岁经年不效者，乃阳明之毒气结于乳房之间也。然此毒非疮毒，乃痰毒也。若疮毒，不能经久，必然外溃。今经岁经年壅肿如故，非痰毒而何？法当消其痰，通其瘀，自然奏功如响矣。

金银花一两，蒲公英一两，天花粉五钱，白芥子五钱，附子一钱，柴胡二钱，白芍三钱，通草三钱，木通一钱，炒栀子三钱，茯苓三钱，水煎服。

【方解】此方妙在金银花与蒲公英直入阳明之经，又得清痰通滞之药为佐，附子引经，单刀直入，无坚不破，何患痰结之不消。或疑附子大热，诸痛皆属于火，似不可用。殊不知非附子不能入于至坚之内，况又有栀子、芍药之酸寒，虽附子大热，亦解其性之烈矣，又何疑于过热哉。

810 祛火丹（脚板中色红如火）

人脚板中，色红如火，不可落地，又非痰毒，终岁经年不愈。此病亦因人用热药，立而行房，火聚于脚心而不散，故经岁经年不愈也。法当用内药消之，若作外治，必然烂去脚板。

熟地三两，山茱萸五钱，北五味三钱，麦冬一两，元参一两，沙参一两，丹皮三钱，甘菊花五钱，牛膝三钱，金钗石斛一两，茯苓五钱，泽泻三钱，车前子三钱，草薢二钱，水煎服。

【验案选要】

足跗热痛

一妇，年三十余，足跗发热而痛，不能任地，喜手抚摩，牵痛足跟，殊苦难忍。显属肝肾不足，真阴亏损。用大剂六味地黄汤，重加龟板、黄柏、牛膝，少佐肉桂，

二剂热退,四剂痛减,十服而痊愈。(《医案偶存·卷九》)

足痛如站火中

北郭外范庄胡姓妇,年二十余两腿、两足疼痛非常,两足如站火中,每日至申刻,大哭不止,至明方已,卧床二月余,数治不愈。请余往疗,诊得肝脉甚虚,两尺脉洪大且数,中取不见,此证乃系阴火太旺之证。余用知柏地黄汤重剂加减治之。古云:壮水以制火。先服一帖,似乎有验。又服一帖,疼去二三。速服八帖,其病如失。

知柏地黄汤加减:熟地30克,山药24克,茯苓18克,山萸肉12克,丹皮12克,泽泻10克,知母12克,黄柏10克,玄参18克,龟板12克,夏枯草15克,当归12克,白芍15克,生地15克,乳香10克,水煎服。(《湖岳村叟医案·筋骨疼痛门》)

脚肿疼

木工王某之子,年十余岁,初因外感,医治屡变不痊。一日肩舆就诊,云现在无他症,苦两脚跟肿痛,热如火燎,不可履地。舌苔白滑,脉沉缓。与附桂八味加独活、豆黄卷,一剂热减肿退,三剂即步履如常。(《遯园医案》)

811 驱淫保脱汤 *(手足脱下)

人有手足脱下,而人仍不死之症,此乃伤寒之时口渴,过饮凉水,以救一时之渴,孰知水停腹内,不能一时分消,遂至四肢受病,气血不行,久而手足先烂。手指与脚指堕落。或脚指堕落之后,又烂脚板,久之连脚板一齐堕落矣。若有伤寒口渴,过饮凉水者,愈后倘手足指出水者,急用吾方,可救指节脚板之堕落也。

薏仁三两,茯苓二两,肉桂一钱,白术一两,车前子五钱,水煎服。

【验案选要】

脱疽

案1:陈某,男,40岁。据云始于足大趾,若粟米之大,黄疱一点,皮色紫暗,疼痛异常。现已延及五趾,色黑腐烂,气秽难闻,足背漫肿。其人素来嗜酒,自觉神倦纳减,便溏,舌苔白腻,脉濡。治以健脾利湿。薏苡仁90克,茯苓90克,车前子15克,白术30克,桂心3克,外用九一丹,芙蓉膏。十余天后,症状大减,继以调养气血告愈。[侯士林.驱淫保脱汤治愈逆证脱疽.河北中医.1984(4):18]

案2:杜某,男,23岁。1981年7月15日诊。1月前,右足三、四趾肤色紫暗，麻木，痒痛。渐至剧痛难忍，晚间尤甚。走路时偏歪，跛行，摸其肢端冰凉，身倦畏寒，多方求治未效。患脚趾紫色漫延至足背、踝关节。经某院检查诊断为"血栓闭塞性脉管炎"。诊其足背动脉濡弱，舌淡紫滑腻，脉沉缓，证属寒湿凝滞，血瘀阻塞经脉而致脱疽。施以温经祛寒、利湿通阳起痹之法。方选驱湿保脱汤化裁：薏仁 90 克，茯苓 60 克，肉桂 3 克，白术 30 克，车前子 15 克，当归、延胡索各 12 克，丹参 15 克，红花 6 克，川牛膝 12 克。外用鲜土蜂房(焙干研末)以陈醋调药末适量涂敷患趾，每晚换药 1 次。如此内外用药，服药 10 剂后，患肢紫色渐渐消失，肢末转温，痛失，后患趾结痂脱落，痊愈。[邓朝可．脱疽治验二例．辽宁中医杂志 .1987（12）：17]

812 柴芍六味汤 *（手指甲尽行脱下）

更有人手指甲尽行脱下，不痛不痒，此乃肾经火虚，又于行房之后，以凉水洗手，遂成此病。

六味汤加柴胡、白芍、骨碎补。

【验案选要】

脱疽

蒋。壮年经纪太劳，阴分骤衰，湿热因而作患，足大指黑腐，痛则引心，幸饮食形色如常，究恐滋蔓，终有大咎，慎之慎之，多服汤剂为嘱。

六味汤加黄柏、苡仁、草薢、龟板。（《谦益斋外科医案》）

813 消痰汤 *（喉患大肿）

人有喉患大肿，又非瘰瘤，忽痛忽不痛，外现五色之纹，中按之半空半实，此乃痰病结成，似瘤非瘤，似瘰非瘰也。

海藻三钱，半夏三钱，白芥子三钱，贝母三钱，南星三钱，人参三钱，茯苓五钱，昆布一钱，附子一分，桔梗三钱，甘草一钱，水煎服。

【方解】此方乃消上焦之痰，圣药也。又有海藻、昆布，以去其瘰瘤之外象，消其五色之奇纹。妙在消痰而仍不损气，则胃气健而痰易化也。

按：《疡医大全·卷十八》名"消痰汤"。

【验案选要】

喉间肿胀如核

吕左，喉症之后，痰滞未清，以至喉间肿胀如核，久而不化，宜化痰开郁。

制半夏二钱,水炒竹茹一钱,郁金一钱五分,茯苓四钱,象贝母二钱,广橘红一钱,杏仁泥三钱,炒枳壳一钱,桔梗一钱,陈海蜇一两,大荸荠四枚(二味煎汤代水)。(《张聿青医案》)

814 蜜煎导 *(粪门奇痒)

亦有人粪门生虫,奇痒万状,似人之势进出而后快者。

以蜜煎成为势一条,用蛇床子三钱,生甘草一钱,楝树根三钱,各为细末,同炼在蜜内,导入粪门,听其自化。

【临证参考】《验方新编·卷七》治肛门奇痒难受:蛇床子、苦楝树根各三钱,防风二钱,生甘草一钱,皂角五分,共为细末,炼蜜成条,塞粪门,听其自化,一二次即止痒而愈,真神方也。

【验案选要】

肛门瘙痒

幼时被人戏弄,致有此疾者,尤为效验。(《验方新编·卷七》)

815 消石神丹(溺五色石)

人有小便中溺五色之石,未溺之前痛甚,已溺之后,少觉宽快,此即石淋也。

熟地三两,茯苓五两,薏仁五两,车前子五两,山茱萸三两,青盐一两,骨碎补二两,泽泻三两,麦冬五两,芡实八两,肉桂三钱,各为末,蜜为丸。早晚白滚水吞下各一两。

【临证参考】《中医临床家丛书·李今庸》治肾虚结石:生地24克,山药12克,山茱萸12克,茯苓10克,泽泻10克,制附片3克,肉桂3克,丹皮10克,海金砂30克,金钱草30克,鸡内金10克(焙),上11味,以适量水煎药,汤成去渣温服,日2次。

816 消湿化怪汤(脚肚忽长大肉块内服方)

人有脚肚之上忽长一大肉块,如瘤非瘤,如肉非肉,按之痛欲死,此乃脾经湿气结成此块,而中又带火不消,故手不可按,按而痛欲死也。法宜峻补脾气,而分消其湿为是。

白术一两,茯苓三钱,薏仁一两,芡实一两,泽泻五钱,肉桂五分,车前子三钱,人参三钱,牛膝二钱,草薢三钱,白矾三钱,陈皮二钱,白芥子三钱,半夏二钱,水煎服。

817 消块神丹（脚肚忽长大肉块外用方）

（上方）二剂后。

蚯蚓粪一两（炒），水银一钱，冰片五分，硼砂一分，黄柏五钱（炒），儿茶三钱，麝香五分，各为细末，研至不见水银为度，将此药末用醋调成膏，敷在患处。此膏可治凡有块者。

【临证参考】《华佗神医秘传·卷五》"华佗治肉瘤神方"治肉瘤：水银一钱，儿茶一钱，冰片三分，硼砂一钱，麝香三钱，黄柏五钱，血竭三钱，共为细末，擦其根部，随擦随落。

818 芍药甘草汤*（腿肿如石）

人大腿肿痛，坚硬如石，痛苦异常，欲以绳系足，高悬梁上。其疼乃止。放下痛即如砍，腿中大响一声，前肿即移大臀之上，肿如巴斗，不可着席，将布兜之悬挂，其疼乃可。

生甘草一两，白芍三两，水煎服。

【方解】盖生甘草专泻毒气，白芍平肝木以止痛也，痛止则肿可消，毒出则肿可杜也。

【验案选要】

转筋脚挛急

贾某，男，53岁。症见左腿肚子经常转筋，发作时聚起一包，腿痛不能伸直。同时，患侧的大脚趾也向足心处抽搐，疼痛难忍。切其脉弦，视其舌红而少苔。辨证为阴血不滋，筋脉弦急而脚挛急。处方：白芍24克，炙甘草12克。连服四剂，病不再发。（《中国现代名中医医案精华（三）·刘渡舟医案》）

《本草新编》外科方

819 治痈毒至于发背

痈毒至于发背，其势最横、最大。用金银花半斤，加当归一二两，甘草四五钱，治之为神。（《本草新编·卷一》）

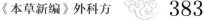

820 治烫伤

凡遇热汤滚水泡烂皮肉，疼痛呼号者，用麦冬半斤，煮汁二碗，用鹅翎扫之，随扫随干，随干随扫，少顷即止痛生肌，神效之极。（以下原文选自《本草新编·卷二》）

821 治疮疡溃烂

五味子炒焦，研末，敷疮疡溃烂，皮肉欲脱者，可保安如故，不至全脱也。

822 治发背痈

银花治发背痈，用至七八两，加入甘草五钱、当归二两，一剂煎饮，未有不立时消散者。其余身上、头上、足上各毒，减一半投之，无不神效。或嫌金银花太多，难于煎药，不妨先取水十余碗，煎取金银花之汁，再煎当归、甘草，则尤为得法。至于鬼击作痛，又治之小者。

823 治痈毒

痈毒……倘若痛痒之未知，昏愦之不觉，内可洞见其肺腑，而外无仅存之皮骨，与之食而不欲食，与之汤而不欲饮，悬性命于顷刻，候死亡于须臾，苟能用金银花一斤，同人参五六两，共煎汁饮之，无不夺魂于垂绝，返魄于已飞也。

824 愈疥敛疮

白薇，以酒敷之，可以愈疥而敛疮也。（《本草新编·卷三》）

825 治瘿

海藻五钱、茯苓五钱、半夏一钱、白术五钱、甘草一钱、陈皮五分、白芥子一钱、桔梗一钱，水煎服。（以下原文选自《本草新编·卷四》）

【验案选要】

瘿

予游燕赵，遇中表之子，谈及其母生瘿，求于余。余用海藻五钱、茯苓五钱、半夏一钱、白术五钱、甘草一钱、陈皮五分、白芥子一钱、桔梗一钱，水煎服，四剂而瘿减半，再服四剂，而瘿尽消，海藻治瘿之验如此，其他攻坚，不因此而可信乎。（上方医案）

826 止血

将白及研末，调入于人参、归、芎、黄芪之内，一同吞服，其止血实神。

827 蒲公英煎膏

治疮毒、火毒，每次必须百斤，石臼内捣烂，铁锅内用水煎之，一锅水煎至七分，将渣沥起不用，止用汁，盛于布袋之内沥取清汁。每大锅可煮十斤，十次煮完，俱取清汁，入于大锅内，再煎至浓汁。然后取入砂瓶内盛之，再用重汤煮之，俟其汁如蜜，将汁倾在盆内，牛皮膏化开入之，搅匀为膏，晒之自干矣。大约浓汁一斤，入牛皮膏一两，便可成膏而切片矣。一百斤蒲公英，可取膏七斤，存之药笼中，以治疮毒、火毒，尤妙，凡前药内该用草一两者，只消用二钱，尤简妙法也。无鲜草，可用干草，干则不必百斤，三十斤便可熬膏取七斤也。

【临证参考】《滇南本草·卷三》治乳汁不通：蒲公英，三钱不效，用五钱，水酒煎服。《本草纲目·卷二十七》引《唐氏方》治痔疮疔毒：蒲公英捣烂覆之，即黄花地丁也。别更捣汁，和酒煎服，取汗。

【验案选要】

乳痈

宋某，女，32岁。1996年6月4日初诊。产后10日，左侧乳房红肿胀痛3日，触之坚实拒按，乳汁点滴不下，胀痛甚为剧烈，哭泣难止，凛寒发热，头痛，全身酸胀痛，体温38.8℃，时有呃逆，曾用抗生素2日未见效。诊为乳痈。时值初夏，嘱取新鲜蒲公英带根全草250克，清水洗净，用水煎煮得300毫升药汁，滤出，加甜酒酿汁水150毫升，再煮5分钟，当天分三次热饮之，当晚得微汗出甚畅，全身即感轻松，头痛也缓，寒热均退，体温37.5℃，乳房肿痛大为减轻，原方再服2剂，第3日乳房肿痛完全消失，乳汁渐出而愈。（《石家百年医案精选》）

828 治恶刺及狐尿刺

取蒲公英之汁，以涂疮口之上，更须用其根叶一两煎汤，内外合治，更易收功也。狐刺乃狐所伤，亦用茎汁涂之，而更服汤为妙耳。

829 治折伤

羊踯躅炒黄为丸，以治折伤，亦建奇功。然只可用至三分，重伤者，断不可越出一钱之外耳。

830 治跌伤

熊胆酒：熊胆五分，研碎，调陈酒一大碗灌下，少顷即苏。

【验案选要】

堕跌伤

昔舍下演戏，邻人陈姓子年十三，侧楼观看，与同伴揪跌，误从楼遮阳堕下石板，仅闻一声，急视之，则两目反张出血，鼻口耳皆震出血。其父抱归，尚有微气。有人云得熊胆酒服可治。余取家藏熊胆五分，研碎，调陈酒一大碗灌下，少顷即苏。次日，跳跃如初。至今未明其义。然亲试目击，因录之以俟识者也。（陈氏学生金孝苣上方医案）

831 治发痒虫疽

杏仁，研，纳女人阴户，又治发痒虫疽。（以下原文选自《本草新编·卷五》）

832 治外伤

橄榄，煨灰，香油调敷，外伤无痕。

【临证参考】《本草汇言·卷十五》：治手碎成疮，用橄榄磨汁涂之，能去瘢痕。

833 救五绝

山羊血，大约只消用一分，酒化开，用葱管，人口吹之，含药酒，乘人气送下喉中，少顷即活。无血，磨山羊角一分，亦入酒中，乘人气如前法送下，亦活。但山羊必须四目者乃真，真活命仙丹也，否则，功减半耳。

834 治虫疮

以蜗牛活者投麻油中，自化为油，以油涂虫疮，效如神。

835 治蝎毒伤人

蝎毒伤人，每有痛入心者，以蜗牛涂上即安。

836 治蛇咬伤

白头蚯蚓，人或被蛇咬伤，盐水浸之即解。

837 治火伤与汤火伤

蝌蚪,蛤蟆子也。治火伤与汤火伤,捣烂敷之即止痛,如皮破,且无伤痕。